产后母婴保健与健康管理策略

朴海善 潘淑均 ◎ 主编

电子工业出版社
Publishing House of Electronics Industry
北京·BEIJING

未经许可，不得以任何方式复制或抄袭本书之部分或全部内容。
版权所有，侵权必究。

图书在版编目（CIP）数据

产后母婴保健与健康管理策略 / 朴海善，潘淑均主编. —北京：电子工业出版社，2020.10
ISBN 978-7-121-39792-9

Ⅰ.①产…　Ⅱ.①朴…②潘…　Ⅲ.①产褥期 – 妇幼保健②新生儿 – 妇幼保健
Ⅳ.①R714.6②R174

中国版本图书馆CIP数据核字（2020）第199141号

本书作为国家自然科学基金项目（81660385）研究成果，由宁夏医科大学学术著作出版计划支持出版

责任编辑：汪信武
印　　刷：北京京师印务有限公司
装　　订：北京京师印务有限公司
出版发行：电子工业出版社
　　　　　北京市海淀区万寿路173信箱　邮编：100036
开　　本：787×1092　1/16　印张：20　字数：367千字
版　　次：2020年10月第1版
印　　次：2020年10月第1次印刷
定　　价：88.00元

凡所购买电子工业出版社图书有缺损问题，请向购买书店调换。若书店售缺，请与本社发行部联系，联系及邮购电话：（010）88254888，88258888。
质量投诉请发邮件至zlts@phei.com.cn，盗版侵权举报请发邮件至dbqq@phei.com.cn。
本书咨询联系方式：QQ 20236367。

《产后母婴保健与健康管理策略》编委人员名单

主　审　李胜玲
主　编　朴海善　潘淑均
副主编　唐　蕾　张晋芳　罗英姿　刘青云
编　者　（按姓氏笔画排序）
　　　　王　帆（宁夏医科大学）
　　　　仇艳敏（宁夏医科大学）
　　　　田　玲（宁夏医科大学总医院）
　　　　朴海善（宁夏医科大学）
　　　　朱立平（宁夏医科大学总医院）
　　　　刘青云（宁夏回族自治区人民医院）
　　　　刘国莲（宁夏医科大学）
　　　　刘艳红（宁夏医科大学）
　　　　齐一凡（复旦大学）
　　　　杨建军（宁夏医科大学）
　　　　李胜玲（宁夏医科大学）
　　　　李彩瑞（宁夏医科大学总医院）
　　　　张晋芳（宁夏医科大学总医院）
　　　　罗英姿（宁夏回族自治区人民医院）
　　　　郑连花（宁夏医科大学）
　　　　唐　蕾（银川市第一人民医院）
　　　　樊晓兰（大连市中山区壹木芳香工作室）
　　　　潘淑均（宁夏医科大学）
插　图　卢忠仁

前 言
preface

为孕产妇提供完善的孕产期保健服务是保证母婴健康，预防新生儿出生缺陷，促进母婴生理、心理健康发展的关键，对降低孕产妇死亡率具有重要作用。如何完善和提高孕产妇在孕产期的保健服务水平已经成为摆在我们面前的一个重要课题。随着经济的发展和社会的进步，人们的健康管理意识和保健服务需求也在不断提高。孕产期保健服务工作是卫生工作的重要环节之一，也是较为薄弱的环节。近年来各级卫生行政部门和妇幼保健机构加大了对孕产妇保健工作的力度，加强孕产期保健服务的系统管理，积极开展妇科病防治、产前检查和产后访视，提高住院分娩率，在降低孕产妇和新生儿死亡率方面取得了较好成绩，但任务仍然艰巨。妇幼保健人员将面临新的挑战，即如何优化服务模式，继续提高服务质量，进一步满足孕产妇对保健服务的需求。

本书全面阐述了产褥期母婴保健的重点，从母体产后康复、母乳喂养、产后乳腺保健、母婴营养与膳食管理、产后常见心理问题、社区产后家庭访视等多方面建立健康管理策略。还特别提供了产后性生活相关指导及在产后日常保健中的精油应用指导，以全面促进产妇的身心健康。并介绍了新生儿常见问题及健康管理策略，便于妇幼保健人员指导家长更好地护理新生儿。本书在内容上始终贯穿以家庭为中心的护理理念，重视家庭在产后护理中重要而独特的作用，既介绍了产后常见疾病的预防、家庭护理的常见问题及安全，又对常见的异常现象进行了解析，以期可在一定程度上促进产后母婴保健服务。

全书语言精练，内容深入浅出，逻辑结构严谨，若能给予妇幼保健人员一些启迪，从而推动产后母婴保健与健康管理事业发展，让每一个孕产妇和新生儿都能安全、舒适、健康的生活，那将是编者们最大的快乐和收获。因编者经验不足和编写水平有限，书中的不足之处，敬请各位读者提出宝贵意见。

朴海善　潘淑均

2020 年 5 月

目录

第一章 产后母婴保健概述

一、产后母婴保健现况 ……………………………… 1

二、产后母婴保健新模式 …………………………… 2

三、产褥期母体生殖系统的变化 …………………… 3

四、产褥期母体乳房的变化 ………………………… 4

五、产褥期母体血液循环系统的变化 ……………… 4

六、产褥期母体消化系统的变化 …………………… 5

七、产褥期母体泌尿系统的变化 …………………… 5

八、产褥期母体内分泌系统的变化 ………………… 5

九、产褥期母体腹壁的变化 ………………………… 6

十、产褥期母体的心理变化 ………………………… 6

十一、产褥期母体的心理调适 ……………………… 6

十二、正确看待"坐月子" …………………………… 7

十三、产褥期不同照顾者的选择 …………………… 8

十四、产褥期环境选择与健康管理 ………………… 10

十五、产褥期物品准备与健康管理 ………………… 12

十六、产褥期营养供给与健康管理 ………………… 14

十七、产褥期的饮食原则 …………………………… 15

第二章　产后母乳喂养指导与健康管理

一、母乳喂养的定义 …………………………………… *16*

二、乳房的结构和发育 ………………………………… *17*

三、孕期乳房的变化 …………………………………… *20*

四、乳汁生成和分泌 …………………………………… *21*

五、人乳的成分 ………………………………………… *22*

六、母乳喂养对婴儿的好处 …………………………… *25*

七、母乳喂养对产妇的好处 …………………………… *29*

八、母乳喂养对家庭及社会的好处 …………………… *30*

九、母乳喂养对人类远期健康质量的好处 …………… *31*

十、人工喂养 …………………………………………… *31*

十一、倡导科学合理母乳喂养 ………………………… *33*

十二、母乳喂养技巧 …………………………………… *36*

十三、托起乳房的正确方法 …………………………… *38*

十四、母乳喂养的含接姿势 …………………………… *39*

十五、评估及维持母乳喂养 …………………………… *41*

十六、母乳喂养时正确的挤奶方法 …………………… *45*

十七、母乳的保存及消毒 ……………………………… *48*

十八、母乳喂养中的常见问题及处理 ………………… *50*

十九、乳汁分泌不足与管理 …………………………… *55*

二十、母乳喂养中的婴儿问题——拒绝母乳喂养 …… *57*

二十一、母乳喂养中的婴儿问题——哭闹 …………… *58*

二十二、早产儿或低出生体重儿的喂养 ……………… *60*

二十三、母乳性黄疸 …………………………………… *62*

二十四、特殊情况下的母乳喂养 ……………………… *63*

二十五、患病产妇的母乳喂养问题 …………………… *66*

第三章　产褥期营养与膳食管理

一、孕期母体生理特点 ………………………………… *69*

二、膳食模式与孕妇健康的关系 ……………………… *71*

三、叶酸与孕妇营养 …………………………………… *72*

四、碘与孕妇营养 ……………………………………… *73*

五、铁与孕妇营养 ……………………………………… *74*

六、行为习惯与孕妇健康 ……………………………… *75*

七、睡眠及心理问题与孕妇健康 ……………………… *77*

八、孕妇的营养需求 …………………………………… *78*

九、孕妇膳食指南 ……………………………………… *80*

第四章 产后乳腺保健与管理

一、认识乳房 …………………………………………… *83*

二、乳房健康管理 ……………………………………… *83*

三、孕期乳房保健 ……………………………………… *88*

四、正确看待乳腺疾病 ………………………………… *98*

第五章 产后母体康复与管理

一、产后母体正常康复与管理 ………………………… *100*

二、子宫复旧的康复与管理 …………………………… *102*

三、产后宫缩痛 ………………………………………… *104*

四、产褥期恶露情况 …………………………………… *105*

五、产后阴道组织的变化 ……………………………… *106*

六、产后外阴组织情况 ………………………………… *106*

七、盆底组织的康复与管理 …………………………… *109*

八、产后乳房的变化 …………………………………… *114*

九、消化系统的改变 …………………………………… *116*

十、大小便变化 ………………………………………… *122*

十一、内分泌系统的变化 ……………………………… *124*

十二、腹壁的变化 ……………………………………… *126*

十三、剖宫产术后的康复与管理 ……………………… *126*

十四、产后感冒 ………………………………………… *129*

十五、产后腰背部疼痛 ………………………………… *131*

十六、产后瘦身 ······ *132*

十七、产后皮肤护理与美容 ······ *137*

十八、中医治疗产后乳汁不足 ······ *142*

十九、急性乳腺炎 ······ *145*

二十、产褥感染 ······ *150*

二十一、产褥中暑 ······ *154*

二十二、晚期产后出血 ······ *156*

二十三、产后贫血 ······ *161*

第六章 产妇的心理健康管理

一、产后情绪不良 ······ *164*

二、产后抑郁 ······ *165*

三、产后抑郁的原因和危害 ······ *166*

四、产后抑郁的评估和诊断 ······ *169*

五、产后抑郁的治疗措施 ······ *174*

六、产后抑郁的药物治疗 ······ *175*

七、产后抑郁的心理治疗 ······ *178*

八、防范产后抑郁自杀 ······ *183*

九、产后抑郁复发的预防 ······ *185*

十、产后自我健康管理 ······ *189*

十一、应对焦虑 ······ *191*

十二、恢复期的生活与健康管理 ······ *195*

第七章 产后性生活与健康管理

一、产后性生活宜相互理解、配合 ······ *198*

二、产后性生活的时间规划 ······ *198*

三、产后多久恢复性生活合适 ······ *199*

四、产后性生活与避孕常识 ······ *199*

五、产后常用的避孕方法 ······ *200*

六、产后性生活注意事项 ······ *202*

七、怎样使产后性生活更和谐 ………………………… *202*

八、会阴侧切是否影响性生活 ………………………… *204*

九、产后为何害怕性生活 ………………………… *204*

十、产后性生活温情提示 ………………………… *205*

十一、产后性冷淡与健康管理 ………………………… *207*

十二、产后阴道松弛与健康管理 ………………………… *208*

第八章 产后社区家庭访视与健康管理

一、产后社区家庭访视与健康管理概念 ………………………… *210*

二、产后社区家庭访视内容 ………………………… *211*

三、产后社区家庭访视流程 ………………………… *215*

四、产后社区家庭访视的意义 ………………………… *217*

五、国内外产后社区家庭访视与健康管理的研究进展 ……… *218*

六、产后社区家庭访视常见问题评估 ………………………… *226*

七、产后社区家庭访视常见问题与健康管理 ………………… *238*

第九章 产后精油使用与健康管理

一、什么是精油 ………………………… *246*

二、精油简史 ………………………… *246*

三、什么是好精油 ………………………… *247*

四、精油的等级 ………………………… *248*

五、调理级精油的优势 ………………………… *248*

六、调理级精油的使用方法 ………………………… *249*

七、精油使用的注意事项 ………………………… *250*

八、产后护理中精油的选择 ………………………… *251*

九、产后精油使用与健康管理 ………………………… *256*

第十章 新生儿喂养与日常管理

一、新生儿营养的新展望 ………………………… *260*

二、营养计划 ……………………………… **260**

三、胎儿营养 ……………………………… **260**

四、足月新生儿与母乳喂养 ……………… **261**

五、人工喂养 ……………………………… **263**

六、母乳喂养与人工喂养比较 …………… **265**

第十一章 新生儿常见问题与健康管理策略

一、新生儿环境相关问题与健康管理 …… **266**

二、新生儿睡眠相关问题与健康管理 …… **270**

三、新生儿喂养相关问题与健康管理 …… **272**

四、新生儿皮肤肌肉相关问题与健康管理 … **274**

五、新生儿预防接种相关问题与健康管理 … **279**

六、新生儿预防保健相关问题与健康管理 … **285**

七、新生儿黄疸相关问题与健康管理 …… **288**

八、新生儿常见疾病的预防与健康管理 … **292**

九、新生儿其他常见问题与健康管理 …… **299**

参考文献 ……………………………………… **304**

产后母婴保健概述

一、产后母婴保健现况

孕产妇死亡率是初级卫生保健的重要内容，也是衡量一个国家综合国力的重要卫生指标之一。为孕产妇提供完善的孕产期保健服务是保护和促进母婴健康，预防新生儿出生缺陷的关键，对降低孕产妇死亡率具有重要作用。目前世界卫生组织已经对孕产妇保健服务，包括孕前、孕期、产时和产后的保健服务需求、服务模式及其效果进行了一系列的研究与评价。但其主要针对的是发达国家或地区，对于发展中国家，如何完善和提高孕产妇的孕产期保健服务水平已经成为摆在我们面前的一个重要课题。

孕产妇的健康管理水平不仅体现了孕产妇自我保健能力，而且会影响新生儿的健康成长。有研究证明，孕产期健康教育能够有效地提高孕产妇在母乳喂养、产褥期卫生、避孕知识等方面的知晓率。孕产妇只有具备了相关的健康管理知识，才能保障自己的身心健康，进而更好地照顾新生儿，陪伴他健康成长。

产褥期是指产妇从胎盘娩出至全身各器官（除乳腺外）逐渐恢复或接近正常未孕状态的一段时期，通常需要 6 周。这一时期，产妇身体各系统要进行修复，需要一段时间调适；同时随着新生儿的出生，家庭成员的角色将出现变化，亲子关系逐渐建立，产妇及其家庭成员也将经历一系列的心理和社会适应过程。产褥期是产妇身体和心理恢复的关键时期，如果恢复和适应不良，可能会出现产褥感染、产后抑郁等，影响母婴健康。因此，护理人员应了解产褥期女性的生理及心理调适过程，并做好产妇及新生儿的护理，促进母婴健康。

出生后几周是产妇和新生儿适应环境的关键时期，为以后很长一段时间的身心健康奠定基础。在此期间，产妇要适应身体、心理和社会各方面的变化，适应激素水平的变化，并学习如何照顾新生儿。这虽然是一个快乐和兴奋的时期，但产妇在这个"第四孕期"也会面临相当大的挑战，包括睡眠不足、疲劳、性欲缺乏、尿失禁、疼痛、母乳喂养困难、压力增大、心理健康问题等；也可能仍然面临先前存在的健康问题和社会问题，如药物依赖、家庭暴力及其他问题等。在此期间，产妇和新生儿的健康管理通常分别由妇产科和儿科医疗保健人员进行，但从门诊到住院的过渡期往往不一致，有些社区提供家访服务，而有些社区产妇必须独立应对产褥期，直到传统的产后复诊（产后4~6周）。由于一半以上的孕产妇死亡事件发生在胎儿出生后，因此，产妇的健康管理需求更需要关注。

二、产后母婴保健新模式

鉴于迫切需要降低产妇发病率和死亡率，美国妇产科医师学会（ACOG）做出如下推荐，以强化"第四孕期"的重要性，并提出新的产后母婴保健模式。

（1）为了优化产妇和新生儿的健康状况，产后保健应该成为一个持续的过程，而不是单次的访视，并根据每个产妇的个人需求量身定制服务和支持。

（2）健康指导应该从孕期开始，包括制订产后保健计划，强调产妇的角色转变和完善的母婴保健。

（3）产前讨论应包括产妇的生育计划，以及对未来怀孕的期望和时机。产妇未来的怀孕意图是共同决策避孕方案的前提。

（4）所有产妇最好在产后3周内与健康服务提供者联系，根据产妇的需要进行初步评估并提供持续保健，还应在产后12周内进行全面的产后访视。

（5）全面的产后访视应以产妇为中心，进行的时间也应个体化。

（6）全面的产后访视应包括对身体和心理健康，以及社会适应的全面评估。

（7）出现早产、孕期糖尿病或孕期高血压疾病的女性应被告知这些疾病可使心血管代谢疾病的发生风险增高。

（8）对于患有慢性疾病，如高血压、肥胖症、糖尿病、甲状腺疾病、肾脏疾病、情绪障碍及药物滥用的产妇，妇产科医生或家庭医生应告知她们及时随访的重要性，以确保持续的产后保健。

（9）对于有流产、死产或新生儿死亡经历的产妇，必须确保有妇产科医生或其他社区保健人员对她们进行随访。

（10）优化和支持产后保健需要政策的改变。产后保健的范围应该通过补偿政策来促进改变，因为产后保健是一个持续的过程，而不是单次访视。

三、产褥期母体生殖系统的变化

1. 子宫

子宫是产褥期变化最大的器官。自胎盘娩出后子宫逐渐恢复至未孕状态的过程称子宫复旧,包括子宫体复旧和宫颈复旧。

(1) 子宫体复旧:主要包括宫体肌纤维的缩复和子宫内膜的再生。

1) 宫体肌纤维的缩复:子宫复旧不是肌细胞数目的减少,而是肌浆中的蛋白质被分解排出而使肌细胞缩小。随着肌纤维的不断缩复,子宫的体积和重量均发生变化。产后1周,子宫缩小至孕12周大小,在耻骨联合上方可触及;产后10天,子宫降至骨盆腔内,腹部检查触及不到宫底;产后6周,子宫基本恢复至孕前大小。子宫重量也逐渐减轻,分娩结束时约为1000g,产后1周时约为500g,产后2周时约为300g,产后6周时逐渐恢复至50~70g。

2) 子宫内膜的再生:胎盘娩出后,子宫胎盘附着面立即缩小一半,血管被压缩变窄及栓塞,出血逐渐减少,直至停止;创面表层蜕膜逐渐坏死脱落,随恶露从阴道排出;紧贴肌层的子宫内膜基底层逐渐再生出新的功能层。这一过程约需3周,但胎盘附着面的子宫内膜恢复较慢,约需6周。

(2) 宫颈复旧:产后由于子宫下段肌纤维的缩复作用,子宫下段逐渐恢复为非孕时的子宫峡部。胎盘娩出后,子宫颈松软壁薄,宫颈外口呈环形如袖口。产后2~3天宫颈口可容纳两横指;产后1周后宫颈内口闭合,宫颈管复原;产后4周宫颈恢复至孕前状态。但由于产时宫颈外口常在3点处和9点处发生轻度裂伤,使初产妇宫颈外口由产前的圆形(未产型)变成产后的"一"字形横裂(已产型)。

2. 阴道

产时阴道极度扩张受压,致使产后阴道腔扩大,阴道壁肿胀松弛,肌张力降低,阴道黏膜皱襞因过度伸展而减少,甚至消失。产后阴道腔逐渐缩小,阴道壁逐渐恢复张力,黏膜皱襞约在产后3周重新显现,但在产褥期结束时,阴道紧张度仍无法恢复至非孕状态。

3. 外阴

产后外阴轻度水肿,于产后2~3天自行消退。由于会阴部血液循环丰富,若有轻度撕裂或会阴侧切缝合,一般均能在3~4天愈合。处女膜在产时撕裂形成残缺的痕迹,称为处女膜痕。

4. 盆底组织

在分娩过程中,由于胎儿先露部长时间压迫,使盆底肌及其筋膜由于过度扩张而致弹性降低,常伴有肌纤维部分断裂,所以产褥期应避免过早的重体力劳动。

如果分娩次数过多、间隔时间过短或产褥期过早参加重体力劳动，会导致阴道壁膨出、子宫脱垂。产褥期如果能坚持盆底肌锻炼，可增加其张力，有可能使其恢复至接近未孕状态。

四、产褥期母体乳房的变化

产后乳房的主要变化是分泌乳汁。孕期孕妇体内雌激素、孕激素、胎盘生乳素升高，使乳腺发育，当胎盘剥离娩出后，雌激素、孕激素及胎盘生乳素水平急剧下降，抑制下丘脑分泌的催乳素释放抑制因子释放，呈现低雌激素、高催乳素水平状态，在催乳素作用下，乳汁开始分泌。但产后的乳汁分泌主要依赖哺乳期婴儿的吸吮刺激，当婴儿吸吮乳头时，由乳头传来的感觉信号经传入神经抵达下丘脑，通过抑制下丘脑分泌的多巴胺及其他催乳素抑制因子，使垂体催乳激素呈脉冲式释放，促进乳汁分泌。吸吮乳头还能反射性地引起神经垂体释放缩宫素，缩宫素能使乳腺腺泡周围的肌上皮细胞收缩，进而乳腺管内压增加，喷出乳汁。因此，吸吮是保持乳腺不断泌乳的关键，不断排空乳房也是维持乳汁分泌的一个重要条件。此外，产妇的营养、睡眠、情绪和健康状况都会影响乳汁的分泌量。因此，保证产妇充足的休息和营养丰富的饮食，避免精神刺激等至关重要。

母乳喂养对产妇和婴儿均有益处，哺乳有利于产妇的生殖系统及相关组织的恢复。产后7天内所分泌的乳汁称初乳，产后7~14天分泌的乳汁为过渡乳，产后14天以后的乳汁为成熟乳。初乳量少，质稠，因含有β-胡萝卜素呈淡黄色，含有多种抗体，尤其是分泌型IgA，有较多有形物质，脂肪和乳糖含量比成熟乳少，极易消化，是新生儿早期最理想的天然食物。随着哺乳时间的延长，乳汁中蛋白质含量逐渐减少，脂肪和乳糖含量逐渐增多。由于多数药物可经产妇血液渗入乳汁中，因此，产妇于哺乳期间用药时应慎重。

五、产褥期母体血液循环系统的变化

产后由于子宫胎盘血循环的终止及子宫缩复，大量血液由子宫涌入产妇体循环，加之孕期潴留的组织间液回吸收，产后72小时内产妇循环血量增加15%~25%，此阶段应加强对患有心脏病产妇的管理，预防心力衰竭的发生。产后2~3周，循环血量恢复至未孕状态。

产褥早期血液仍处于高凝状态，有利于胎盘剥离创面形成血栓，减少产后出血。白细胞总数在产褥早期可增至（15~30）×10^9/L，主要是中性粒细胞和嗜酸性粒细胞增多，淋巴细胞略减少。凝血因子Ⅰ、凝血因子Ⅱ、凝血因子Ⅷ、凝血因子Ⅸ、凝血因子Ⅹ在产后很快恢复正常，纤维蛋白原、凝血酶原、凝血酶于产后2~4周内降至正常，红细胞沉降率于产后3~4周降至正常。

六、产褥期母体消化系统的变化

由于产妇在分娩过程中消耗了大量的体力，体液丢失，因此产妇在产后1~2天会感到口渴，喜进流质或半流质食物。孕期胃肠蠕动及肌张力均减弱，胃液中盐酸分泌量减少，产后1~2周消化功能逐渐恢复。产后腹压骤降、肌张力降低及麻醉剂使用等，常导致产后肠蠕动减弱，加之会阴切口疼痛、产褥期活动减少等，产妇容易发生便秘。

七、产褥期母体泌尿系统的变化

产后24小时内，由于阴道分娩过程中膀胱受压，黏膜充血水肿，肌张力下降，对膀胱内压的敏感度降低，加之会阴局部麻醉、器械助产、会阴伤口疼痛、卧床等，使产妇易发生尿潴留。孕期体内潴留的水分在产后主要经肾脏排出，故产后1周内尿量增多。孕期发生的肾盂及输尿管扩张，一般于产后2~8周恢复正常。

八、产褥期母体内分泌系统的变化

产后雌激素和孕激素水平急剧下降，于产后1周降至未孕时水平。胎盘生乳素于产后6小时已不能测出。垂体催乳素水平因是否哺乳而异，哺乳产妇的催乳素于产后下降，但仍高于孕前水平，新生儿吸吮乳头时，此值明显升高；不哺乳产妇的催乳素多于产后2周降至孕前水平。

月经复潮和排卵时间受哺乳影响。不哺乳产妇的月经复潮时间通常在产后6~10周，卵巢恢复排卵的时间为产后10周左右。母乳喂养会刺激垂体催乳素分泌，而高催乳素水平会抑制排卵，因此，哺乳产妇排卵和月经复潮延迟，一般在产后4~6个月恢复排卵，月经复潮较晚，有的产妇在整个哺乳期无月经出现。由于哺乳产妇月经未复潮前也可出现排卵而受孕，母乳喂养期间仍需采取避孕措施。

九、产褥期母体腹壁的变化

由于产后雌激素和孕激素水平下降,黑色素释放减少,孕期出现的下腹正中线色素沉着现象逐渐消退。初产妇腹壁及大腿部的紫红色妊娠纹逐渐变为永久性的银白色妊娠纹。腹壁皮肤受增大的怀孕子宫的影响,部分弹力纤维断裂,腹直肌呈不同程度的分离,产后腹壁变得明显松弛,经过锻炼,产后6~8周腹壁紧张度可恢复。

十、产褥期母体的心理变化

产妇内在激素水平的变化及复杂的外界环境因素,共同影响产妇的健康和幸福感,约10%的产妇在产后会出现压力和焦虑,部分产妇甚至会出现产后抑郁,严重者甚至会出现自杀等严重结局。引起产妇焦虑的主要因素包括产后身体恢复较差、没有照顾新生儿的经验、缺少社会支持、经济来源减少、家庭成员关系紧张、家庭暴力、不良生育史(如新生儿死亡)、流动人口在生活中遇到的特殊问题等。产后,产妇心理脆弱、情绪不稳定,护理人员须评估产妇的心理状态,分析原因,给予相应支持,提高产妇的自我保健能力,帮助产妇寻求社会支持,症状严重者需要给予药物等治疗。

十一、产褥期母体的心理调适

产褥期时,特别是初产妇,要从孕期、分娩期的疲劳、不适、焦虑中恢复,随着新生儿的到来,又需要接纳家庭新成员和适应新家庭关系,这一过程称为心理调适。20世纪60年代初,美国心理学家Rubin将产褥期女性的心理调适划分为3个时期,即依赖期、依赖-独立期及独立期。

1. 依赖期

产后1~3天(行剖宫产术的产妇依赖期会更长)为心理调适依赖期。在此期,产妇较为被动及依赖他人,更多的是关注自己的饮食、睡眠等基本需求,较少关注新生儿,新生儿的许多需求由他人满足。产妇喜欢谈论怀孕、分娩的过程及感受,并乐于与他人分享自己分娩的经历。家庭成员的关怀和帮助、护理人员的悉心指导有助于产妇顺利进入第二个时期。

2. 依赖-独立期

产后3~14天为心理调适依赖-独立期。随着身体的恢复,产妇表现出较为独立的行为，关注的重点从自身转移到新生儿身上，开始主动学习、参与照顾新生儿的活动，开始注意与周围人的人际关系。此阶段是给予产妇健康教育的最佳时期。但沉重的母亲责任、因新生儿诞生而产生爱的被剥夺感、担心自己做母亲的能力不够等，常使产妇感情脆弱，因此，此期是产后抑郁的高发时期。护理人员在此阶段应给予产妇适当的支持，鼓励其表达内心感受，促进其接纳孩子，接纳自己，平稳地度过此期。

3. 独立期

产后2周至1个月为心理调适独立期。此期，产妇进一步确认了自己的新角色，新的家庭关系形成，夫妻双方与新生儿建立了新的生活形态并逐渐适应，生活变得忙碌而充实。但随着新生儿的长大、家庭琐碎事情的增多等，可能会出现家庭与事业的冲突，使得夫妻双方承受更多的压力。

产褥期间还会有很多之前未想到的问题出现，产妇对于与自己想法不同的问题，应尽量采取感恩宽容的态度来解决。这样不仅有利于产妇调节心情、调养身体，还有助于家庭和睦，给新生儿创造一个健康的成长环境。

十二、正确看待"坐月子"

"坐月子"是中国传统的产妇最佳调养之道，产褥期调养的好坏关系到产妇下半生的幸福。但是随着生活和医疗水平的进步、西方理念的传播、经济压力增加等因素，很多女性容易忽视"坐月子"的重要性，甚至产褥期间根据自己喜好来选择饮食和活动。现代女性的体质相比古代有了很大的改善，生活和医疗条件的进步也为女性怀孕、分娩提供了优越的条件，但女性自身仍然承担着一定的风险。产妇产褥期间的生活方式、饮食、情绪状态等都会影响产妇和新生儿的健康。

1. "坐月子"很关键

经历了十月怀胎，一朝分娩，产妇的身体发生了巨大的变化，产褥期是产妇身心调养的关键时期。产妇在产褥期需要进行充分的休息和摄入充足的营养，来恢复体力和身体功能。"坐月子"的过程其实是产妇整个生殖系统及身体各器官恢复的关键时期，如果错过这段黄金恢复期，那么不论以后如何进补调养，都很难恢复到最佳的身体状态。另外，产褥期也是女性调理体质的关键时期。

2. 承担着疾病风险

产妇产后身体比较虚弱，抵抗力下降，风寒、过劳劳累、情绪不佳、感染等因素都很容易影响产妇的健康，甚至会产生后遗症。

产褥期，产妇子宫、会阴、阴道口的创口会逐渐愈合，心、肾、肺及内分泌系统会逐渐恢复至孕前状态。生殖系统、身体各器官的恢复取决于产褥期的调养是否到位，如果调养失宜，错过最佳的调养时期，很可能导致产褥感染或身体不适。

产褥期体质较弱，女性最重要的两个部位——子宫和乳腺，很容易发生感染，出现附件炎、乳腺炎、子宫脱垂等严重威胁产妇健康的疾病。

除了上述的常见疾病之外，产妇也不能忽视"坐月子"期间饮食对身体的影响。如果产妇饮食不当，也会引起内分泌失调等各种疾病，影响身体恢复。

十三、产褥期不同照顾者的选择

1. 家人照顾

产褥期间，产妇需要得到充分的休息和调养，但同时还需要照料新生儿，尤其是初产妇缺乏"坐月子"和照顾新生儿的经验，这时家人应尽量照顾产妇"坐月子"。家人的陪伴还有利于产妇保持心情愉悦、舒畅，对产妇身体的恢复和新生儿的健康都有非常重要的作用。

2. 丈夫来呵护

丈夫照顾产妇"坐月子"，不仅可以和新生儿进一步接触，还有利于调节产妇的心情。但是丈夫没有经验，还有些粗心，容易导致产妇调养不当。由于产后产妇体内的激素水平发生变化，很容易出现抑郁情绪，对丈夫的态度更为敏感，所以丈夫应更加理解、支持、关爱产妇。丈夫要主动学习一些产后护理的知识，从饮食、护理、运动等方面帮助产妇顺利度过"月子期"。

3. 妈妈更贴心

妈妈更了解自己女儿的脾气性格、饮食特点、生活习惯，对产妇疼爱有加，也有"坐月子"的经验，可以说是照顾产妇"坐月子"的最佳人选。但是妈妈的有些观念可能已经过时，因此也不能用传统"坐月子"的方式来要求产妇，产妇也要与妈妈耐心地沟通。当然妈妈也不能溺爱产妇，过度放纵产妇的饮食起居，会影响产妇的身体恢复。

4. 婆婆来帮忙

婆婆与产妇的生活方式和观念可能也会有很大不同，如果沟通不当，婆媳之间很容易发生摩擦，影响婆媳关系。产妇应尽量理解婆婆想要照顾好自己的心意，和婆婆进行良好的沟通。

5. 保姆照顾

照顾产妇，不仅要照顾产妇的饮食起居，护理新生儿，还要承担大部分家务。如果家里人手不够的话，请保姆也是一个不错的选择。

（1）保姆可减轻负担：保姆一般都可以包揽全部的家务，减轻产妇的负担，也懂得简单的婴儿护理，且费用比较低。高质量的感情交流有利于产妇和新生儿的健康，但是做家务占据了保姆大部分时间，保姆与产妇缺乏有效的沟通，不利于产妇调节情绪。此外，保姆的文化素质普遍偏低，缺乏专业的护理、育儿经验，家人或产妇可以耐心地为其讲解护理、营养及育儿方面的知识。

（2）选择合适的保姆：产妇可以通过熟人介绍、中介等方式找到合适的保姆，并且产妇在怀孕期间就应该面试保姆，确定合适的人选，并提前预约保姆的时间。①面试保姆时首先要查看保姆的专业培训证书，是否具备相应能力，是否有过照顾产妇和新生儿的经历，不宜选择文化水平过低的保姆。②面试的保姆性情要温和，这样能耐心、细心地照顾产妇和新生儿。面试时，也要观察保姆的卫生习惯，了解保姆做饭的口味，避免日后使产妇不满，产生不必要的摩擦，影响产妇的情绪。

6. 月嫂照顾产妇

月嫂不同于一般的保姆，她们接受过专业的产后护理培训和指导，能更好地照顾产妇和新生儿，现在越来越多的人认可并选择月嫂来照顾产妇"坐月子"。

（1）月嫂经验丰富：月嫂对于照顾产妇和新生儿有非常丰富的专业知识和经验，能够解决产妇的后顾之忧，手把手教会丈夫和产妇如何科学地照顾新生儿。月嫂懂得并理解产妇产褥期间的情绪状态，注重与产妇和新生儿之间的沟通和交流，有利于产妇和新生儿的身心健康。月嫂的主要职责就是护理产妇和新生儿，她们不会像保姆一样料理家务，有的产妇可能会抱怨月嫂经常休息，从而产生不必要的负性情绪。此外，月嫂的费用也比保姆要高出许多。

（2）选择合适的月嫂：市场上月嫂的工作能力良莠不齐，有的月嫂专业知识、自身条件等存在不合格之处，这就需要产妇及其家人对月嫂提前做好面试，选择适合自己的月嫂。

（3）选择正规的月嫂机构：了解月嫂机构的口碑、专业性、工作人员的素质及其服务内容。

（4）了解自己的需求：月嫂擅长的方面也因人而异，产妇首先要了解自己对月嫂的需求及预产期，月嫂机构才能推荐合适的月嫂。

（5）了解月嫂：查看月嫂相关的档案，包括从业资格证书、体检证明及从业经验等，还要了解月嫂的专业水平和人品，并将自己的喜好和要求提前告知月嫂，避免产褥期间发生不必要的摩擦。

7. 去月子中心"坐月子"

许多现代女性分娩出院后，没有选择在家"坐月子"，而是直接去月子中心。月子中心是一个新兴行业，它是产妇"坐月子"的专业场所，因为其专业性和舒适性而备受新一代产妇们喜爱。

（1）全方位护理：月子中心不仅有完善的设备、制度，也有专业的医生、护士和营养师，能全方位帮助产妇安心"坐月子"，有助产妇恢复、调养身体。产妇的日常事宜都可以交给护士去处理，自己则有更多的时间学习养育新生儿的专业知识，享受与新生儿的互动。新生儿交由护士照料，能使其得到专业的身心护理，为新生儿以后的成长打下良好的基础。月子中心在饮食、护理、精神上都给予产妇最佳的护理，还有帮助产妇恢复体形的课程，有助于产妇尽快恢复到最佳的身心状态。同时，月子中心对于产妇来说是一个完全陌生的场所，产妇很难迅速建立起安全感，应及时调节自己的身心状态，尽快适应月子中心。新生儿的日常护理工作通常由护士完成，这样回到家后，对于护理新生儿也要重新学起。此外，月子中心昂贵的价格，也使许多家庭望而止步。

（2）选择月子中心：大多数人对于月子中心并不了解，而许多家庭条件优越的家庭想选择月子中心，也不太了解应从哪些方面来考察、评估月子中心。月子中心应从以下几个方面进行选择：①专业性，首先应查看月子中心的执照是否正规，是否有"月子护理"这一项；其次是了解月子中心的从业人员，包括妇产科医生、儿科医生、中医师、营养师、24小时护理师的资历和专业性。②全面性，一个好的月子中心会具备完善的设备、膳食搭配制度、恢复计划及安防系统，拥有特殊的产后护理技术、专业的婴儿护理。月子中心还能为产妇提供包含个人卫浴、空调的独立套房，提供全套的洗漱用具、护理用品及婴儿用品。③合理性，高质量专业的服务、完善的设备和制度、舒适的环境是选择月子中心的关键因素，但是产妇及其家人在选择时也要根据其性价比来判断月子中心的价格是否合理，还可以通过他人的评价进行全面了解。④自主性，是否选择月子中心需要根据自身的情况来定，如果家里有老人可以帮忙照顾产妇和新生儿，或者可以请到有经验的月嫂，也没有必要去月子中心"坐月子"。

十四、产褥期环境选择与健康管理

整洁安静的环境有利于产妇得到更好的调养。舒适整洁的环境不仅能陪产妇安心度过产褥期，还可以调节产妇的情绪状态，有助于产妇的身心健康。舒适的环境主要指的是产妇"坐月子"期间的居住环境和家居布置，能使产妇安心、舒适地休养。

1. 居住房间的环境

（1）房间的选择

1）冬暖夏凉：产妇产后体质和免疫力降低，不宜选择寒冷、潮湿的房间。因此，最好选择坐北朝南的房间。这样的房间冬暖夏凉，既可以避免夏季房间内过于炎热，也可以保证产妇在冬季享受到充足的光照。

2）通风性好：传统"坐月子"提倡"捂月子"，这是因为产妇身体虚弱，应避免风寒湿邪侵入体内，但这并不意味着产褥期间要紧闭门窗。产妇产后体内新陈代谢旺盛，经常处于密闭的环境中容易滋生细菌，危害产妇和新生儿的健康。因此，在天气晴朗时，可适当地进行通风换气，但注意不要让冷风吹到产妇和新生儿。

3）光线适中：房间的采光宜明暗适中，也可安置遮挡阳光的窗帘，随时调节光线，这样在产妇和新生儿睡觉时可以避免光线过强。

4）温度、湿度：房间内应保持适宜的温度和湿度，有利于保证产妇的健康和情绪的稳定。一般房内的温度在22~24℃，湿度在50%~60%，更适宜产妇的身体恢复。

（2）房间的清洁：产妇和新生儿的抵抗力较弱，因此，房间的清洁对产妇和新生儿的健康非常重要。对房间进行清洁、消毒需要在产妇出院前三天就处理好，使产妇回家就能住在整洁干净的房间中。

1）卫生死角：要将房间内彻底打扫干净，尤其是平时注意不到的卫生死角，如果有蚂蚁、老鼠等出现的地方，一定要清理。

2）家具杀菌：将可以移动的家具搬到阳光下晒5~6小时，能达到良好的杀菌效果。

3）地板清洁：用3%的苏打水来擦洗家具、地板及墙壁，并彻底通风晾干。

4）避免油烟：要避免厨房的油烟进入月子房，也要避免在房内吸烟。

（3）家居布置

1）床：软床让人感觉非常舒适，但产妇和婴儿的床都不宜过软，过软的床甚至可能导致产妇腰背酸痛。婴儿的骨骼尚未发育完全，过软的床容易造成婴儿脊椎发育不良。此外，产妇和婴儿的床不宜离窗口过近，也不宜正对空调口，否则容易着凉。

2）窗帘：胎儿在子宫里一直处于黑暗的环境中，因此，新生儿白天睡觉时保持月子房内黑暗的环境，不仅能让新生儿睡得更安心，还有利于帮助新生儿培养天黑睡觉的习惯，减轻产妇夜里照顾婴儿的负担。窗帘可以选择多层窗帘，方便调节光线。

3）小夜灯：主要是方便产妇在夜晚观察新生儿的动静，小夜灯的光线不宜太强，避免直接照射，惊醒新生儿。

4）收纳：产妇不宜经常下床，因此，在床附近应放置一两个收纳箱来整理产妇和新生儿常用的东西。新生儿干净的衣物、待洗的衣物都要分开放，经常用的毛巾、纸巾、湿巾、尿不湿等最好安排在固定、方便取用的位置，以免需要时找不到。

5）不放植物：植物虽然可以净化房内空气，但是植物夜间的呼吸作用会消耗氧气、释放二氧化碳，反而会降低房内的空气含氧量。而新生儿的各个器官尚未发育完全，有的新生儿会对花粉或植物气味过敏。因此，房内不宜摆放植物。

十五、产褥期物品准备与健康管理

1. 为产妇准备衣物

（1）文胸：怀孕后，孕妇乳房会逐渐增大，未孕时的文胸很可能已经不合适了，而且孕妇文胸如果带有钢托，容易影响胸部的血液循环。产妇最好选择哺乳文胸，不仅能预防乳房下垂，而且搭配溢乳垫使用还能轻松应对早期的溢乳情况。

（2）内裤：产妇宜选择宽松、舒适、透气的内裤，市面上有产妇专用的内裤，轻盈舒适，服帖透气。产妇产后，阴道分泌物增多，因此，内裤需要多准备几条，并勤换洗。

（3）睡衣："坐月子"时，产妇出汗较多，衣服也要勤换洗，睡衣以棉质、长袖、宽松、对襟为宜。棉质的睡衣不仅舒适，还容易吸汗；长袖的睡衣可避免产妇关节受凉；宽松的睡衣不仅穿起来舒适，还能避免涨奶引起的不适感；选用对襟的睡衣，哺乳方便，还可避免腹部受凉。

（4）袜子：俗话说"寒从脚起"，产妇更应该注意脚部的保暖，尽量选购棉袜，一天一换。

（5）鞋：产妇最好准备一双软底厚帮的拖鞋，以保暖、柔软、舒适为原则，准备一双即可。

2. 护理清洁

（1）卫生巾：产妇产后会有恶露排出，前几天量较大，宜选用加长的夜用卫生巾，量较少时，使用一般的卫生巾即能应对。产褥期的产妇阴部易发生感染，应选择质量有保证的卫生巾，并勤更换。

（2）产垫：准备几块产垫在月子初期很有必要，可避免恶露弄脏床单。也可把家里干净的旧床单垫在身体下面。

3. 日常用品

（1）月子牙刷：产妇不方便刷牙，但是口腔也容易滋生细菌，可以准备一些月子牙刷来清洁牙齿，或者将医用纱布裹在手指上清洁牙齿。

（2）毛巾：月子中的产妇需要准备多块毛巾，擦脸、擦汗、擦身体的要分开，也要买两块柔软的小方巾用于清洁乳房。

4. 婴儿的衣物枕被

（1）内衣：新生儿基本都在睡觉，对外衣的需求不大。内衣以棉质、柔软、吸汗透气、安全舒适为主。不宜给新生儿穿有亮片、花边、丝线的衣物，这样的衣物很有可能进入新生儿的嘴中，或缠住新生儿的手脚、颈部。给新生儿买来的衣服最好大一点，因为新生儿身体长得很快，买来的衣服一般穿不了多长时间。新生儿的内衣买来后一定要清洗干净，放在太阳下晾晒消毒。

（2）包被：包被是新生儿必备的物品，用包被包裹新生儿简单方便，易于保暖，大人抱起来也比较容易，新生儿感觉也舒适。包被还可以用作新生儿的被子。

（3）袜子：新生儿也要做好脚部保暖，尤其是冬天，全棉的袜子要给新生儿多准备几双，但是要避免袜口过紧，以免影响新生儿血液循环。

（4）尿不湿：新生儿皮肤娇嫩，一定要选择质量有保证的尿不湿，也要经常检查新生儿尿不湿的情况，及时更换。

（5）隔尿床垫：隔尿床垫表面是纯棉的，下面有隔水层，既能避免排泄物刺激新生儿的皮肤，也可防止新生儿的排泄物弄脏床单。

（6）湿巾：湿巾取用方便、柔软，非常适合给新生儿清洁身体，但是也不宜一次购买太多，因为变干的湿巾容易刺激新生儿皮肤。

（7）软毛巾：多备几块软毛巾，用来给新生儿擦脸、擦身，也可以选用不同款式的纱布来代替。

（8）按摩油和痱子露：给新生儿洗完澡后，可以给其全身涂抹一些按摩油后，再做一些轻柔的按摩。夏季天气炎热，也要备一瓶痱子露。

（9）棉棒：新生儿的眼角会有黄白色分泌物，宜用细棉签清除。新生儿脐带还未脱落时，可以使用碘伏棉棒清洁。清洁新生儿的耳朵和鼻腔宜选用特殊造型的棉棒。

（10）枕头：新生儿的头部与肩同宽，选用的枕头不宜太高，也可以将毛巾对折后给其当枕头。

5. 哺乳用品

（1）奶瓶：不管是母乳喂养还是配方乳喂养，奶瓶都是必不可少的。新生儿的奶瓶宜选用玻璃的，乳胶的奶嘴比较柔软，但易老化，需要多买几个备用。

（2）配方乳：刚开始时配方乳不宜买太多，如果发现新生儿不适应，还可以及时更换其他品牌。

（3）吸奶器：打算进行母乳喂养的产妇，可以准备吸奶器。吸奶器的型号要根据自己乳房大小进行选择，要选择吸力可调、好用的吸奶器。如果吸奶器几个小时不用，产妇也要将部件拆下来清洗，以免吸奶器中滋生细菌。

十六、产褥期营养供给与健康管理

产妇要通过科学膳食来促进身体恢复，还要摄入优质的营养来保证分泌充足的乳汁。因此，对于产妇而言，做好充足的营养供给是重中之重。

1. 产妇进补因人而异

各地的月子餐侧重点各有千秋，但并不适合所有的产妇。因为每位产妇的体质不同，而怀孕分娩的过程又将产妇体内的平衡打破。产褥期间要根据自身身体的情况进补，不仅能取得事半功倍的效果，还有利于调理产妇的体质。

2. 产后阳虚

产后阳虚指产妇体内的阳气不足，身体功能减退，代谢热量不足。一般表现为嗜睡、畏寒、面色发白、腹泻、不渴、尿频。产后阳虚的产妇宜多进食一些温肾壮阳的食物，如羊肉、猪肚、鸡肉、带鱼、狗肉、鹿肉、黄鳝、虾、刀豆、核桃、栗子、茴香等，滋补五脏、强健体质。

3. 产后阴虚

由于精、血、津液等物质的亏耗，阴虚不能制阳，机体处于虚性亢奋，人适应能力减弱。易衰老，一般表现为体形消瘦、口燥咽干、头晕眼花、手足发热、虚烦不眠、盗汗、脸颊易红、大便干燥。产后阴虚的产妇尽量不要熬夜，要保证夜晚高质量的睡眠，可以食用银耳、桃子、乌贼、海参、鲍鱼、海蜇、鸭肉、猪皮、牛奶等食物，具有滋阴补精功效的食物。

4. 产后气虚

产后气虚指人的气力、体力和精力都感觉不足，稍微劳作就有疲劳感，机体的免疫力和抗病能力低下。一般表现为食欲不振、面色发白、易疲劳、易头晕、易出汗。产后气虚的产妇可以多吃一些精米、粳米、山药、红枣、胡萝卜、香菇、豆腐、鸡肉、兔肉、鹌鹑、牛肉、青鱼等，也可在医生的指导下服用人参、西参、党参、黄芪等中药。

5. 产后血虚

产后血虚指的是产后血液濡养功能减退，往往是分娩过程中失血过多造成的。

一般表现为面色苍白或蜡黄、唇淡、指甲无血色等，产妇可能会出现贫血、心慌、失眠、头晕、眼花、手足发麻等症状。产后血虚的产妇可以多食用一些富含铁的食物，如黑米、芝麻、莲子、龙眼肉、菠菜、金针菜、木耳、芦笋、番茄、牛奶、乌骨鸡、羊肉、猪蹄、猪血、驴肉、鹌鹑蛋、甲鱼、海参等。

十七、产褥期的饮食原则

1. 阶段进补
产妇产褥期间会随着身体情况的变化有不同调养侧重点，不同阶段需要增加摄入的营养也是不同的。因此，要根据产妇身体变化的阶段，边调养边进补。

2. 平衡膳食
分娩之后，产妇需要摄入大量的营养，进食种类越丰富，营养也就越全面、均衡。因此，产妇的饮食宜荤素搭配、粗细搭配，保证产妇摄入充足的热量、蛋白质、脂类、矿物质及维生素。

3. 稀软为主
产妇产褥期间出汗较多，需要补充比平时更多的水分，这还有助于乳汁的分泌。因此，产妇饮食中可以多一点流质食物，如粥、牛奶、汤等，但是也不宜过量饮水，以免增加肠胃负担。产妇不宜食用油炸食物及坚硬的食物，这些不利于牙齿健康，也不利于消化吸收。

4. 少食多餐
产妇产后肠胃功能减弱，肠胃蠕动缓慢，如果一次进食过多，容易增加肠胃负担，影响消化吸收。产妇每日适宜吃 5~6 顿餐，每次少量进食有利于肠胃健康。

5. 进食有序
产妇正常的进餐顺序为汤→青菜→饭→肉，半个小时后再进食水果。如果饭后喝汤，会冲淡消化食物的胃酸，影响消化。如果饭后立即吃水果，容易中断体内食物的消化过程，引起胃肠疾病。

（朴海善　刘青云）

第二章 产后母乳喂养指导与健康管理

母乳是婴儿最理想的食物,母乳含有婴儿生长发育必需的各种营养和活性成分,母乳对婴儿身体发育、智力发育的作用是其他代乳品无法达到的。它不仅能满足婴儿的营养需求,减少营养不良的发生,还可以预防许多婴儿常见疾病的发生。

2002年,第55届世界卫生大会公布的《婴幼儿喂养全球战略》提出:纯母乳喂养应至婴儿6个月,并在合理添加辅食的基础上提倡继续母乳喂养至2岁以上。国务院在2011年颁布的《中国儿童发展纲要(2011—2020)》中,将目标改为"0~6个月婴儿纯母乳喂养率达到50%以上",更强调纯母乳喂养,着力于提高6个月内纯母乳喂养率。以上所有措施的目的都是鼓励和支持母乳喂养。

一、母乳喂养的定义

1989年4月,在联合国儿童基金会(UNICEF)主办的母乳喂养定义会上,确定了按母乳喂养的不同水平将母乳喂养分为全母乳喂养、部分母乳喂养及象征性母乳喂养。

(一)全母乳喂养

1. 纯母乳喂养

除母乳外,不给婴儿吃其他任何液体或固体食物。用喂杯、喂管或奶瓶喂食母亲吸出的母乳,母乳库捐献的母乳也可以包括在纯母乳喂养中。

2. 几乎纯母乳喂养

除母乳外,婴儿还会进食维生素液、果汁,但每日不超过1~2次,每次不超过1~2口。

（二）部分母乳喂养

1. 高比例母乳喂养
母乳占全部婴儿食物的 80% 及以上的喂养。

2. 中等比例母乳喂养
母乳占全部婴儿食物的 20%~79% 的喂养。

3. 低比例母乳喂养
母乳占全部婴儿食物的 20% 以下的喂养。

（三）象征性母乳喂养

几乎不提供母乳喂养。

二、乳房的结构和发育

（一）乳房的结构

1. 乳房组织

女性乳房是两个半球形的性征器官，位于胸大肌浅表、前胸第 2~6 肋骨水平浅筋膜的浅、深层之间。乳头位于乳房中心，周围的色素沉着区为乳晕。乳房由皮肤、乳腺组织、结缔组织及起到保护作用的脂肪组织组成的。

（1）乳腺组织：成年女性乳腺有 15~20 个腺叶，每个腺叶分成若干腺小叶，后者由许多腺泡组成，这是乳房最主要的部分。乳腺腺泡是泌乳的场所，腺泡内有泡腔，所有分泌的乳汁存在腺泡腔内，有小的输乳管与之相通。每个腺叶有其相应的导管系统。数个小乳管汇集成小叶间乳管，多个小叶间乳管汇聚成 15~25 个主要的导管，称为大乳腺管，以乳头为中心呈放射状分布在乳腺组织内。大乳腺管近乳头侧 1/3 段略为膨胀，有 4~18 个输乳管（平均 9 个）开口于乳头（图 2-1）。通过这些导管，腺泡分泌的乳汁可以排出体外。

（2）结缔组织：腺叶之间有许多与皮肤垂直的纤维束。上连皮肤及浅筋膜浅层，下连浅筋膜深层，起支持、固定乳房的作用。

（3）脂肪组织：脂肪组织包裹整个乳腺组织（乳晕除外），脂肪组织层厚则乳房大，反之则乳房小。

2. 乳房血管与神经系统

（1）乳房血管：乳房的血液供应非常丰富，主要来自胸外侧动脉、肋间动脉及胸廓内动脉的分支，静脉伴随动脉走行，在乳晕和乳头内与动脉吻合。

（2）淋巴组织：乳房的皮肤和乳头上有丰富的淋巴网，淋巴管稠密，主要由乳房上淋巴结输入。乳房的淋巴管通向腋下淋巴结，当乳房有炎症时，腋下淋巴结肿大，并有压痛。

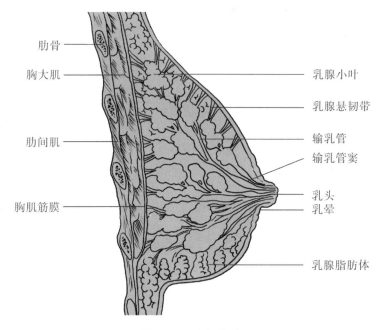

图 2-1　乳房构造

（3）神经系统：乳房和乳头皮肤有丰富的外感受器，也有化学、压力等内感受器。乳房充盈的压力刺激和婴儿吸吮乳头的刺激，通过感觉神经传入中枢神经系统。神经冲动使垂体分泌催产素，催产素通过血液循环到达导管和腺泡周围的近端上皮细胞，引起细胞收缩，将乳汁排出，对泌乳起调节作用。

（二）乳房的发育

1. 乳房的发育阶段

乳房的发育可以分为 5 个阶段：即胚胎期、青春期、孕期、哺乳期和退化期。乳腺的发育受神经系统和内分泌系统活动的调节。

（1）胚胎期：乳房于胎儿 18~19 周开始形成。由于母体的雌激素可通过胎盘进入胎儿体内，引起乳腺组织增生，故胎儿出生后乳头下可出现 1~2cm 大小的硬结，并有少量乳汁样物质分泌。随着母体激素代谢，这种现象自行消失。青春期前乳腺基本上处于"静止"状态。

（2）青春期：乳房发育象征着青春期的开始，青春期也是乳房发育的重要阶段。最初是乳房增大、乳晕颜色加深，乳晕下方脂肪组织增多。乳房开始发育的平均年龄为 10 岁，发育后的 2.5~3 年出现月经初潮，但发育年龄也可因种族和环境因素不同而不同。正常的乳房发育需要 3~3.5 年。

青春期雌激素和垂体分泌的催乳素及一些间接影响乳腺发育的激素刺激乳腺管生长，进入早期生成的乳房脂肪垫中。随着月经和排卵周期的出现，黄体期卵巢分泌的黄体酮引起腺泡的生长和发育，之后在每个月经周期中都有新的腺泡上皮生成。

（3）孕期：孕期乳房发生有明显的变化，其重量、血流量均增加。高水平的雌激素和孕激素使乳腺迅速生长、发育。除了黄体酮外，催乳素和胎盘生乳素水平的增加，也被认为是乳房生长发育的重要因素。在孕中期，腺体生长成小叶簇，分泌出少量的物质，在血液和尿液中可检测到乳糖，这个过程被称为乳汁生成的第一阶段。一些孕妇在孕晚期会有少量乳汁渗出，这种现象是正常的。直到分娩之前，随着体内黄体酮的升高，腺体数量会一直增加。

（4）哺乳期：哺乳期乳房开始泌乳。泌乳是分泌乳汁的过程，只要乳汁规律地从腺体排出，泌乳就能持续。催乳素是保持分泌乳汁的必要条件，缩宫素产生射乳反射，使得婴儿从乳房吸出乳汁。

产后，乳汁开始分泌，大概在产后4天泌乳量的增加速度达到高峰。产后40小时，乳房体积增加，俗称"下奶"。对于大多数女性来讲，这种乳房的变化在产后2~5天可以明显观察到，初产妇出现的时间要比经产妇稍晚些。"下奶"这一说法，容易让产妇产生误解，认为"下奶"前乳汁分泌不够。事实上，虽然产后前几天只能分泌少量的初乳，但也能满足新生儿的需要。

无论是否母乳喂养，泌乳都会发生，这个过程以乳房的血流量增加为标志。随着乳汁分泌量的增加，乳汁的组成成分也发生变化。即使母亲不进行母乳喂养，也会经历乳房肿胀和渗乳，尤其是在乳房未由新生儿频繁吸吮的情况下。

（5）退化期：绝经后乳腺腺泡数量减少，甚至完全消失，导管上皮退化逐渐失去自身功能，乳腺小叶及大叶之间的脂肪等组织间质增加，乳房外形开始下垂。

2. 乳房发育的调节

（1）激素调节：乳腺的生理发育过程主要受腺垂体、卵巢及肾上腺皮质分泌的激素及其他激素的影响。如卵巢分泌的雌激素、孕激素；脑垂体分泌的生长激素、催乳素；胰岛素、甲状腺激素、副甲状腺素和糖皮质激素等也会起到辅助作用。雌激素要充分发挥作用还须依赖脑垂体分泌的催乳素参与。

导管系统由孕期胎盘分泌的雌激素、生长激素、催乳素、糖皮质激素及胰岛素等协同进行激素调节。黄体酮与雌激素协同作用引起乳腺腺泡的进一步发育，同时参与调节的还有生长激素、催乳素及甲状腺激素。

（2）神经调节：刺激使乳腺的感受器发出冲动传到中枢神经系统，通过下丘脑-垂体系统和直接支配乳腺的传出神经控制乳腺的发育。另外，神经系统对乳腺的营养作用也很重要。

三、孕期乳房的变化

（一）乳房外观变化

1. 乳房的大小

①乳房增大，孕妇感到乳房肿胀不适或胀痛、触痛。有的孕妇乳房可出现皮纹，与腹部皮肤妊娠纹相似；有的可在乳房表皮下看到纤维或稍有扩张的静脉血管。②乳头增大，颜色变深，受到刺激时极易勃起。③乳晕区域扩大，色素沉着增加。乳晕处的皮脂腺肥大而隆起，形成许多圆形结节状突起，这就是蒙哥马利腺，又称蒙氏结节（蒙氏小体），它分泌的物质可以润滑和保护乳头。

2. 乳房及乳头的形状

许多产妇特别在乎乳房的大小，小乳房的母亲常担心她们的乳房不能产生足够的乳汁。其实，乳房大小是由脂肪组织和腺体组织总量决定的，而乳汁由腺体组织生成，生成速度和乳房是否排空等有关。所以，不管乳房大小如何，都能产生足够的乳汁。

怀孕以后，乳房的发育就已经为产后哺乳做好了准备，大多数孕妇到了孕晚期挤压乳房时会有少量的乳汁。胎儿娩出后，通过婴儿频繁吸吮，能够促进产妇加速分泌乳汁，通常产妇产后 2~3 天的乳汁分泌量会出现明显增加。

乳头和乳晕也有不同的形状和大小。有些乳头的形状使婴儿较难含接，如乳头扁平、短，甚至凹陷。

无论乳头的大小、形状如何，产妇都能够正常分泌乳汁，婴儿也都有能力吃到乳汁。只有在少数情况下，某些女性的乳房在孕期没有发育变化，但这种情况很少见，需专业人员给予更多关注和支持。

（二）乳腺组织变化

孕期乳房的组织学变化与怀孕后内分泌激素的变化有关。孕早期为维持孕卵的发育，体内雌激素、孕激素、甲状腺激素及垂体激素均有不同程度的增加。胎盘发育成熟后，其本身也可分泌多种留体激素，在雌激素、孕激素及胰岛素的协同作用下，乳腺管增长迅速，并促使乳腺腺泡进一步发育和成熟。

孕 4~12 周，乳腺管远侧端呈芽状突出及上皮增生，形成腺体，至孕晚期则有大量新生的乳腺管及腺泡形成。孕 16 周末，腺小叶明显增大，腺泡数量增多，腺腔较孕前扩张，并含少量分泌物。此时，有的孕妇乳房可挤出少量黄色稀薄液体，这与相应的组织学变化有关。孕中期腺泡的上皮细胞为矮柱状,细胞内含多量脂肪。孕28~36周,腺体进一步扩张,上皮细胞变为扁平,含空泡,成为乳汁分泌前的腺泡上皮,为乳汁的分泌做好充分准备。孕期性激素抑制催乳素的分泌活动,使乳汁不能大量分泌。

四、乳汁生成和分泌

乳汁生成和分泌是一系列复杂的生理反射活动。

(一)乳汁生成

哺乳期产妇的乳汁生成取决于婴儿的需要,当婴儿吮吸次数增加,使乳房排空速率加快时,导致泌乳量增加。即使是双胞胎或三胞胎的母亲,通过婴儿频繁地吸吮,也能产生足够多个婴儿需要的乳汁量。然而,如果婴儿除乳汁外还补充了其他食物,吸吮产妇乳房的频率减少,泌乳量也会相应减少。

(二)乳汁分泌

1. 乳汁分泌的启动

怀孕期间,胎盘和卵巢分泌大量的雌激素和黄体酮,抑制了腺垂体的分泌功能。孕晚期,血液中催乳素、肾上腺皮质激素浓度较高,具备泌乳条件,但由于血液中胎盘生乳素水平较高,对乳腺催乳素受体有封闭作用,无法启动泌乳。产后胎盘排出,胎盘生乳素水平下降,其封闭作用解除;同时,黄体酮水平急剧下降,解除对下丘脑和腺垂体的抑制作用,引起催乳素迅速释放,促进乳汁的生成,从而启动泌乳。另外,分娩应激和前列腺素的作用进一步促进了催乳素和肾上腺素的分泌,为泌乳的启动创造了条件。

2. 乳汁分泌的调节

(1)催乳素(泌乳素,PRL):是一种能使乳腺腺泡产生乳汁的多肽激素,由垂体前叶产生。新生儿出生后的吸吮刺激,通过神经末梢传递到垂体前叶,使之产生催乳素,催乳素被吸收入血液循环运至乳腺,刺激乳腺分泌乳汁,这个过程称为泌乳反射。催乳素的分泌是脉冲式的,一日之中即有很大的变化。①婴儿早期频繁地吸吮,刺激催乳素分泌增加。②催乳素在夜间、吸吮时升高。③与婴儿肌肤接触时,催乳素水平更高。

(2)缩宫素:婴儿吸吮乳头时刺激了乳头的神经末梢,并将信息同时传递到垂体后叶,产生缩宫素(由下丘脑视上核和室旁核产生,引起子宫收缩和乳汁喷射),然后经血液循环输送到乳房,使乳腺周围的肌细胞收缩,挤出乳汁,出现喷乳现象，这个过程称为喷乳反射，或称射乳反射。主要为乳腺腺泡周围的肌上皮细胞收缩，乳腺导管直径扩大，大量乳汁的流出。

虽然乳汁分泌依赖于催乳素的调节，但同时也受乳房局部调节的影响。若没有及时将乳汁排出乳房，乳腺导管内的乳汁蓄积过多，会反馈性地产生抑制泌乳的蛋白质，导致泌乳量减少。当产妇疲惫、疼痛、紧张、焦虑或忧郁时，都可通过神经反射抑制催产素分泌，使乳量减少；而产妇心情放松时，听到或看到婴儿，甚至只是想起婴儿，都可促进催产素的分泌。例如，喂哺前婴儿的哭声即可触发产妇释放催产素，从而引起射乳反射。

五、人乳的成分

母乳可为婴儿提供出生最初几个月必需的全部营养物质，按不同时期可分为初乳、过渡乳和成熟乳。成熟乳又分前乳和后乳两种类型。

初乳是产妇产后5天内产生的乳汁，10天之后逐渐转化为成熟乳，这期间为过渡乳。初乳颜色为黄色或橘黄色，比较浓稠，蛋白质浓度高且含有丰富的抗体（表2-1）。越早的乳汁中抗体含量越多，婴儿出生后5小时内的母乳抗体最多。

表2-1 初乳的性质与重要性

性质	重要性
丰富的抗体	保护婴儿，防止感染及过敏
大量白细胞	抵抗感染
前列腺素、低聚糖等	促进胎粪排出，有助于减轻黄疸
生长因子	帮助肠道成熟，防止过敏及乳汁不耐受
丰富的维生素A	减轻感染的严重性，预防眼病

同一次泌乳过程中的乳汁成分也略有不同。喂哺时婴儿先吸出的乳汁较清亮，称为前乳，其外观看起来较稀，但内含丰富的蛋白质、乳糖、维生素、无机盐及水分。后吸出的乳汁比较白且浓稠，称为后乳，其脂肪含量高，提供的能量多，所以喂哺时尽可能让婴儿吃到后乳，才可以使其获得更多的营养。

成熟乳颜色比较淡，其中90%为水，10%是碳水化合物、蛋白质、脂肪等。下面具体介绍一下成熟乳的成分。

（一）人乳中的营养成分

1. 蛋白质

人乳中蛋白质的含量与牛乳不同，主要是蛋白质的组成不同。人乳中乳清蛋白的比例占70%，酪蛋白占30%，而在牛乳中乳清蛋白占18%，酪蛋白占82%。

人乳中的主要乳清蛋白是乳蛋白、乳铁蛋白、溶菌酶及分泌性免疫球蛋白（SIgA）等，这四种蛋白质是人乳中独有的，由于它们可以抵抗蛋白酶的水解消化，所以扮演了胃肠道卫士的角色。

2. 碳水化合物

人乳中的主要碳水化合物是乳糖（双糖），从初乳过渡到成熟乳，其含量逐渐增加。成熟乳中的乳糖含量维持在一个相对稳定的水平，其中一小部分乳糖是不可吸收的，它们可使粪便保持柔软性和连续性，减少致病性的细菌群落，还可促进婴儿对矿物质的吸收。低聚糖是一种碳水化合物聚合物，占人乳中总碳水化合物含量的5%~10%。除了提供营养外，低聚糖还对婴儿各器官起到一定的保护作用。

3. 脂类

人乳中的脂类由脂肪酶和大量的基础脂肪酸（亚油酸和亚麻酸）组成。大部分脂肪酸以三酰甘油的形式存在。脂类占了人乳中总热量的50%。人乳又含乳脂酶，有利于脂肪的消化吸收，尤其有利于缺乏胰脂酶的新生儿和早产儿。亚油酸和亚麻酸可分别生成花生四烯酸及二十二碳六烯酸（DHA），这些成分只存在于人乳中，是视网膜和大脑磷脂膜的组成成分，可促进视觉功能和神经发育。

4. 矿物质

人乳中钙磷比例适宜（2∶1），钙吸收率高于牛乳；含微量元素锌、铜、碘较多，尤以初乳含量高，对生长发育十分有利。人乳中的铁和锌往往不能满足婴儿6个月以后的营养需求，这时需要通过添加辅食获取足够的铁和锌，以免缺铁和锌。

5. 维生素

人乳中的维生素D含量较低，因此，所有母乳喂养的婴儿自数日起应每日口服维生素D制剂（400 IU），尤其是在日照较少地区及冬季。年幼婴儿若发生维生素K缺乏且得不到及时补充，可导致凝血障碍及出血。维生素K在人乳中含量较低，因此，为确保适宜的维生素K水平，所有婴儿在出生时都应该接受一次维生素K的肌内注射。

（二）人乳中的免疫活性因子

人乳中存在着大量的免疫活性因子，对婴儿成长起着非常重要的作用。

1. 免疫活性蛋白质

免疫活性蛋白质包括存在于乳清蛋白中的乳铁蛋白、溶菌酶、SIgA、自由氨基酸等成分。①在未与铁结合前，乳铁蛋白表现出抗菌作用，通过与多余的铁结合，可以防止细菌对铁的摄入，抑制细菌的生长。乳铁蛋白还对小肠的上皮细胞有促进生长的作用。②溶菌酶通过破坏细菌细胞壁发挥抗菌活性。③ SIgA 是人乳中最常见的免疫球蛋白。SIgA 由母亲小肠淋巴结组织应答特定抗原产生并迅速转移到乳汁中，其作用是结合外来抗原。IgM、IgD 及 IgE 也在人乳中出现。细胞因子由免疫细胞产生并影响免疫系统功能和发育。促炎症细胞因子包括 IL-6 和 IL-8，抗炎症细胞因子包括 IL-10。④自由氨基酸在婴儿体内发挥双重作用。牛磺酸对小肠生长起营养作用，谷氨酰胺是肠上皮细胞的能量来源，同时也影响肠道的免疫系统。

2. 免疫活性脂类与碳水化合物

①脂类的水解产物——自由脂肪酸和单甘油酯等，对一系列病原体表现出抗感染活性，可通过防止病原体附着来预防感染。②低聚糖和糖蛋白通过模仿胃肠道细菌的表皮受体与细菌结合，避免病原体介质附着到胃肠道黏膜表面。③母乳喂养的婴儿胃肠道的主要细菌是乳酸杆菌二分裂体，人乳中有一种含氮的碳水化合物，有利于乳酸杆菌的生长，并抑制致病菌的生长，在其他哺乳动物乳汁中未能发现此种化合物。

3. 细胞

人乳中有活细胞，包括巨噬细胞、淋巴细胞、中性粒细胞及上皮细胞。初乳中含有的细胞最多，主要是中性粒细胞。初乳中的中性粒细胞可杀灭细菌，促进噬菌作用和趋化作用。当乳汁逐渐过渡为成熟乳，细胞数量逐渐下降，且细胞种类转变为单核细胞如巨噬细胞（90%）和淋巴细胞（10%）。

4. 核苷酸

核苷酸是 RNA、DNA 合成的前身。有报道，膳食中的核苷酸含量可影响免疫功能、铁吸收、小肠菌群、脂蛋白代谢，以及肠道和肝脏的细胞生长。人乳中富含核苷酸。

5. 激素、生长因子及胃肠道中介物

许多激素（如皮质醇、胰岛素样生长因子、胰岛素和甲状腺激素）、生长因子（如上皮生长因子、神经生长因子）及胃肠道中介物（如神经紧张肽、胃动素）可能影响胃肠道功能或机体组成成分。例如，上皮生长因子是一种多聚肽，可刺激 DNA、蛋白质合成，促进肠道细胞生长；它还可以抵抗蛋白水解消化，维持肠道上皮的完整性。乳汁中的激素成分可影响小肠内细胞的生长和肠道黏膜的功能。

6. 肠道免疫系统与支气管免疫系统

当产妇的胃肠道或呼吸道暴露于外来抗原时，其机体内会产生 SIgA。浆细胞横贯淋巴系统并分泌于黏膜表面，包括乳腺组织。婴儿摄取母乳后，从乳汁获取到了 SIgA，并因此获得被动免疫。这一反应十分迅速，产妇暴露于外来抗原后的

3~4天，抗体即出现在乳汁中。产妇与婴儿由于哺乳这种亲密接触，使得这一体系得以运转。

（三）人乳成分的波动

母乳最大的特点是其成分与子代的发育同步变化。母乳中含有动态变化的营养成分，这些营养成分很容易发生变化。在整个哺乳期间，在一日之中，甚至在一次喂哺过程中，母乳的成分都可能不一样，且每位产妇的母乳营养成分也不完全相同。母乳中的这些变化可根据婴儿的不同需求，向其提供合适的营养，并且母乳丰富的气味和口感也能刺激婴儿的感觉统合。人乳独具的特性是专为人类而设的，其许多成分都有双重作用，例如，一种成分可增强营养，同时增强免疫力；或者是增强营养的同时促进神经系统发育。

六、母乳喂养对婴儿的好处

母乳是婴儿最佳的天然食物，母乳含有婴儿生长发育所必需的各种营养成分。母乳喂养对婴儿、产妇、家庭及社会都具有其他喂养方式无法替代的益处，尤其对婴儿而言，合理的母乳喂养对婴儿的生长发育、预防疾病都极为重要。

（一）可满足婴儿不同时期生长发育的营养需求

母乳中不仅含有适合婴儿消化吸收的各种比例适中的营养物质。这些营养物质包括碳水化合物、蛋白质、脂肪、矿物质、维生素等。而且母乳中存在各种促进婴儿胃肠道发育的物质，如生长因子、胃动素、胃泌素、乳糖、双歧因子（促进乳酸杆菌、双歧杆菌等益生菌在肠道的生存）及消化酶类（乳糖酶、脂肪酶）等，从而提高婴儿对母乳营养素的消化、吸收、利用。

随着婴儿的生长发育，母乳的质和量都会有相应的改变，以满足婴儿的需求，减少营养性疾病的发生。

（二）对婴儿有免疫调节的作用

1. 降低患病风险

母乳中的免疫球蛋白主要是 SIgA、IgM、IgG 等，这些抗体物质在肠道中不被降解，因而具有抗病毒、抗细菌的高度活性。母乳中还含有一类非特异性免疫物质，如溶菌酶，可以防止细菌感染。母乳中乳铁蛋白可与婴儿肠道中的微生物竞争铁元素，使其因得不到必要的铁而停止生长和增殖，为机体抗感染机制清除微生物创造了条件。此外，母乳中含有的免疫活性细胞可合成或产生补体、溶菌酶、乳铁蛋白、干扰素等多种物质而发挥免疫调节作用。通过母乳，婴儿可获得各种免疫因子，增加自身的抗感染能力，从而减少疾病的发生。

2. 预防过敏

母乳中所含的蛋白质对新生儿来说是同种蛋白，不属于抗原，不会被新生儿的免疫系统所排斥，从而降低致敏及过敏现象的发生率。产妇饮食中的异源蛋白经其自身的消化降解，有适度的免疫原性，给婴儿的免疫系统比较温和的刺激，诱导婴儿产生免疫耐受，为今后婴儿饮食多样化打下良好的免疫基础。

另外，母乳喂养能够帮助婴儿肠道快速建立以双歧杆菌为优势的共生菌群，降低肠道通透性，有助于避免外源性物质进入血液，引发过敏反应。以往的许多研究还发现，母乳喂养可以降低哮喘的危险性，减少湿疹、过敏性鼻炎等过敏性疾病的发生率，这主要是由于母乳喂养减少了摄入其他食物（可能是潜在的致敏原）的可能性，以及母乳的免疫调节、抗感染等作用。

（三）促进婴儿发育

1. 促进神经系统发育

新生儿刚出生时的脑容量仅为成人的1/4，6个月时约为成人的1/2。新生儿的神经突触（神经细胞间连接和传导信号的结构）很少，6个月时突触迅速增加，在这个过程中，母乳中的乳糖等物质为大脑发育提供必要的原料。

母乳中含有丰富的长链多不饱和脂肪酸和氨基酸比例适宜的蛋白质，这些都是促进婴儿大脑发育所必需的物质，如由半胱氨酸转化的牛磺酸含量达425mg/L，是牛乳的10~30倍，能促进婴儿神经系统和视网膜的发育。此外，母乳喂养过程中的良性神经系统刺激，如温度、气味、皮肤接触、目光交流、爱抚及语言和感情的交流，以及有意识的教育，能有效地刺激婴儿神经细胞的发育，有助于大脑突触的形成，使婴儿视觉、听觉、感觉、触觉、心理得到充分发育，促进婴儿对外部环境的认识及适应，也间接地促进了婴儿智力和运动的发育。

最近研究发现，产妇饮食的多样性会导致羊水和母乳的味觉改变，而婴儿可以通过母乳（胎儿通过羊水）体验到丰富的味道。这不仅有利于婴儿易于接受各种食物，而且丰富的味觉感受也给予婴儿的大脑更多信息刺激，对婴儿智力的提升意义重大。

2. 促进肠道发育

（1）改变新生儿肠道的通透性：肠道是人体消化、吸收食物的主要场所。肠道表面有一层很多皱褶的肠道黏膜。在正常情况下，肠道细胞间形成致密细胞联结，和黏膜屏障一同阻断大分子物质进入机体，从而避免过敏反应的发生。但与其他器官、系统一样，肠道黏膜屏障从婴儿到成人阶段有一个发育成熟过程。新生儿出生后，小肠肠壁薄弱，通透性高，屏障功能差，大分子物质容易通过肠道黏膜直接进入血液，肠内毒素、消化不全产物和过敏原等可经肠黏膜进入体内，引起全身感染和变态反应性疾病。母乳喂养对处于危险期的新生儿提供了非常重要的保护作用，除了已经明确的抗体、补体、乳铁蛋白、溶菌酶、吞噬细胞、淋巴细胞等抗感染免疫成分外，还发现一些物质，如表皮生长因子、转化生长因子等对于新生儿肠道发育具有促进作用。另外，母乳中的糖皮质激素、甲状腺素等可以引导新生儿肠道致密细胞联结形成，改变肠道通透性，发挥肠道黏膜的屏障作用。

（2）建立新生儿肠道微生态：正常生理状态下，肠道菌群对人体有重要的作用，包括促进体内维生素合成，生长发育，参与机体物质代谢，形成黏膜屏障，发挥免疫防御作用等。新生儿肠道微生态的建立是决定婴儿短期和长期健康状态的重要因素，喂养方式的不同又会对微生态的形成有决定性的影响。

刚出生的新生儿肠道内无菌，出生后1~2小时，其肠内很快就有细菌出现。由于刚出生的新生儿肠道内富含氧气，能够进行氧化代谢作用的需氧菌如大肠杆菌、链球菌、葡萄球菌最先在肠道定植，需氧菌的大量增殖消耗了肠道内的氧气，这样的肠道环境促使厌氧菌增殖，出生后1周左右的新生儿，其肠道厌氧菌数量就可以达到较高水平，如双歧杆菌、乳酸杆菌、梭状芽胞杆菌及类杆菌等厌氧菌替代需氧菌成为优势菌（每克粪便含10^{11}~10^{12}个细菌）。

由于喂养方式不同，导致了母乳喂养儿与人工喂养儿的粪便的微生物群也不同。有研究发现，母乳的缓冲力较低，适合耐酸的双歧杆菌增殖，母乳中的低聚糖和复合糖可促进双歧杆菌的生长。故母乳喂养儿粪便中双歧杆菌、乳酸杆菌、葡萄球菌占优势，人工喂养儿粪便中则是大肠杆菌、肠球菌占优势。母乳喂养儿的肠道菌群组成较单纯，双歧杆菌占绝对优势，出生6~8天的母乳喂养儿肠道内双歧杆菌占肠道细菌总数的98%，类杆菌不足1%；人工喂养儿肠道内的双歧杆菌菌群建立相对延迟，其粪便双歧杆菌的数量一般占肠道细菌总数的90%。有报道称，在出生1~3天的人工喂养儿肠道内根本未检出双歧杆菌。

（四）对婴儿的远期影响

1998年，英国营养学专家Lucas提出"营养程序化"概念，即在人类发育的关键期或敏感期（包括胎儿期和婴儿期）的营养状况将对机体或各器官功能产生长期甚至终身的影响。婴儿期的营养受限，导致远期高血压、糖尿病、脑卒中等一系列健康风险，这就是"健康与疾病的发育起源"，简称"都哈理论"。2007年，WHO发布了母乳喂养远期作用的系统综述，其中概括了母乳喂养对降低高血压、心脏病、超重和肥胖、2型糖尿病的发病风险，以及提高智商和学习成绩的循证学研究结果。

1. 母乳喂养与成年血压的关系

研究显示，成年后的血压水平与生命早期宫内生长、追赶性生长及婴儿喂养方式相关，母乳能够保护成年后的血压，其保护作用机制可能包括三个方面：母乳与配方乳相比，钠含量低；母乳中富含长链不饱和脂肪酸，长链不饱和脂肪酸是组织膜系统重要的结构性物质，食源性补充长链不饱和脂肪酸能够降低血压水平；母乳喂养能减少肥胖的可能，进而减少高血压的发病率。

2. 母乳喂养与心脏病的关系

血清总胆固醇和低密度脂蛋白是冠心病的重要高危因素。婴儿期母乳喂养与成人低总胆固醇水平有关，其作用比控制饮食或针对多种危险因素的干预效果更为明显，因为母乳中胆固醇含量明显高于大部分配方乳。婴儿期摄入的胆固醇高，可以下调肝脏的胆固醇合成过程中的羟甲基戊二酸单酰辅酶A（HMG-CoA），从而对胆固醇的合成产生远期程序化效果。因此，母乳喂养更有助于降低婴儿成年后患心脏病的概率。

3. 母乳喂养预防儿童、青少年超重和肥胖

2014年公布的《中国居民营养与健康现状》显示，中国儿童的肥胖率已达到8.1%，比10年前增长了一倍，一线城市的儿童肥胖检出率更是快速增长。母乳喂养预防肥胖的原因可能与以下因素有关：

（1）乳汁成分的变化：婴儿吸吮的强度和时间会影响乳汁含量的变化，即前乳含有更多水、糖，有助于解渴，而后乳含有更多脂肪成分，让婴儿更有饱腹感。因此，不同情况下婴儿可以获得不同的满足，而不引起过多的能量摄入。

（2）哺乳行为让婴儿能自行控制能量的摄入：婴儿对乳头的吸吮强度因饥饿程度而不同，其结果是母乳喂养的婴儿能够根据自己的需要控制食物的摄入量；产妇对采用配方乳喂养方式的婴儿饥饿感和饱腹感不正确的感知可能会增加婴儿远期发生肥胖的风险。

（3）母乳中还含有预防肥胖的物质：母乳中含有瘦素、长链不饱和脂肪酸等物质，有助于婴儿预防肥胖。母乳喂养的婴儿血清中瘦素水平高，能有效地接受胰岛素的调节，帮助婴儿调节食物摄取和能量代谢的平衡，防止能量代谢不平衡。母乳中的长链不饱和脂肪酸可增加各种组织胰岛素受体的数目，增强胰岛素的作用，能抑制多种神经递质如多巴胺、5-羟色胺的释放，而这些物质在控制食欲和饱腹感及调节肥胖方面起着重要的作用。此外，母乳中含有许多生物活性物质，这些物质具有刺激脂肪分解、抑制脂肪合成、诱导脂肪分化等作用。此外，配方乳喂养的婴儿对胰岛素应答较高，从而导致脂肪沉积和脂肪细胞增多，这也是肥胖发生的可能机制之一。有研究发现，母乳喂养可能从以下三个方面对婴幼儿的

体重产生保护作用。①对幼儿新出现的自我摄食能力提供支持作用；②减少部分喂养护理人员错误的喂养行为；③调节能量摄入，提供能量消耗和细胞生物活性因子。母乳喂养对婴儿期生理代谢的上述影响可能会延续至青春期甚至成年后，进而预防远期肥胖的发生。

4. 母乳喂养降低 2 型糖尿病发病率

母乳喂养可预防 2 型糖尿病，效果与控制饮食、锻炼相当。其控制血糖的水平与骨骼肌膜中的长链不饱和脂肪酸呈负相关。母乳中有长链不饱和脂肪酸，而大多数配方乳中都没有。长期摄入配方乳导致婴儿骨骼肌膜的长链不饱和脂肪酸减少，从而使血糖上升，导致代偿性的高胰岛素血症，长此以往可导致细胞功能受损，引起糖尿病。

七、母乳喂养对产妇的好处

1. 促进产妇乳汁分泌

婴儿频繁有效地吸吮是促进产妇乳汁分泌最有效的方法。不仅有利于产妇尽早泌乳，还能有效预防产妇乳房胀痛、乳腺炎等的发生。

2. 促进子宫收缩，减少产后出血，加速子宫恢复

产后 1 小时内进行哺乳可增强子宫收缩。产妇进行哺乳时体内释放出的缩宫素能加强子宫收缩，减少产妇产后出血，其作用与注射缩宫素的效果相似。母乳喂养还可使子宫更快地恢复到产前状态。

3. 有助于产后体重下降，促进体形恢复

孕妇的体重和体脂含量一般均会增加，这些增加的脂肪会在哺乳期通过哺乳消耗掉。产后母乳喂养，特别是按需哺乳、纯母乳喂养，能够大量消耗产妇的脂肪，并调整脂肪在身体的分布，协助体形恢复，每日多消耗超过 2093J 热量。连续母乳喂养 6 个月以上时，可逐渐消耗孕期储存的脂肪，有利于产妇体重的恢复。

4. 具有生育调节的作用

坚持纯母乳喂养、昼夜喂哺，能抑制排卵，产生哺乳期闭经，延长生育间隔，起到避孕的作用。进行纯母乳喂养的产妇，在月经没有恢复的情况下，产后 6 个月内再次怀孕的可能性低于 2%。纯母乳喂养 6 个月以后继续母乳喂养至第 2 年，可使生育间隔延长到 1 年。但不主张以母乳喂养作为避孕措施，建议产妇采用避孕工具（避孕套）避孕。

5. 降低患病风险

母乳喂养可降低产妇乳腺癌、卵巢癌、子宫癌的发病风险。研究显示，

在产妇整个育龄期间，如果坚持母乳喂养6~24个月，乳腺癌的患病率会下降11%~25%。另有研究显示，20岁以前母乳喂养史超过6个月的女性在绝经前患乳腺癌的风险明显降低，20岁以后母乳喂养史在3~6个月的女性患乳腺癌的风险也低于无任何母乳喂养史的女性。此外，卵巢癌的患病风险随着排卵频率增加而上升，母乳喂养期间停止排卵也可能是卵巢癌的保护性因素。

6. 减少骨质疏松的风险

哺乳期产妇的骨密度比正常同龄女性低约5%，但断奶后会恢复正常，说明母乳喂养能促进骨骼的再矿化，而骨骼的再矿化可能有助于降低绝经后骨质疏松的发生风险。

7. 促进心理健康、增进母子感情

母乳喂养的过程为产妇创造了一段安静的时光，培养了母亲与婴儿的感情。婴儿的吸吮会刺激母亲的身体分泌催乳素，这种激素可促进乳汁分泌，并能使哺乳期女性的情绪更加平静。同时，哺乳过程中产妇和婴儿之间的温柔互动也有利于改善产妇的情绪反应，促进角色适应，这种愉快的心情又促进产妇有信心继续哺乳婴儿，这就形成一种良性循环，有助于在以后坚持纯母乳喂养。这种母乳喂养过程中的亲子互动能够增进母婴情感联系，为以后的密切联系奠定基础。

八、母乳喂养对家庭及社会的好处

1. 方便快捷

母乳不需要繁琐的冲泡过程，母乳是恒温的，不需要担心乳汁的温度。婴儿有饮乳需要时，产妇可以随时哺乳，即使在公共场合，做好适当的遮挡，也可以进行哺乳。

2. 节约经济开支

母乳喂养节省了家庭购买配方乳的费用；减少了人工喂养所需的人力付出，有助于产妇和其他家庭成员更好地休息；还可以减少由于婴儿患病造成的医疗开支以及由此导致的父母误工而带来的经济损失，并有利于家长有更多时间照料其他孩子和处理其他家庭事务。

3. 促进家庭和谐

母乳喂养可增加父母对家庭子女的社会责任感，有利于职工情绪稳定，提高工作效率。

4. 节约资源和开支

母乳喂养还可以降低公共卫生和妇幼特殊营养补充项目的成本。减轻了处理

配方乳罐和奶瓶等废弃物而给环境带来的负担，减少了用于生产和运输人工喂养物品的能源，更加环保。

九、母乳喂养对人类远期健康质量的好处

"都哈理论"研究显示，许多成年期疾病，特别是影响健康与寿命的疾病，如肥胖、糖尿病、高血脂、高血压、冠心病等，与胎儿宫内营养、哺乳期喂养方式、出生后1~2年追赶生长速度及第二次脂肪存积（青春前期）密切相关。母乳喂养可防止1~2岁幼儿的生长发育迟缓及过快增长，能预防成年期代谢性疾病。

十、人工喂养

人工喂养是当产妇因各种原因不宜哺乳（如精神病、肾病、心脏病患者及慢性病需长期服药者）或婴儿不能接受母乳（如苯丙酮尿症患儿）时，选用牛乳、羊乳或其他代乳品喂养婴儿。由于这些乳制品所含营养与母乳差异较大，且操作程序复杂，易被污染，因此，人工喂养是万不得已才采用的方法。牛乳、羊乳等均可为代用品，其中，牛乳是最常用的乳品。

（一）人工喂养的主要缺点

1. 污染

人工喂养易受细菌污染，尤其当奶瓶不是每次使用前后都用沸水消毒时。细菌在乳制品中生长迅速，室温下放置超过1小时的牛乳，即使尚未变质对婴儿亦会有害。

2. 不易调配

在调配牛乳或配方乳时，若调配过稀，可因热量、蛋白质不足而导致营养不良；调配过浓，婴儿一次摄入大量蛋白质，在体内代谢后，其含氮代谢产物从肾脏排出时带走大量水分，使婴儿不显性失水增加，导致婴儿口渴、低热，增加了肾脏负担。

3. 不易消化

牛乳中缺乏消化脂肪的脂肪酶，同时蛋白质以酪蛋白为主，易形成难以消化的凝块，较难被婴儿所消化。由于牛乳的消化过程缓慢，其充盈在婴儿胃内的时间较母乳长，所以婴儿不会很快出现饥饿感。牛乳喂养的婴儿大便较硬，容易发生便秘。

4. 易发生感染和过敏性疾病

人工喂养儿不能从代乳品中得到免疫球蛋白、白细胞、乳铁蛋白等免疫物质，

因此免疫能力相对较差，易患消化道及呼吸道疾病，并因可反复感染而致营养不良。较早采用牛乳喂养儿也会出现较多的过敏问题，如哮喘和湿疹。

5. 牛乳的成分不适合婴儿

①牛乳中含有较多的酪蛋白，且含有不易被婴儿肾脏代谢的氨基酸混合物。②人工喂养时一般需用水稀释牛乳以降低蛋白质浓度，但是，稀释的牛乳又不能满足婴儿大脑发育所需的必需氨基酸——胱氨酸、牛磺酸的供应要求。③牛乳中饱和脂肪酸含量较母乳中高，而婴儿生长发育需要的是较多的不饱和脂肪酸。④牛乳中必需脂肪酸——亚油酸的含量不足，同时也缺少婴儿大脑发育所需的胆固醇。⑤牛乳中含乳糖少，且以甲型乳糖为主，可促进大肠杆菌的生长。⑥牛乳中所含矿物质比人乳多3~3.5倍，易使胃酸下降，不利于消化，并可增加肾脏的溶质负荷，尤其是牛乳含磷特别多，磷易与酪蛋白结合，从而影响钙的吸收。⑦牛乳中的铁不易被婴儿吸收，所以，人工喂养儿容易发生缺铁性贫血。

6. 其他

人工喂养的婴儿可能会拒绝吸吮产妇的乳头，易出现乳头混淆而导致母乳喂养失败，不利于亲子关系的建立。此外，与母乳喂养相比，人工喂养不利于婴儿的智力发育，且易导致婴儿患上某些慢性疾病。对于产妇而言，人工喂养则增加了其再次怀孕的可能，以及增加了卵巢癌和乳腺癌的患病风险。

（二）加糖水的危害

部分地方在新生儿出生后6小时未开奶前，常规喂葡萄糖水，目的是防止其低血糖和脱水，其实大可不必。新生儿本身储存有一些水、葡萄糖及脂肪。最初几日，少量初乳完全能满足正常足月儿的需求，无须添加任何饮品和母乳代用品。若哺乳前给新生儿加用糖水或母乳代用品，新生儿有饱足感后，会减少对母乳的渴求，其结果是减少了吸吮刺激，造成产妇泌乳减少，乳量不足，还会导致乳房胀痛、乳汁淤积、乳腺炎等的发生。新生儿由于得不到初乳中的免疫物质，失去了第一次被动免疫的好时机，易患各种感染性疾病；得不到初乳中的丰富营养，婴儿身体的生长发育易受影响；还因吸乳少，肠蠕动减慢，易造成胎便迟排，并发新生儿黄疸及过敏反应等疾病。

此外，加用糖水或代乳品，必然要用奶瓶、奶嘴，这就使新生儿容易产生乳头混淆。因为橡皮奶头长，出奶孔较大，瓶中乳汁或糖水容易流出，婴儿吸吮容易。如果婴儿长期使用奶瓶，易成为习惯，对奶嘴产生依赖性，不再对产妇乳头感兴趣，拒绝吸食母乳，造成乳汁分泌减少，这样每次吸吮所获乳汁少，新生儿更不愿意费力，便形成了恶性循环。所以，不提倡哺乳前加用任何饮品。

十一、倡导科学合理母乳喂养

为了保护、促进和支持母乳喂养，世界卫生组织（WHO）和联合国儿童基金会（UNICEF）制定了《促进母乳喂养成功的十项措施》和《国际母乳代用品销售守则》。

（一）促进母乳喂养成功的十项措施

（1）有书面的母乳喂养政策，并常规地传达到所有保健人员。

（2）对所有保健人员进行必要的技术培训，使其能实施这一政策。

（3）要把有关母乳喂养的好处及处理方法告诉所有的孕妇。

（4）帮助产妇在产后半小时内开始母乳喂养。

（5）指导产妇如何哺乳，以及在需要与其婴儿分开的情况下如何保持泌乳。

（6）除母乳外，禁止给新生儿吃任何食物或饮料，除非有医学指征。

（7）实行母婴同室，让产妇与婴儿24小时在一起。

（8）鼓励按需哺乳。

（9）不要给母乳喂养的婴儿吸奶嘴，或使用奶头作安慰物。

（10）促进母乳喂养支持组织的建立，并将出院的产妇转交给这些组织。

（二）国际母乳代用品销售守则

（1）禁止对公众进行代乳品、奶瓶及奶嘴的广告宣传。

（2）禁止向产妇免费提供代乳品样品。

（3）禁止在卫生保健机构中使用代乳品。

（4）禁止公司向产妇推销代乳品。

（5）禁止向卫生保健人员赠送礼品或代乳品样品。

（6）禁止以文字或图画等形式宣传人工喂养，包括产品标签上印婴儿的图片。

（7）向卫生保健人员提供的资料必须具有科学性和真实性。

（8）有关人工喂养的所有资料包括产品标签，都应该说明母乳喂养的优点及人工喂养的代价与危害。

（9）不适当的产品，如加糖炼乳，不应给婴儿使用。

（10）所有的代乳品必须是高质量的，同时要考虑使用这些食品的国家的气候条件及储存条件。

（三）纯母乳喂养6个月

《婴幼儿喂养全球策略》建议：6个月以内婴儿采用纯母乳喂养。医护人员应重点帮助怀疑母乳喂养意义的产妇树立信心。

纯母乳喂养指只给婴儿喂母乳,而不喂养其他任何的液体和固体食物,甚至不给水。但可以服用维生素或矿物质补充剂和药物滴剂或糖浆。

(四) 母乳喂养持续 2 年

在添加辅食的基础上,母乳喂养可持续至 2 岁及 2 岁以上。由于 6 个月后,母乳已不能提供婴儿生长发育所需的全部营养物质,特别是铁的不足容易造成婴儿缺铁性贫血的发生。辅食的添加有利于婴儿牙齿发育,并能引导婴儿从流质食物向固体食物过渡。因此,建议 6 个月后为婴儿添加辅食,并在此基础上继续母乳喂养。值得注意的是,6 个月以后母乳仍可以为婴儿提供众多营养物质和免疫物质,对于婴儿生长发育、预防疾病等仍有重要意义。

(五) 帮助母亲在产后 1 小时内开始母乳喂养

(1) 产后阿氏评分 8~10 分的新生儿,应尽早进行母婴皮肤接触和早吸吮。延迟全身检查、称重、测量身长、注射维生素 K,保持出生后不间断的皮肤接触,直到新生儿开始第一次母乳喂养。母婴皮肤早接触给新生儿最理想的外界环境,利于保温,这些对于低出生体重儿更为重要。在出生后不久的吸吮本能最强,早吸吮有利于哺乳模式的建立。

(2) 鼓励产妇通过以下行为引导婴儿吸吮:

1) 拥抱和爱抚婴儿,将婴儿抱至胸前。

2) 让婴儿用鼻和嘴触碰乳头。

3) 婴儿一旦发生兴趣,允许婴儿吸吮乳房。

4) 多次尝试,直至吸吮成功。

(3) 给予产妇鼓励、安慰,必要时提供哺乳指导。

(4) 某些婴儿在最初清醒后的 24 小时会变得昏昏欲睡。这可能是由于产程和/或产妇产时用镇痛剂的原因。

(5) 让婴儿遵循出生时强大的吸吮本能。

(6) 解决婴儿对母乳喂养缺乏兴趣的策略:

1) 向产妇解释,婴儿有个体差异,可能需要不同时间来开始吸吮乳房。

2) 避免除产妇以外的其他人包办婴儿的一切事宜。

3) 持续皮肤接触,让婴儿贴在产妇胸前,刺激婴儿自然地觅食和吸吮反射。

4) 教产妇识别哺乳迹象,及时开始哺乳,如婴儿咂嘴、吃手、觅食等。

(7) 皮肤接触时,新生儿与产妇应有目光交流。

(8) 皮肤接触时,新生儿裸体或仅穿尿不湿,贴于产妇胸前,应注意为新生儿保暖。

（9）产后在产房观察期间要尽可能保证母婴在一起。

（10）剖宫产新生儿脐带处理完毕后，应与产妇进行局部皮肤接触（面部）。回到病房后再进行母婴的皮肤接触和早吸吮。

（六）实行 24 小时母婴同室

（1）母婴 24 小时同室，即母婴 24 小时在一起，每日分离的时间不超过 1 小时，可以充分保证按需哺乳，医院应创造条件满足母婴同室需求，取消婴儿室。

（2）保证产妇和婴儿 24 小时在同一个房间，可加强亲子依附关系，增加母子感情及适当的哺乳机会，能够提升产妇母乳喂养婴儿的信心。

（3）除非母婴医学状况不许可，否则婴儿不应与母亲分离。为了避免不必要的分离，最好实施母婴同室和新生儿床旁护理，即新生儿的护理操作均在产妇床旁进行。保证不设限的皮肤接触和母乳喂养，帮助母亲了解婴儿的喂养习惯和行为模式，使产妇尽快掌握母乳喂养的知识。

（4）做好健康宣教工作。告知家属实施 24 小时母婴同室的好处，最大限度地得到他们的理解。

（5）母婴分离在病历中应有医学指征记录。

（七）鼓励按需哺乳

（1）按需哺乳，即当婴儿饿了或产妇乳房胀时就应喂哺，喂哺的时间、次数和间隔时间不受限制。通过按需哺乳而非按时哺乳，频繁而有效地吸吮能刺激产妇催乳素的分泌，促进泌乳，增加泌乳量，保证婴儿生长发育的需要，并且可预防产妇乳房胀痛，使产妇和婴儿成功地建立母乳喂养关系，提升产妇母乳喂养婴儿的信心。

（2）实施 24 小时母婴同室，为按需哺乳提供切实的保障。

（3）加强宣教，使产妇了解按需哺乳的重要性，帮助产妇树立信心。

（4）加强对剖宫产产妇术后的护理和指导，提供必要帮助，解决因身体因素造成的母乳喂养困难。

（5）建议产妇在婴儿饥饿或想要哺乳时就哺乳，不必设定哺乳次数。健康新生儿 24 小时内一般可能进行 8~12 次哺乳。

（6）评估哺乳频率时，应考虑产妇的供乳量等因素。

（7）在母乳喂养建立时，应避免长时间没有吸吮刺激的情况，因为吸吮能够刺激垂体前叶释放催乳素。

（8）如果新生儿在出生后的最初几个小时没有显示出吸吮乳房的兴趣，产妇与新生儿应保持皮肤接触，并将吸出的初乳喂给新生儿。

十二、母乳喂养技巧

（一）母乳喂养时产妇的体位

产妇哺乳时，通常采用坐位或卧位。无论采取何种体位，都要保证使产妇和婴儿均舒服，才能保证哺乳成功。如果产妇采取坐位哺乳，产妇坐的椅子高度要合适，并用一个软垫或枕头放置其背后。如果椅子太高，放一小凳子在产妇脚下，注意不要使产妇的膝盖抬得过高，这样会使得婴儿的鼻子不能对着产妇的乳头。如果产妇坐在床上，可将婴儿放在大腿上，用枕头托住婴儿的身体，背后垫一个枕头，使产妇不必向前倾着身体喂哺，增加其舒适感。

（二）产妇哺乳姿势的四个要点

1. 婴儿的头和身体成一条直线

如果婴儿的头部和颈部是扭曲的或歪斜的，婴儿就不能轻松地吸吮和吞咽。

2. 婴儿的脸贴近乳房，鼻子对着乳头

产妇容易将婴儿抱得过高，婴儿的嘴对着产妇的腋下，则不能正确地含接乳房。只有婴儿的鼻子对着乳头，产妇才能很容易将乳头放进婴儿的嘴里。

3. 婴儿的身体贴近母亲

婴儿的整个身体应面对着产妇的身体，只要稍离开一点以使其刚好能看见产妇的脸，这是婴儿哺乳的最好姿势。将婴儿抱紧，含接姿势才能正确，婴儿才能含住大部分乳晕。

4. 婴儿的头和颈得到支撑

婴儿的头和颈应得到支撑，这点对新生儿很重要，是为了确保新生儿的安全。对于稍大的婴儿，托住其上半身即可。

（三）哺乳姿势

1. 摇篮式

（1）适应证：摇篮式是大多数产妇喜欢和常用的哺乳姿势。

（2）方法：婴儿的头枕在产妇前臂上，双手托住婴儿的背部和臀部（图2-2）。

2. 环抱式（橄榄球式）

（1）适应证：双胎、婴儿含接乳房困难、治疗乳腺管阻塞，或者产妇喜欢这种哺乳姿势。

（2）方法：产妇将婴儿放在胳膊下，用枕头托住其身体，并将其头枕在产妇的手上（图2-3）。

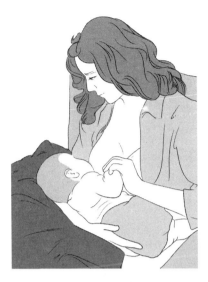
图 2-2 摇篮式

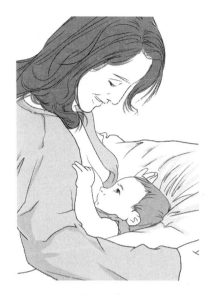
图 2-3 环抱式

3. 交叉式

（1）适应证：非常小的婴儿、有疾病的婴儿或伤残儿，或者产妇喜欢这种哺乳姿势。

（2）方法：产妇用乳房对侧的胳膊抱住婴儿，用前臂托住婴儿的身体，婴儿的头枕在产妇的手上，产妇的手在婴儿的耳朵或更低一点的水平托住婴儿的头部，用枕头帮助其托着婴儿的身体。可用乳房同侧的手托起乳房，不要将婴儿的头推向乳房（图 2-4）。

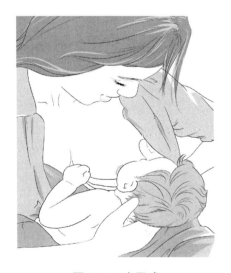
图 2-4 交叉式

4. 侧卧式

（1）适应证：剖宫产术后的产妇、自然分娩后第 1 天的产妇。

（2）方法：帮助产妇采取舒适放松的体位侧躺，头枕在枕头的边缘，婴儿的头部可枕在产妇的手臂上，产妇的手也可放在上方的枕头旁，婴儿也要侧卧位。产妇不要用手按住婴儿头部，要让婴儿头部能够自由活动，避免乳房堵住婴儿的鼻部，造成呼吸不畅（图2-5）。

产妇可以选择任何她喜欢的体位。无论何种体位，哺乳的四个要点均适用。

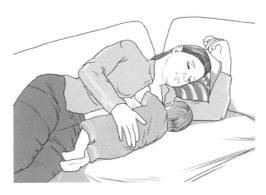

图2-5　侧卧式

（四）常见问题

有些产妇抱婴儿的姿势不正确，使婴儿含接乳房困难，不能做到有效地吸吮。常见问题如下：

（1）座位太高，使产妇膝部抬得太高。

（2）座位太低，产妇不容易将婴儿抱在乳房水平的位置，这样身体不得不前倾。

（3）座位太远，没有东西支撑产妇的背部，使她的身体前倾，既紧张又不舒服。

（4）对于很小的婴儿，产妇用肘关节弯曲部托住婴儿，而不是用前臂托住婴儿，或用乳房对侧的胳膊抱住婴儿，使产妇喂哺不方便。

（5）婴儿的身体没有贴近产妇。

（6）婴儿的颈部歪着。

（7）产妇只支撑婴儿的头部，而未托着婴儿的臀部。

以上问题会使婴儿的嘴不能对准产妇的乳头，造成婴儿含接乳头困难。

十三、托起乳房的正确方法

（一）方法——"C"字形托起乳房

产妇食指支撑着乳房基底部，靠在乳房下的胸壁上，拇指放在乳房的上方，两个手指可以轻压，改善乳房形态，使婴儿容易含接（图2-6）。托乳房的手不要太靠近乳头处，如果产妇的乳房大且下垂，用手托住乳房可帮助乳汁流出；如果乳房小而高，哺乳时手不需要总托住乳房。注意不要将婴儿的头部推向乳房。

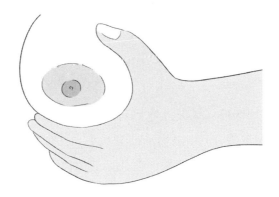

图 2-6 "C"字形托起乳房

（二）常见问题

（1）手指靠乳晕太近或捏着乳头往婴儿口中放，影响婴儿含接。

（2）"剪刀"或"雪茄"式，或用拇指和食指夹乳头或乳晕，这些托着乳房的姿势使婴儿不能很好地含接和有效地吸吮。"剪刀"式托住乳房会阻断乳汁的流出，但是当射乳反射过强时，可采用"剪刀"式减少乳汁流出，防止婴儿呛奶。此时要注意变换手指按压的方向。

（3）喂哺时，产妇因为担心乳房会堵住婴儿的鼻子，用手指将婴儿鼻子处的乳房组织向后压，这样容易导致乳腺管阻塞。

十四、母乳喂养的含接姿势

（一）正确的含接姿势

产妇用"C"字形托起乳房的方法，用乳头刺激婴儿的口周，使婴儿建立觅食反射，当婴儿的口张到足够大时，将乳头及大部分乳晕含在婴儿嘴中（图2-7）。

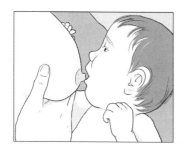 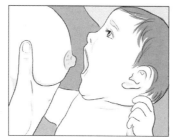 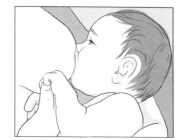

图 2-7 正确的含接姿势

（二）正确含接姿势的要点

（1）婴儿嘴张大，下颌贴在乳房上，将乳头及大部分乳晕含在口中。

（2）婴儿下唇应向外翻，因口腔上方的乳晕比下方多。

（3）舌头呈勺状，环绕乳晕。

（4）面颊鼓起，呈圆形。若吸吮时面颊内陷，表示婴儿只含住乳头而没有含接到乳晕。

（5）婴儿慢而深地吸吮，是婴儿吃到母乳的重要征象，也表明含接姿势正确，吸吮有效。通常婴儿先快吸几口，以启动射乳反射，当乳汁流出并充满婴儿口腔时，即可听到慢而深的吸吮声，然后停顿一会儿，再开始几次较快的吸吮。

（7）能看到吞咽动作或听到吞咽声。如果婴儿吸吮时伴有咂咂声，这说明含接姿势不正确，吸吮无效。

（三）常见问题

（1）婴儿嘴未张大，下唇向内翻。

（2）婴儿只含住乳头，未将大部分乳晕含在口中，易造成产妇乳头疼痛及皲裂。

（3）婴儿下颌未接触产妇的乳房，鼻子被乳房阻塞，影响呼吸。

（4）婴儿吸吮时面颊内陷，不鼓起。

（5）婴儿一直快而浅地吸吮。

（6）婴儿吸吮时伴有咂咂声。

（7）由于含接姿势不正确，婴儿得不到足够的乳汁。

由于有些产妇的乳晕很大，即使婴儿已含入乳头和大量乳晕，还是可以看到很多乳晕。因此，当看到较多的乳晕时，不一定就表示含接姿势不正确。

（四）含接姿势不正确的后果

1. 可能会造成产妇乳头疼痛及受伤

如果婴儿的含接姿势不正确，也就是只含接住乳头，在吸吮时产妇会感到疼痛。错误的姿势是造成乳头疼痛的最大原因。当婴儿用力吸吮时，把乳头吸进吐出，造成乳头上的皮肤与婴儿口腔不断发生摩擦，产妇的乳头就会破裂，甚至出血。

2. 造成无效吸吮

如果婴儿的含接姿势不正确，就无法有效地吸出母乳，这样会造成以下后果：

（1）乳房会逐渐肿胀。

（2）由于乳汁流量小，婴儿会觉得很不满足。

（3）婴儿会因吃不饱常常啼哭；或者每次哺乳需要很长时间，产妇会感到筋疲力尽。

（4）婴儿可能无法得到足够的营养，体重增加缓慢。

（5）婴儿可能会有挫折感，甚至拒绝进食。

3. 因为乳房持续没有排空，泌乳量会逐渐减少

不正确的含接姿势，会让我们误以为产妇无法提供充足的乳汁，给婴儿加一些代乳品。如果情况不加以改善，乳汁的分泌就会越来越少，最终导致母乳喂养失败。

为避免损伤乳头，产妇不要强行将乳头从婴儿口中拿出，可将清洁的手指放入婴儿口中替换出乳头。如果含接姿势不正确，那么即使增加吸吮的次数也无法增加乳汁的供应。

（五）造成含接姿势不正确的常见原因

1. 曾经使用过奶瓶喂养或使用过安慰奶嘴

如果在婴儿未建立母乳喂养的习惯前使用过奶瓶喂养或使用过安慰奶嘴，可能会造成含接乳房困难。也有些新生儿即使在出生数周后才使用奶瓶喂养或使用安慰奶嘴，也会发生含接乳房困难。因为吸吮乳房与吸吮奶嘴是两个截然不同的动作。如果曾经使用过奶瓶喂养或使用过安慰奶嘴，在吸吮乳房时会只吸乳头，好像在吸人造奶嘴一样，这种现象称为吸吮混淆或乳头混淆（乳头错觉）。因此，使用奶瓶喂养，或是使用安慰奶嘴，会造成婴儿的含接姿势不正确和吸吮动作不良，影响母乳喂养。

2. 产妇没有经验

对于一个没有母乳喂养经验的产妇来说，需要花一些时间进行练习，才能使婴儿正确地含接乳房。由于每个婴儿都是独一无二的，所以有时候一些有经验的产妇也会遇到困难。

3. 功能性障碍

（1）婴儿很小或很虚弱。

（2）产妇的乳头及乳晕下的组织伸展性差。

（3）产妇的乳房肿胀。

在上述情况下，只要给予适当的技巧性帮助，是可以继续母乳喂养的。

4. 缺乏有技巧的协助

缺乏有技巧的协助是造成婴儿含接姿势不正确的很重要的原因。

十五、评估及维持母乳喂养

评估母乳喂养是通过观察了解母乳喂养过程中存在的问题，进而判断产妇是否需要帮助和如何帮助。评估母乳喂养需在喂哺婴儿时进行,观察要点见表2-2。

表2-2 观察要点

观察产妇	观察婴儿
产妇的一般情况	婴儿的健康状况
抱婴儿的体位	婴儿吃奶的反应
托乳房的方法	婴儿的含接姿势
询问产妇哺乳时的感觉	婴儿的吸吮情况
哺乳的持续时间	婴儿是否吃饱

(一)从产妇那观察到什么

1. 观察产妇的一般情况

(1)产妇的年龄、健康、营养及社会经济状况。

(2)可以通过产妇的表情获知她的一些感受,如是否舒适,情绪是否放松或紧张。

(3)产妇的穿着是否使她喂哺有困难。

(4)是否有其他家庭成员在场,他们对母乳喂养的态度。

(5)是否准备了奶瓶。

2. 观察产妇抱婴儿的体位

(1)产妇是否充满自信,舒适放松地抱着婴儿贴近自己;婴儿的鼻子是否对着产妇的乳房。如果产妇精神紧张,松垮地抱着婴儿,婴儿的脖子扭曲着,脸转向一边,这样就很难做到正确含接和有效吸吮,婴儿就不能得到充足的乳汁。

(2)产妇抱新生儿时,应同时托住新生儿的头、肩和臀部,以确保新生儿的安全。对于大月龄的婴儿,只托着头和肩即可。

(3)产妇表现出与婴儿"结合"的征象。产妇看着婴儿,抚摸他(她)并和他(她)说话,这就是"结合"的征象,有助于成功母乳喂养。如果产妇不看着婴儿,既不抚摸,也不与之交谈,没有较好地与婴儿"结合",母乳喂养过程中就有可能出现问题。如果产妇对母乳喂养感觉好,而且她的喂哺体位正确,母乳喂养容易成功。

3. 观察产妇托乳房的方法

(1)产妇用"C"字形托起乳房的方法有助于婴儿有效地含接。如果产妇的手在接近乳晕的地方托着乳房,有可能会阻断乳腺导管,使婴儿吸吮困难而得不到充足的乳汁。

(2)产妇如果用手指在婴儿鼻子前将乳房组织向后压,容易导致乳腺管阻塞。

(3)产妇以"剪刀"式托着乳房,即食指在上、中指在下固定乳头和乳晕,这样使婴儿很难将更多乳晕含到嘴里,而且手指的压力可能阻断乳腺导管。

4. 观察产妇乳房的条件

观察产妇乳房和乳头的大小、形状,乳房有无肿块,乳头有无皲裂。如果婴儿离开乳房后发现乳头压扁了,或在乳头顶部或下方有条横线,说明含接姿势不正确。

5. 询问产妇喂哺时的感觉

如果产妇感觉舒适、高兴,表明婴儿含接姿势正确;如果感觉不舒服或乳头疼痛,则可能婴儿含接姿势不正确。同时应注意观察和询问产妇有无射乳反射。产妇在产后前几天,可出现产后痛,表现为喂哺时感觉子宫疼痛,这是射乳反射活跃的一种征象。

(二)从婴儿那观察到什么

1. 观察婴儿的健康状况

(1)注意婴儿的健康、营养及警觉状况。

(2)寻找可能会干扰母乳喂养的情况。①鼻塞;②呼吸困难;③鹅口疮;④黄疸;⑤脱水;⑥舌系带问题;⑦腭裂、唇裂。

2. 观察婴儿觅食的反应

(1)比较小的婴儿想觅食时就会自己寻找乳房。婴儿可能会把头转来转去,张开嘴,舌头向下、向前吸住乳房。

(2)较大的婴儿会转身并伸手够乳房,这表示婴儿想要产妇喂哺。

(3)婴儿吃奶时很安静,进食后很放松和满意,表明他(她)已经进食到足够的母乳。如果婴儿吸吮时很烦躁,拒绝或离开乳房,表明乳房含接不正确,没有进食到母乳。

3. 观察婴儿含接姿势

(1)正确的含接姿势:婴儿张大嘴,舌头向下、向前,下唇外翻,慢而深地吸吮,吸一次大约1秒。

(2)不正确的含接姿势:婴儿嘴几乎是闭着的,口唇向前,面颊向里缩,快而小口地吸吮。

4. 观察婴儿的吸吮

(1)慢而深地吸吮:通常婴儿先快吸几口以启动射乳反射,当乳汁流出并充满婴儿的口腔时,即开始慢而深的吸吮,然后停顿一会儿,再开始几次较快的吸吮。这是婴儿进食到母乳时很重要的征象,表明婴儿含接姿势正确,吸吮有效。

（2）一直快而浅地吸吮：这是婴儿没有吃到母乳的征象，表明乳房含接不好且为无效吸吮。

（3）看到吞咽动作或听到吞咽声：当听到婴儿吞咽声或看见吞咽动作时，表明婴儿吃到了母乳。吸吮时伴有"咂咂"声，表明乳房含接不好。当婴儿一次咽下大量液体时可发出很响的声音，表明婴儿吃到了很多乳汁。这种情况可能是正常的，但有时也会因为供奶过多，乳汁流出过快，婴儿容易呛奶，反而导致母乳喂养困难。

5. 观察婴儿是否吃饱

（1）新生儿出生后 7~10 天体重应恢复至出生体重；此后体重持续增加，满月增长 600 克及以上。

（2）婴儿的排尿和排便情况良好，说明婴儿摄入了足够的母乳。

1）婴儿每日排尿 6 次以上，尿液清亮。

2）出生后每日排胎便数次，3~4 天后大便颜色应从墨绿色胎便逐渐变为棕色或黄色。

（3）婴儿自己放开乳房，表情满足且有睡意，表明乳汁充足。

（4）喂哺前乳房饱满，喂哺后变软，说明婴儿吃到了母乳。如果喂哺过程中乳房一直充盈饱满，说明婴儿吸吮无效。

（5）如果产妇在一侧乳房上喂哺时间过短（少于 20 分钟），将乳房从婴儿口中拔出或换另一侧乳房，均可能导致婴儿不能得到充足的后乳，会出现频繁饥饿。

6. 观察哺乳持续的时间

婴儿吃奶时间个体差异较大，过长（半小时以上）或过短（少于 4 分钟）均可能意味着有问题。但低出生体重儿或新生儿出生后前几天的母乳喂养时间较长是正常的。

（三）维持母乳喂养

大量的科学实验证明，从有益于母婴健康的角度着想，如果母亲乳汁充足，纯母乳可以满足婴儿前 6 个月生长发育的需求。6 个月之后开始添加辅食，继续母乳喂养可至婴儿 2 岁及以上。

婴儿 4 个月之前不能添加辅食，因为婴儿体内无淀粉酶，添加辅食后容易造成消化不良、腹泻。4~6 个月要密切观察其生长发育指标。在正常情况下，婴儿可以纯母乳喂养至 6 个月；如果婴儿生长过缓或总是饥饿，应考虑添加辅食。

产妇工作后，建议其在单位每 3 小时挤一次奶，下班后可继续母乳喂养。挤出来的乳汁放在冰箱内保存，第 2 天用小勺、小碗或奶瓶喂哺婴儿。

十六、母乳喂养时正确的挤奶方法

正确的挤奶方法可以帮助产妇建立射乳反射,帮助产妇成功进行母乳喂养。

(一)挤奶适应证

(1)促进泌乳。

(2)乳房胀痛。

(3)乳腺管堵塞或乳汁淤积。

(4)母婴分离,产妇工作或外出时,在产妇或婴儿生病时保持泌乳。

(5)早产儿、低出生体重儿没有吸吮能力。

(二)建立射乳反射

挤奶前,首先帮助产妇建立射乳反射。射乳反射对乳汁从乳房中流出起重要作用,可以减少挤奶过程中的困难。以下是刺激射乳反射的常用方法:

1. 从心理学角度帮助产妇

(1)建立母乳喂养的信心。

(2)尽量减少产妇疼痛和焦虑。

(3)帮助产妇对婴儿建立美好的想法和感情,给予实际的帮助及建议。

(4)产妇单独一人,安静地坐好。

(5)有支持产妇的好友陪伴,特别在有挤奶经验的母亲相伴时,更容易挤奶成功。

(6)抱着婴儿,尽可能进行母婴间的皮肤接触。挤奶时可把婴儿放在腿上或看着婴儿,若母婴分离,看着婴儿的照片也有帮助。

2. 喝一些热饮

喝一些热饮如牛奶、汤类,但不要喝咖啡和浓茶。

3. 热敷乳房

用热水袋、热毛巾热敷乳房或热水淋浴。用手指轻轻揉搓或牵拉乳头,轻柔地按摩或拍打乳房,也可用指尖从乳房上方向乳头处轻轻叩打或用梳子梳理。

4. 按摩后背

产妇取坐位,向前弯曲,双臂交叉放在桌边,并将头枕于手臂上。脱去上衣、使乳房松弛、下垂,医护人员或亲属在脊柱两侧向下按摩。双手握拳,伸出拇指,双拇指用力点压、按摩,以小圆周运动形式向下移动,方向为颈部到双肩胛旁,持续按摩2~3分钟。

(三)挤奶的方法

1. 人工挤奶的方法(图2-8,图2-9)

(1)准备好储乳容器。可选用大口径的喂杯、玻璃瓶。使用前将储乳容器洗净并用开水煮沸消毒。

(2)将双手彻底洗净。

(3)产妇坐位或站位均可,以自己感到舒适为宜。

(4)刺激射乳反射,如喝热饮、热敷乳房、按摩乳房、按摩背部、轻轻拍打乳房、抖动乳房等。

(5)将储乳容器靠近乳房,产妇把拇指及食指放在距乳头根部2cm处,两指相对,其他手指托住乳房。

(6)用拇指及食指向胸壁方向轻轻下压,不可压得太深,否则可导致乳腺导管阻塞。

(7)压力应作用在拇指及食指间乳晕下方的乳房组织上。

(8)反复一压一放。本操作不应引起疼痛,否则方法不正确。第一次挤压可以没有乳汁滴出,但压过几次后,就会有乳汁滴出;如果射乳反射活跃,乳汁还会流出。

(9)从各个方向按照同样方法按压乳晕,要做到使乳房内每一个乳腺管的乳汁都被挤出。按压乳晕的手指不应有滑动或摩擦式动作,应做类似于滚动式的动作。

(10)不要挤压乳头,因为压或挤乳头不会出乳汁。同理,婴儿只吸吮乳头也不会吸出乳汁。

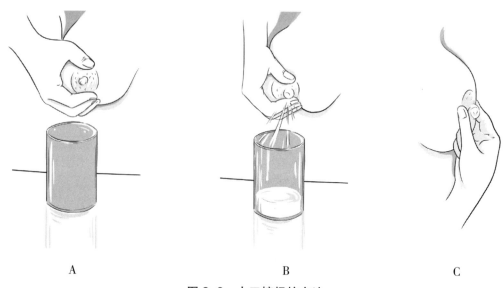

A　　　　　　　　　　B　　　　　　　　　　C

图2-8 人工挤奶的方法

（11）一侧乳房至少挤压3~5分钟，待乳汁少了，就可挤另一侧乳房，如此反复数次。双手可交换使用，以免疲劳。为挤出足够的乳汁，持续时间应以20~30分钟为宜，特别是在产后最初几天，泌乳量少，挤奶时间更应相对延长，不可在较短时间内完成，此点尤为重要。

（12）在乳汁分泌不足的情况下，婴儿吸吮完母乳后，也可使用吸奶器再吸10分钟，频繁刺激乳头，促进催乳素和缩宫素的分泌，增加乳汁分泌量。

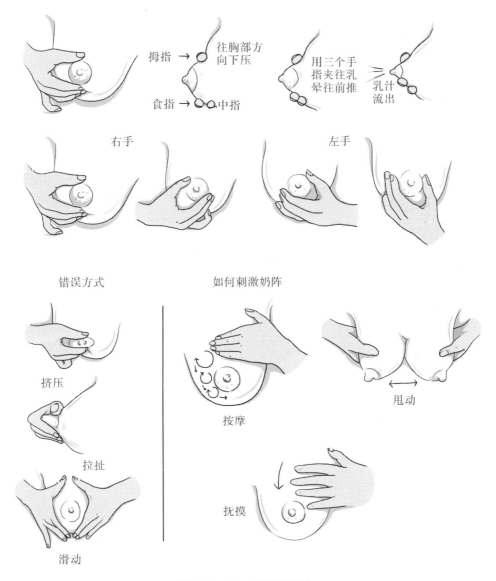

图2-9 人工挤奶的要点

2.吸奶器挤奶的方法

（1）使用频率：产后6小时内用吸奶器按摩刺激乳房，间隔3小时一次，每侧乳房 3~5 分钟，两侧交替进行。

（2）吸奶器的选择：选择能再现婴儿吸吮频率，可以类同生理性刺激乳房，促进乳汁分泌功能的吸奶器。

1）手动吸奶器：体积较小，携带方便。可用单手或双手自由调节吸奶频率和力度（图 2-10）。

2）电动吸奶器：需要电源但很省力，通过旋转按钮调节吸奶频率和力度。若母婴分离时间长，最好选用电动吸奶器（图 2-11）。

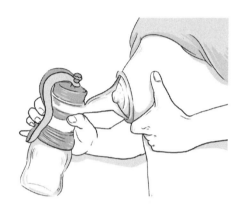
图 2-10　手动吸奶器
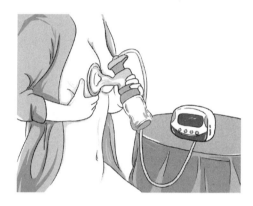
图 2-11　电动吸奶器

3）橡皮球式吸奶器：其吸力不易掌握，难以清洗消毒，容易导致乳头疼痛、皲裂和乳汁细菌感染，一般不建议使用。

3. 挤奶的时间

人工挤奶从产后 6 小时之内开始挤奶，每 3 小时挤 1 次，注意夜间也要挤奶。一侧乳房挤 3~5 分钟换另一侧，反复进行，双手交换使用以免疲劳。为挤出足够的乳汁，每次挤奶的持续时间以 20~30 分钟为宜。若使用吸奶器挤奶，则持续时间应以 10~15 分钟为宜，避免过度负压对乳头造成损伤。

十七、母乳的保存及消毒

（一）母乳的保存

（1）母乳保存的时间：母乳在 25~37℃室温下可保存 4 小时，15~25℃室温可保存 8 小时，不能于 37℃以上室温保存。冰箱冷藏室在 2~4℃的条件下可保存 24 小时，冰箱冷冻室内（-18℃以下）可保存 3 个月。

（2）在母婴分离的情况下，每次挤出乳汁后，应将储乳容器置于冰箱的冷冻室（-18℃以下）。在将乳汁送给新生儿之前，将储乳容器从冰箱内取出，放入保温桶内，周围放置冰块，维持冰冻状态送至新生儿病房。

（3）新生儿病房应在家长送来的储乳容器上标注新生儿或其母姓名、日期和送奶时间。将储乳容器放入母乳专用冰箱冷藏室（4℃以下），在24小时内给新生儿食用，不能用完的则丢弃。使用前应再次核对新生儿或其母姓名和送奶时间。

（4）无论在医院还是家中，应按照母乳收集时间的先后顺序食用乳汁。母乳在保鲜时间内喂哺自己的婴儿是安全的，不需要进行消毒。从冰箱冷冻室取出的母乳先置于冰箱冷藏室待其解冻，使用前可在37~40℃温水中加温（也可以使用温奶器快速加热，不会破坏母乳营养成分），不要使用微波炉或煮沸加热。每次按照喂养量取出母乳，不要反复加热，若加热后没有吃完则丢弃。

（5）为保证乳汁不被细菌污染，挤奶时应注意手及储乳容器的清洁，最好不要将乳汁与其他物品置于同一冷藏、冷冻箱内。

（二）乳汁保存时的注意事项

（1）挤奶或吸乳前洗净双手、吸乳配件。

（2）母乳保鲜瓶（俗称储奶瓶）预先清洗消毒或使用预消毒的母乳保鲜袋（俗称储奶袋）。

（3）母乳保鲜袋为一次性使用产品，由于不能重复清洗消毒，故不可重复使用。

（4）冰冻乳汁每份储存量一般不超过120ml，因为纯母乳喂养婴儿的每顿母乳量一般在60~120ml，为减少浪费，建议每份一般不超过120ml。

（5）由于母乳冰冻后体积会增加，建议母乳容量不超过容器容量的3/4。

（6）多次吸出的乳汁可以在冷藏至相同温度后合并，一般建议吸出后冷藏1小时合并，不可将新鲜母乳和冰冻的母乳合并。

（7）母乳冷藏后会分层，这是正常现象，加温时轻轻混匀即可。应避免剧烈摇晃导致成分破坏。

（三）母乳的加热

（1）冷冻过的母乳可放在冷藏室过夜解冻或用流动的冷水解冻。

（2）将装有乳汁的容器放在流动的冷水中，然后可以用较热的水融化。

（3）不要用以下方法加热母乳：

1）在沸腾的水中，这样会使母乳凝固。

2）置于室温下直至融化。

3）在微波炉内解冻或加热母乳。

4）解冻过的母乳不得再次放入冰箱内冰冻。

（4）喂哺前用温水将母乳温热至38~39℃即可。

（四）母乳的消毒

对于捐赠的母乳，应进行巴氏消毒，即将乳汁放在62.5℃恒温箱内进行30分钟消毒，此方法既除掉了母乳中的细菌，又没有破坏母乳中的成分。消毒时间不要超过30分钟。

十八、母乳喂养中的常见问题及处理

母乳喂养中产妇常见的问题有乳头扁平或凹陷、乳头过长或过大、乳汁分泌不足、乳房肿胀、乳腺管阻塞、乳腺炎、乳头疼痛及乳头皲裂等。新生儿常见的问题有含接姿势不正确、鹅口疮、舌系带短、乳头混淆等。

（一）乳房的形态

一般乳房虽然形态和大小都不尽相同（图2-12），但大多都是正常的，均可以为1~2个甚至3个婴儿提供充足的乳汁。乳房的大小和形态部分因素是由遗传决定的。

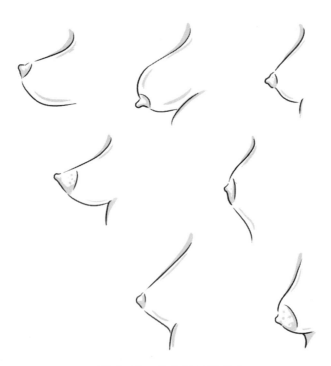

图2-12 乳房的正常形态

有些产妇担心自己的乳房太小，不能产生足够的乳汁。其实乳房的大小与母乳喂养成功之间没有必然的关联。因为乳房大小是由乳房中的脂肪组织决定的，而不是乳腺组织。因此，即使是小乳房，只要拥有足够的乳腺组织，也能产生充足的乳汁。然而，乳房形态可能会限制乳汁的储存量，这就需要增加哺乳次数以便给婴儿提供足够的乳汁摄入。要让产妇相信，不管乳房大小如何，都能产生足够的乳汁，这是非常重要的。

乳头和乳晕也有不同的形状和大小。有时乳头的形状会影响婴儿含接，这就需要帮助产妇在产后的最初几日掌握正确的含接姿势，保证婴儿可以做到有效吸吮。如果产妇没有得到哺乳技巧的指导，即使其乳头形状正常，婴儿也可能含接不好，特别是在婴儿已经使用过奶瓶喂哺的情况下。少数产妇的乳房发育不正常，不能产生足够的乳汁，但这种情况很少见。

（二）乳头异常

如果医生告诉产妇，因为她的乳头扁平，使婴儿难以吃到母乳，产妇就会失去能成功母乳喂养的信心。其实，婴儿吃到乳汁并不是靠单纯地依靠婴儿吸吮乳头，而是需要将乳头和乳晕下面的大部分乳房组织含进嘴里，形成一个"长奶嘴"，乳头仅占此"奶嘴"的1/3。

1. 乳房伸展性检查

指导产妇洗净手，用手牵拉乳晕组织，检查乳房的伸展性。如果牵拉乳头下的组织是很容易的，说明乳房的伸展性很好。婴儿容易牵拉产妇乳房并在嘴中形成"奶嘴"，这样比较容易含住乳头，从而进行有效吸吮。所以，乳房的伸展性比乳头的长短、形状更为重要。即使产妇的乳头在孕早期看上去是扁平的，但由于乳房的伸展性在怀孕期间或产后1周左右会逐步得到改善，因此婴儿出生后仍然可以成功地进食到母乳。

2. 乳头凹陷

部分女性的乳头不凸出于乳晕表面，甚至凹陷于表皮，这就是乳头凹陷（图2-13）。乳头凹陷一般是先天性的，与乳头和乳晕的平滑肌发育不良、输乳管本身发育不全、乳头下缺乏支撑组织的撑托有关，但也有许多女性是由于在青春期不合理的束胸或穿戴过紧的文胸而导致出现此种情况。

乳头凹陷可以分为真性凹陷和假性凹陷，即检查其乳房伸展性时，一部分乳头凹陷用手牵拉刺激乳头能够突出于乳房外，这种凹陷称假性凹陷。另一部分凹陷的乳头通过牵拉刺激仍不能纠正，称为真性凹陷。乳头凹陷分为三度：

（1）一度：为部分乳头内陷，能轻易被挤出，挤出后乳头能够保持突出状态。

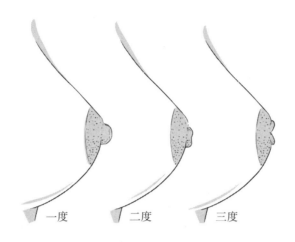

图 2-13 乳头凹陷

（2）二度：乳头完全凹陷于乳晕之中，可用手挤出乳头，难以维持突出状态。

（3）三度：为乳头完全埋在乳晕下方，无法使内陷乳头挤出。

产妇在检查乳房伸展性时，如果发现乳头是凹陷的，可尝试通过用手牵拉将乳头牵出，若能牵出，则为假性凹陷。对于这种情况，只要喂哺前用手牵出乳头，即可帮助婴儿含接。

（三）乳头扁平对母乳喂养的影响

产妇的乳房大小、乳头情况不同，一般都不会影响泌乳。但在产妇乳头扁平时，可能会认为婴儿不能很好地吸吮，这是与婴儿在奶瓶上吸吮时相比而得出的结论。其实，婴儿在吸吮时，必须将乳头和大部分乳晕含在口中，舌头呈勺状，包绕到乳晕上，婴儿不是只吸吮乳头，而是将乳头和乳晕含进嘴里形成一个"长奶嘴"，乳头仅占此"奶嘴"的 1/3。因此，在乳房上吸吮，乳头的长短不是特别重要，重要的是乳晕组织的伸展性好不好。

（四）扁平乳头和凹陷乳头的处理措施

1. 孕期

要让产妇知道，乳房的伸展性比乳头的形状更为重要。孕妇有乳头扁平或凹陷时，在孕早期给予产妇干预可能没有帮助。在孕中期，不主张刺激乳头、做乳头十字操或牵拉乳头，以免诱发宫缩，甚至引起早产。可在孕晚期再干预扁平或凹陷的乳头。

乳房的伸展性在孕晚期或在婴儿出生后 1 周内会逐步改善。所以即使在孕早期，产妇的乳头看上去是扁平的，也不必过分担心，通常在孕晚期和产后乳头自然会得到改善，婴儿出生后仍然可以毫不费力地含接住乳房。严重的乳头凹陷最好在孕前纠正，可咨询母乳喂养师，使用相应的乳头矫正器等器材进行矫正。

2. 产后

通常在产后即刻让产妇与婴儿皮肤接触，帮助产妇建立母乳喂养成功的信心，并给予必要的指导。

（1）向产妇解释最初可能有些困难，但只要坚持，就能成功。因为从孕晚期到产后1~2周，乳房受到激素的影响，乳头、乳晕会变软，乳房的伸展性会得到改善。要将乳头频繁地放在婴儿口中，只要婴儿感兴趣，就会在乳房上尝试，掌握吸吮的技巧。

（2）告诉产妇，婴儿的吸吮有助于乳头向外牵拉，乳头扁平或凹陷将得到纠正。因为婴儿正确的含接部位不仅是乳头，还包括乳晕。婴儿吸吮时，会将乳房和乳头整个向外拉。

（3）鼓励母婴尽早进行足够的皮肤接触，并且让婴儿寻找乳房。无论何时，只要婴儿有兴趣，就让其试着去含接乳房，有些婴儿很快就能掌握含接乳房的技巧。

（4）帮助产妇掌握正确的哺乳姿势。如果婴儿自己不能很好地含接乳房，就应帮助产妇将婴儿抱好，以便婴儿能正确含接乳房。要尽早给予这种帮助，可在产后的第1天，尚未开始泌乳且乳房尚未充盈之前，这时因乳房比较松软，婴儿容易含接住乳房。

（5）帮助产妇尝试不同的母乳喂养体位，如坐位、侧卧位、环抱式。婴儿在乳房含接困难时，有时需用不同的体位喂养婴儿，使婴儿更容易含接。例如，有些产妇认为环抱式最好，这种体位产妇比较省力（婴儿体重没有完全在母亲手臂上），能清楚地看到婴儿的嘴含接乳房，婴儿更容易将乳头和大部分乳晕含入口中。

（6）哺乳前帮助乳头突起。产妇用手牵拉或刺激乳头使乳头立起，也可用吸奶器或空针筒将乳头吸出，方便婴儿含接。有时产妇可用手将乳房塑成一定形状，使婴儿易于含接。为了将乳房成形，产妇可用手指从下面托起乳房，并用拇指轻轻压在乳房上部，但手指不要太靠近乳头，因为手指太靠近乳头时妨碍婴儿含接乳房。

（7）如果婴儿在最初1~2周不能做到有效吸吮，帮助产妇做以下几点：

1）挤出乳汁，用小喂杯、小勺喂婴儿。乳房肿胀时，挤奶有助于乳房柔软，这样使婴儿容易含接到大部分乳晕，并帮助维持产生乳汁。产妇不应使用奶瓶，因为这样会使婴儿吸吮乳房时更为困难，这就是通常所说的乳头混淆。

2）直接挤少量乳汁到婴儿口中。有些产妇发现这方法有用，婴儿可直接得到一些乳汁，这样就不会太灰心，更愿意试着去吸吮乳房。

3）使婴儿频繁地接触产妇的乳房。产妇应不断地与婴儿进行皮肤接触，在婴儿不饿的时候就开始试着含接乳房。婴儿能适应各种乳头。有的产妇认为乳头长有好处，婴儿容易吃到奶，但乳头过长时婴儿只能含接到乳头，而不能将大部分乳晕含进嘴里，影响有效吸吮。这种情况下，更重要的是帮助产妇掌握正确的含接姿势，让婴儿含接到大部分乳晕，而不仅仅是乳头。

3. 乳头矫正器械的制作和使用

（1）单针筒乳头简易牵拉器的制作：准备一副10ml的塑料注射器，将注射器前端的外壳剪掉；拔出针芯，倒转注射器，将注射器的外壳后端开口处对准凹陷的乳头，再将针芯从注射器前端剪开处插入，轻轻抽吸，利用注射器的负压将凹陷的乳头吸出，并固定5~6分钟，每日1~2次。

（2）双针筒：取5ml和20ml清洁玻璃针管各1支，两针管针头插座由10~15cm输液塑料管连接，去掉5ml针管的针栓。为防漏气，该针筒口蘸水后倒扣于内陷的乳头上，然后抽吸20ml针管，可见内陷的乳头向5ml针管内伸凸。每侧乳房可做8~10分钟，每日早晚各1次。

（3）乳头矫正器：市场上有各种乳头矫正器出售，产妇可以根据需要选购。这些矫正器一般由硬塑料保护罩和硅胶软垫组成，佩戴在文胸内。硅胶软垫压迫乳晕，帮助乳头突出，这是一种非手术的物理矫正方式，对乳头的刺激较小，不易引起宫缩等问题。

（五）乳头扁平凹陷的处理流程

（1）产后尽量早接触、早吸吮、早开奶。

（2）剖宫产产妇回病房后，责任护士应尽快帮助产妇完成与婴儿的皮肤接触。

（3）由于部分婴儿可能在乳房上含接困难，应告诉产妇多让婴儿靠近乳房，只要婴儿感兴趣，就会尝试含接乳房。

（4）指导产妇母乳喂养的技巧，如乳房塑形、哺乳姿势等。

（5）有指征为婴儿加奶时，不要使用奶瓶。

（6）使用乳头矫正器时应慎重，并指导产妇使用要点。婴儿能在乳房上含接时，应及时撤下乳头矫正器。

（六）乳头过长

乳头过长也会引起麻烦，婴儿只能吸到乳头，不能将乳晕组织含进嘴里，导致无效吸吮。这时指导产妇提高哺乳技巧是很重要的，帮助产妇让婴儿含进部分乳晕，而不仅仅是乳头。无效吸吮时，婴儿不能将乳房中的乳汁有效吸出，而且由于婴儿只含到乳头，舌头不能包裹到乳晕组织，会将乳头顶压到硬腭上，使乳头变形，舌头频繁地在乳头上摩擦，再加上婴儿口腔负压，很快造成乳头水肿和

皲裂。处理措施如下:

（1）观察和评估乳头、乳房情况及哺乳问题。

（2）若婴儿只能含进乳头，指导产妇哺乳技巧，避免无效吸吮。

（3）对已出现乳头皲裂的产妇，指导其纠正婴儿含接姿势，并进行乳头护理。

（七）乳头过大

少数产妇的乳头偏大，担心婴儿不能很好地摄入母乳。要让产妇相信婴儿可以本能地能适应乳房的各种情况，重要的是让婴儿多接触乳房，给婴儿更多的机会去尝试含接和吸吮乳房，让产妇相信，经过努力婴儿会很快适应的。同时指导产妇母乳喂养的技巧，如尝试不同体位喂哺，注意帮助婴儿在含接时托起乳房等。处理措施如下:

（1）评估产妇和婴儿在母乳喂养中的情况。

（2）指导产妇多让婴儿在乳房上尝试。

（3）指导哺乳姿势、体位和托乳房的方法。

十九、乳汁分泌不足与管理

（一）概述

1. 分析"乳汁不足"和新生儿胃容量

现在初产妇比较多，没有母乳喂养的经验，不了解在产后的最初几日新生儿需要的摄乳量，不了解通过新生儿频繁有效地吸吮能够加快乳汁的分泌，而是自己认为乳汁少而要求为新生儿添加配方乳，造成乳汁分泌更少，乳汁分泌更慢。其实，大部分初产妇都有担心乳汁不够的问题。针对这个问题，一方面让产妇了解到新生儿最初3天只需每次哺乳5~7ml即可。出生3天后随着母乳的不断增加，新生儿的胃容量达到10~20ml，母乳量随着新生儿的需求增长而增多，乳房排空得越彻底，下次乳汁产生得就越多。另一方面，孕妇和产妇可以通过医院的孕妇学校、健康大讲堂、母乳喂养咨询门诊得到相关的知识。产妇可以通过了解初乳的成分组成足以提供新生儿出生后最初几日的需要，增加母乳喂养的信心。指导产妇适量增加液体摄入量，如热饮、汤等，促进乳汁分泌，但哺乳期的产妇应避免喝浓茶和咖啡。产妇家属可以为产妇做后背和乳房按摩，促进乳汁分泌或使产妇舒适。剖宫产的产妇容易出现乳汁分泌不足，这与产妇伤口疼痛、进食受限、体位不舒适等有关。医护人员和家属应更关注这些产妇，要给予细致指导和帮助。

2. 婴儿母乳摄入不足的原因分析

临床上许多产妇放弃母乳喂养或添加代乳品的主要原因是认为"奶不够"，但实际上最关键的问题是婴儿是否摄入足够。如果婴儿摄入不够，可能的原因需要从以下三个方面去找，而不能直接断定是母乳不足导致的。

（1）婴儿吸吮、吞咽能力和有效性（吸吮次数、吸吮效率等）。

（2）乳汁运输的有效性（如乳腺导管堵塞等）。

（3）乳汁分泌能力。

3. 判断婴儿母乳摄入不足的标准

纯母乳喂养的新生儿是否摄入足够的母乳，我们应该从新生儿的体重和大小便情况来判断。婴儿出生后1~7天，主要观察小便次数（无色或浅黄色）、大便次数和颜色，可以判断是否摄入足够的母乳。大小便次数过少或颜色明显偏离的，应及时与医护人员联系。

4. 泌乳不足的高危因素

产后随着胎盘娩出，孕激素水平迅速下降，催乳素和缩宫素水平上升，婴儿的吸吮和乳房排空有助于产妇启动泌乳。但越来越多的研究发现，产妇的健康状况、产程的一些干预措施也可能延迟或影响产妇产后泌乳的启动，对于这些存在影响泌乳启动高危因素的产妇，医护人员需要更多地关注，指导产妇及早开始皮肤接触、按需哺乳，必要时也可使用吸乳器以辅助刺激。

（二）解决方法

（1）确保产妇和新生儿采用正确的哺乳姿势和含接姿势，使婴儿能有效吸吮。哺乳时两侧乳房交替哺乳两次，配合按摩、挤压乳房。

（2）增加哺乳次数，缩短两次哺乳的间隔时间，保证每日至少8~12次有效哺乳。

（3）让产妇保证充分休息。

（4）鼓励产妇继续在哺乳后或两次哺乳间用电动吸乳器吸乳。根据产妇的需要，可用单侧吸乳配合手动按摩或双侧吸乳。

（5）哺乳后用吸乳器增加乳房刺激，并将吸出的乳汁用喂杯或手指喂奶器哺乳。

（6）如果根据医嘱需要加奶，采用哺乳辅助器进行乳旁加奶，或使用喂杯、手指喂奶器等。

（7）如果婴儿体重继续下降，安排儿科医生和母乳喂养顾问做进一步检查。

二十、母乳喂养中的婴儿问题——拒绝母乳喂养

（一）拒绝母乳喂养的原因（表2-3）

表2-3 拒绝母乳喂养的原因

母乳喂养技术上的困难	用奶瓶喂养，使用安慰奶嘴和配方乳，哺乳姿势不正确，含接姿势不正确或含接困难，得不到更多的母乳，乳汁太多或射乳反射过强，吸吮吞咽协调困难
表面上拒奶	新生儿初期：寻找乳房时摆动头部，产妇误认为拒奶；4~8个月：婴儿分心；1岁以上：自动断奶
疾病或伤痛	新生儿感染，早产儿，脑损伤（缺氧缺血性脑病、颅内出血等），鼻塞，口腔痛（鹅口疮、长牙），产伤
环境改变使婴儿不适	与产妇分开，换新的护理者，家庭环境改变

（二）拒绝母乳喂养的处理原则

如果婴儿拒绝母乳喂养，应寻找原因。若可能，治疗或去除原因，并帮助产妇和婴儿再次建立母乳喂养。

1. 治疗或去除原因

（1）疾病：治疗原发病。

（2）伤痛：①产伤。帮助产妇选择适宜的喂哺姿势（环抱式、交叉式等），避免碰触婴儿产伤部位。②鹅口疮。用制霉菌素治疗。③长牙。鼓励产妇有耐心，坚持母乳喂养。

2. 改善产妇喂养技术

与产妇一起讨论喂养困难的原因，在技术上给予实际的帮助。

（1）母乳喂养技术的困难：①尽量不用奶瓶和安慰奶嘴，不使用配方乳；②哺乳姿势要正确，让婴儿正确含接乳房，并能得到充足的乳汁；③婴儿有吸吮吞咽协调困难者，查明原因予以纠正；④乳汁太多或射乳反射过猛，建议产妇每次喂哺先充分吸吮一侧乳房，直至吃空该侧（至少吸吮20分钟或乳房变软），再换另一侧乳房，至婴儿自动放弃，下一次喂哺时从另一侧乳房开始吸吮。

（2）环境改变使婴儿不适：建议产妇尽量减少母婴分离和环境改变；母乳喂养期间产妇尽量不要更换肥皂、香水等改变产妇气味的日用品；如果产妇恢复月经，注意经期卫生。

（3）表面上拒奶：①如果婴儿摆动头部寻找乳房，这是正常现象，产妇可抱紧婴儿，紧贴乳房，使之易于含接。②如果婴儿吸吮时注意力不集中，建议找一个安静的地方喂哺。③如果是自动断奶（不足2岁时），顺其自然。建议产妇判

断是否由于添加过多辅食而影响母乳摄入量;继续和婴儿睡在一起,维持夜间的母乳喂养。

3. 帮助产妇重新开始母乳喂养

在去除上述原因和改善喂哺技巧之后,重新开始母乳喂养是困难而艰辛的工作,要帮助产妇建立信心,并给予实际的支持。

建议产妇:①用全部时间和婴儿在一起。尽可能自己照顾婴儿,经常抱婴儿,并多进行皮肤接触。产妇应与婴儿睡在一起。②按需哺乳。婴儿有觅食动作时就哺乳,或产妇感到有射乳反射时喂哺,并采取不同的体位喂哺。③指导产妇喂哺的方法。挤一点奶到婴儿嘴里,调整婴儿吃奶的体位,使之易于含接乳房。喂哺时产妇不要采取按压婴儿头部、摇晃乳房等方式强迫婴儿吸吮。④预防乳头混淆。将母乳挤出,用喂杯(或勺子)喂婴儿。即使暂时采用人工喂养,也要用喂杯喂,应避免使用奶瓶、奶嘴或其他类型的安慰奶嘴;也可采用滴管或哺乳辅助器乳旁加奶的方法。

二十一、母乳喂养中的婴儿问题——哭闹

(一)哭闹的原因

1. 不舒适

室温过冷或过热、衣着不适、排泄之后未及时更换尿布等都会引起婴儿哭闹。生活规律被打乱,来访者太多或活动过多,使婴儿感觉疲乏,环境变换引起不适等。

2. 生病或疼痛

婴儿生病或疼痛时,哭声和平时不同,会伴有疾病的一些表现,如吃奶减少、拒奶、呕吐、腹泻、发热、反应差等,需要产妇注意分辨。

3. 生长太快引起的饥饿

婴儿2周、6周和3个月左右时,体格生长发育速度较快,有时在这期间婴儿显得特别饿,频繁要求吃奶。

4. 产妇的食物或药物

有时当产妇吃了某种食物后,婴儿容易烦躁,这是因为食物中的某些物质进入乳汁,如辛辣刺激的食物可能引起上述现象。咖啡、茶、可乐中的咖啡因可进入乳汁,并使婴儿不安。产妇饮食中某些食物所含的蛋白质可能引起婴儿过敏,如牛奶、蛋类、黄豆或花生等,都可能产生上述问题。若产妇服用一些药品进入乳汁,婴儿也会哭闹得厉害。家里其他人吸烟对婴儿也有影响。

5. 乳汁过多和流出太快

这种情况多由于婴儿含接姿势不正确引起,可能吸吮过频、过久,使乳房所受刺激增多,导致泌乳量增加。如果产妇先用一侧乳房喂婴儿,且该侧乳房的乳汁未吃完,就把婴儿抱开,让其吸吮另一侧乳房,这往往会引起泌乳过多。在这种情况下,婴儿前乳吃得多,而后乳吃得少,可导致婴儿大便稀绿,体重增长缓慢;或者虽然生长正常,但哭闹多,总想吃奶。尽管产妇母乳足够,但她可能认为自己的乳量不能满足婴儿的需求。

(二)哭闹的处理原则

1. 寻找原因

(1)倾听与了解:设法让产妇多谈一些自身感受,并对此表示"领会"。她可能认为自己失职,如有时会对婴儿发火,所以觉得自己不是一个好母亲;他人使她觉得婴儿不乖,闹得太厉害,少教养;他人劝她给婴儿添加配方乳、辅食或用安慰奶嘴。

(2)采集喂养史:了解婴儿的饮食及行为;了解产妇的饮食及是否嗜好咖啡、吸烟,或服用药物等;了解产妇是否有来自家庭或他人的压力。

(3)评估母乳喂养:检查婴儿的含接姿势是否正确以及每次喂哺时间的长短,检查产妇的喂哺姿势、乳量和流速。

(4)检查婴儿:有无疾病、疼痛及其生长发育状况;若婴儿生病或出现疼痛,应治疗或转诊。

2. 建立信心和给予支持

(1)接受产妇对问题原因的认识,接受产妇对婴儿及其行为的看法。

(2)表扬产妇和婴儿,称赞她的婴儿长得好,没有生病;她的乳量足以满足婴儿全部需要,她和婴儿没有任何问题;她的婴儿很好、很乖、不淘气,不需要受惩罚。

(3)向产妇提供有关知识。婴儿吸吮乳房以寻找安慰是可行的,但不宜使用奶瓶或安慰奶嘴。

3. 提出有针对性的建议

根据婴儿哭闹的原因,向产妇提出建议。

(1)如果产妇乳汁过多,帮其改进婴儿的含接姿势,用剪刀式握持乳房减慢乳汁流速;建议产妇在一次喂哺过程中让婴儿吸一侧乳房,直到吃饱为止,另一侧乳房可以下次再喂。

(2)建议产妇不要喝含咖啡因的饮料,如咖啡、茶、可乐等;哺乳期戒烟酒;建议其他家庭成员不要在房间里吸烟。

4. 给予实际的帮助

（1）安抚婴儿的最好办法是抱紧他（她），给产妇示范不同的抱婴儿姿势或轻轻地抚摸婴儿的背部。

（2）示范如何给婴儿排气，指导产妇把婴儿竖直抱着，如坐位时竖抱或直立位时将婴儿头靠在产妇肩部。

（3）指导家属如何提供有关婴儿和产妇需要的支持。

（4）帮助产妇减少家庭的压力，不给婴儿吃不必要的配方乳和辅食。

二十二、早产儿或低出生体重儿的喂养

低出生体重儿是指出生体重少于2500g的婴儿，包括早产儿和小于胎龄儿，或两种兼而有之。低出生体重儿是生长迟缓、感染性疾病、发育落后及死亡的高风险人群。母乳喂养的干预措施能改善其近期和远期预后，对于降低这一高危人群的死亡率有重要影响。早产儿母乳喂养有很多困难，他们接受人工喂养或奶瓶喂养的概率比正常足月的婴儿多得多。具体原因有：①喂哺时低出生体重儿吸吮无力。②母乳提供的营养物质不能满足低出生体重儿的需求。③母婴分离机会多，产妇不能挤出足够的乳汁。

（一）早产儿母乳喂养的重要性

早产儿母乳中的成分与足月儿母乳不同，其营养价值和生物学功能更适合早产儿的需求。如蛋白质含量高，利于早产儿的快速生长；脂肪和乳糖量较低，易于吸收；钠盐较高，利于补充早产儿丢失的钠；更重要的是早产母乳具有调节免疫、抗感染、促进胃肠功能成熟的作用。母乳喂养为早产儿提供最理想的免疫防御，这是其最值得推荐的原因之一，不仅能提供保护性物质，还对早产儿免疫功能的发育起调节作用。早产儿母乳中富含长链多不饱和脂肪酸，如二十二碳六烯酸、花生四烯酸及牛磺酸等，对促进早产儿中枢神经系统和视网膜的发育有着积极意义。以上这些方面均可影响早产儿的健康和远期预后。

有时早产儿产妇吸出足够乳汁是有困难的，但是如果她们具有很好的技巧和足够的支持，就可以做到这点。产后尽早开始吸奶（如在生后6小时内），有助于乳汁分泌，这与产后不久就让婴儿吸吮来帮助乳汁分泌是同一个道理。如果在产后前几日产妇能挤出数毫升的初乳，对早产儿或低出生体重儿是很宝贵的。初乳中含有很多免疫活性物质，孕周越短，乳汁中的抗体水平越高，对早产儿的保护作用越大。初乳应当成为早产儿的第一口奶。在早产儿住院时的母婴分离期间，产妇应每日坚持挤奶，并按照正确的方法收集和保存母乳，强化母乳喂养。

我国在《早产/低出生体重儿喂养建议》中也指出胎龄<34周、出生体重<2000g的早产儿应首选强化母乳喂养。强化母乳喂养是当早产儿耐受了每千克体重80~100ml/（kg·d）的纯母乳喂养后，每次喂哺前将母乳强化剂按照一定的用量要求配制加入吸出的母乳中进行喂养。极低出生体重儿在出院后还需要强化喂养一段时间，根据生长情况决定母乳强化剂的用量。

这些问题通常需要新生儿科专家根据早产儿的个体情况做出决定，如强化母乳喂养或在母乳不足时加早产儿配方乳混合喂养。总之，母乳具有配方乳无法替代的优势，对早产儿是有益的。

（二）喂养方法

1. 不同类型

（1）吸吮良好的。

（2）吸吮不良的。

2. 如果吸吮不良，婴儿无法获得足够的母乳

（1）鼓励采用辅助喂养方法（滴管、小勺、喂杯或胃管），喂给挤出的母乳。用胃管喂养时，产妇可以让新生儿吸吮其手指。这可以刺激新生儿的吸吮能力，促进消化功能发育。

（2）在用挤出的母乳喂养新生儿前，每次都先尝试直接哺乳。让产妇每日都抱抱新生儿，使母婴间有皮肤接触。这种接触有助于双方的感情交流，促进产妇产生更多的乳汁，有益于母乳喂养的成功。

（3）在出生后前几天，若乳量不能达到推荐摄入量，需用喂杯喂哺婴儿。

1）一般胎龄在34周以上的早产儿出生后就能够吸吮。只要情况允许，就让产妇抱着新生儿，让其吸吮乳房。开始新生儿可能只会找和舔乳头，或少量吸吮。随后产妇可以用喂杯、滴管或早产儿特殊奶瓶喂给婴儿挤出的母乳，要确保婴儿得到所需要的全部营养。

2）当新生儿开始有效吸吮时，在喂哺期间，新生儿可能会为呼吸而多次暂停吸吮，如吸吮4~5口，然后休息几分钟。这时让新生儿不离开乳房是很重要的，以便在新生儿准备好时能够重新吸吮。如果有必要，可这样持续1小时。可以在母乳喂养后用喂杯或早产儿特殊奶瓶喂哺，或者乳房哺乳、喂杯或早产儿特殊奶瓶交替进行喂哺。

3）确保新生儿正确的含接姿势。在出生后早期，正确的含接姿势可能更快达到有效的吸吮。早产儿或低出生体重儿最好的哺乳姿势是交叉式或环抱式。胎龄>34周的新生儿（有时更早些的早产儿）一般能够直接从乳房得到所需要的全部母乳，但偶尔需要用喂杯辅助喂养。新生儿有时可以吃得很好，有时因疲倦或其他原因吃得很少。如果新生儿吃得少，在直接乳房喂哺后，再用喂杯喂。

（4）通过评估尿量和体重增长，确定新生儿是否获得足够奶量。

二十三、母乳性黄疸

母乳性黄疸是指发生在健康足月或近足月的母乳喂养儿中，以未结合胆红素升高为主的高胆红素血症。根据其血清胆红素峰值出现的早晚分为早发型母乳性黄疸和迟发型母乳性黄疸。

（一）早发型母乳性黄疸

早发型母乳性黄疸发生在出生后 1 周以内的母乳喂养儿，又称为母乳喂养相关性黄疸。

1. 发生原因

早发型母乳性黄疸与母乳摄入不足有关。常见于母亲缺乏喂哺知识、乳头问题、乳汁分泌不足、过早喂糖水而对母乳需求减少及新生儿无效吸吮等。由于摄入不足，新生儿肠蠕动减少，影响肠道正常菌群建立，使胎粪排出延迟，胆红素排泄减少，肠肝循环增加，造成高胆红素血症。

2. 临床特点

黄疸出现时间在出生后 2~3 天，高峰常在出生后 4~5 天，与生理性黄疸相似。但血胆红素峰值较高，可大于 342μmol/L（20mg/dl）。因出生后早期新生儿血脑屏障发育不成熟，有引起胆红素脑病的风险。

新生儿出生早期出现黄疸，且伴有喂养不足史或母乳摄入不足的证据，如新生儿体重下降较多、排尿及排便少，应考虑早发型母乳性黄疸的可能，但须排除溶血性因素、感染、低氧性酸中毒、头皮血肿及红细胞增多症等病理性原因引起的黄疸。

3. 预防及处理

尽早开奶，母乳喂养应于出生后 1 小时内开始喂哺新生儿。指导产妇喂哺技术，按需喂养，每侧乳房的哺乳时间不受限制。每日喂哺婴儿 10 次以上，夜间勤喂，限制辅助液体，保证母乳摄入量。注意观察新生儿黄疸的程度，监测血胆红素或经皮测胆红素，对早出院的婴儿需追踪喂养和黄疸情况。血胆红素 >256.5μmol/L（15mg/dl）或有其他高危因素时应间歇光疗，继续母乳喂养。

（二）迟发型母乳性黄疸

迟发型母乳性黄疸即平时常说的母乳性黄疸，发生在出生 1 周以后的母乳喂养儿。

1. 发生原因

确切机制目前还不清楚,可能与某些母乳成分、肠道菌群及遗传因素有关。

2. 临床特点

黄疸出现时间在出生后 7~10 天,可在生理性黄疸之后发生,或在生理性黄疸减轻后又加重,高峰常在出生后 2~3 周,持续 4~6 周甚至更久。大多数新生儿血胆红素为 205.2~342μmol/L(12~20mg/dl),重者可达 427.5μmol/L(25mg/dl)以上,主要为间接胆红素。无任何临床症状,生长发育良好,很少引起胆红素脑病。注意与感染、肝脏疾病及某些良性遗传性疾病相鉴别。

3. 处理

处理原则是既要防止高胆红素血症所致的毒性,又要确保母乳喂养的成功。一般血胆红素 <256.5μmol/L(15mg/dl)者,可继续母乳喂养,监测胆红素变化;血胆红素为 256.5~342μmol/L(15~20mg/dl)时,可暂停母乳 3 天代以配方乳,血胆红素下降 30%~50% 后再喂母乳;若血胆红素 >342μmol/L(20mg/dl),除暂停母乳喂养以外,还应采用光疗。注意结合新生儿的胎龄和日龄等具体情况,密切监测血胆红素。胎龄和日龄越小,治疗应越积极。

二十四、特殊情况下的母乳喂养

(一)不宜或暂时不宜母乳喂养的产妇

母乳无疑是大多数婴儿最理想的食物,但仍有一些特殊情况不宜进行母乳喂养。以往临床医生对某些患病婴儿或产妇不加分析,一概简单地停止哺乳,这是不恰当的。根据现代医学和营养学观点,首先应权衡哺乳对母婴而言的安全性和危害性,结合疾病对母婴身体健康的影响、产妇身心能否承受哺乳等因素做出正确选择。

产妇处于以下情况时,不宜或暂时不宜母乳喂养。

1. 癌症

产妇患癌症需要进行化疗或放疗时,应暂停母乳喂养。

2. 严重疾病

产妇患严重心脏病,心功能 Ⅱ~Ⅳ 级;严重肝、肾疾病;高血压、糖尿病伴有重要器官功能损害;严重精神疾病、反复发作的癫痫或先天代谢性疾病等。此时哺乳可能会增加产妇的负担,导致病情恶化。

3. 传染病

如果产妇患有传染病,在急性传染期进行隔离时暂时不宜哺乳,如各类型肝炎、活动性肺结核或其他流行性传染病等。这种情况下可以用配方乳代替母乳，并定时挤出母乳，以维持泌乳状态。待产妇病愈或传染期已过，隔离解除后，可继续哺乳。

4. 吸毒或静脉注射毒品

如果产妇吸毒或静脉注射毒品，在戒毒前不宜母乳喂养，以免伤害婴儿。如果产妇单次服用咖啡因、阿片类药物或大量饮酒后，应建议产妇挤出母乳并弃去，使用其他方法喂养婴儿，等体内潜在的有害物质全部代谢排出后再喂哺婴儿。

5. HIV 阳性的产妇

HIV 阳性的产妇不宜母乳喂养。

（二）孕期有并发症的产妇

1. 糖尿病

（1）母乳喂养对患糖尿病产妇的好处：哺乳时分泌的催乳素可以让产妇更放松并有嗜睡感，从而缓解产妇精神上的压力。分泌激素及分泌乳汁所消耗的额外热量可减少产妇治疗所需要的胰岛素用量，并能有效缓解糖尿病的各种症状，使许多糖尿病产妇病情好转。此外，母乳喂养也可以降低婴儿成年后患糖尿病的风险。

（2）糖尿病产妇的药物治疗

1）胰岛素治疗：因胰岛素的分子大，不会进入产妇乳汁。

2）口服降糖药：降糖药物进入乳汁的量也较少。母乳喂养时使用降糖药要谨慎，如果需要使用，最好在建立良好的母乳喂养后且新生儿体重增加理想，与家属和新生儿科专家讨论后，在监测新生儿血糖的情况下谨慎使用。

（3）糖尿病产妇母乳喂养注意事项：糖尿病患者容易感染各种病菌，母乳喂养期间要注意监测血糖水平，及时调整降糖药物的使用量，并注重个人卫生，保护好乳头，使其不受感染。

2. 甲状腺疾病

（1）甲状腺功能亢进症：哺乳期间适量应用抗甲状腺功能亢进症的药物是安全的。首选药物是甲巯咪唑（MMI），每日 20~30mg 对于母婴是安全的。由于丙硫氧嘧啶（PTU）对肝脏有损害作用，可作为二线用药，每日 300mg 也是安全的，服用方法为在哺乳后分次服用，有条件者应定期监测婴儿的甲状腺功能。

需要进行放射性 ^{131}I 治疗时，应该暂时停止母乳喂养，定时挤奶丢弃，以免乳房肿胀。疗程结束后，检测乳汁中放射性物质的水平达到正常后，可以继续哺乳（或治疗结束 2 个月后再哺乳）。

（2）甲状腺功能减退症：患甲状腺功能减退症的产妇产后需要继续服用甲状

腺素直至达到正常水平。甲状腺素进入乳汁的量极少，不会影响婴儿的甲状腺功能，因此，应用甲状腺素治疗的产妇可以进行母乳喂养。甲状腺功能减退症产妇分娩的婴儿除出生后48小时至7天内（48小时至4天为最佳筛查时间）进行新生儿疾病筛查外，产妇服药期间母乳喂养的婴儿也需要进行甲状腺功能监测。

产妇长期食用含碘的食物时，因碘分子量小，可被分泌入乳汁，从而也可能影响婴儿的甲状腺功能。偶尔服用保护甲状腺功能的含碘药物，不会对婴儿的甲状腺功能造成影响。

3. 精神神经疾病

（1）精神分裂症：如果产妇患有精神分裂症，病情稳定时可以进行母乳喂养，但需找一个助手帮助产妇一起喂哺婴儿，以确保产妇不致忽视或伤害婴儿。如果产妇有伤害婴儿的意向或行动，则不建议实施母乳喂养。

（2）产后抑郁：先分析导致产妇抑郁的原因，有针对性地解除她的顾虑。如果产妇抑郁的原因是担心自己乳汁分泌不足，应该在喂哺时通过观察婴儿的吸吮和吞咽动作，给产妇以信心，让她相信通过频繁有效地吸吮，是可以增加泌乳量的。

（3）癫痫：患有癫痫的产妇在哺乳期可选用苯妥英钠、丙戊酸钠等药物治疗。苯妥英钠、丙戊酸钠经胃肠道吸收入血后约90%与血浆蛋白结合，发挥作用后主要经肝代谢，随尿液排出。苯妥英钠、丙戊酸钠进入乳汁中的量极低，很少会对母乳喂养的婴儿产生不利影响。患病产妇哺乳期禁用卡马西平、氨己烯酸及唑尼沙胺等药物。

无论产妇使用何种药物，均应密切观察婴儿的精神状态，有条件者可对其血清中的药物浓度进行监测。如果产妇病情不稳定，应停止母乳喂养，并将产妇和婴儿隔开，这样既保证了婴儿不受抗癫痫药物的伤害，也可保证产妇病情发作时不会给婴儿带来危险。

（三）产后有并发症的产妇

1. 产后出血

产妇出现产后出血，在生命体征平稳后，若产妇能够并愿意进行母乳喂养，可在助手帮助下进行。母乳喂养有利于子宫收缩，减少出血。产妇要注意休息，防止过度疲劳。

2. 重度子痫前期（子痫）

发生子痫的产妇产后可以进行母乳喂养，哺乳过程中催乳素的释放可让产妇有嗜睡的感觉，利于休息。在监测产妇血压及病情的同时，鼓励与婴儿同步休息。为防止产妇过度劳累，可安排助手协助照顾婴儿。

3. 剖宫产

剖宫产的产妇返回病房后，鼓励其尽早让婴儿吸吮母乳，因为除了获得初乳外，还可以使产妇体内有益的微生物菌群经乳汁进入婴儿肠道，增强剖宫产婴儿的免疫功能，减少感染风险，为成功的母乳喂养奠定良好的基础。

产后麻醉作用尚未消失时，产妇可采用仰卧位，婴儿在产妇的一侧俯式吸吮乳房。待麻醉作用完全消失，产妇可在床上活动时，可采用侧卧位喂哺婴儿。24小时后产妇可以离床活动，可采用环抱式方法喂哺婴儿。

二十五、患病产妇的母乳喂养问题

对于产妇哺乳期患病时是否可以继续哺乳，无论是针对急性疾病还是慢性疾病，医生的意见常不统一。争论的因素包括哺乳是否会加重产妇疾病、母乳成分以及乳量是否会受影响、婴儿是否会受到产妇疾病或所用药物的影响等。

（一）继续母乳喂养的好处

患病产妇常会因各种原因停止哺乳，如她担心疾病传染给婴儿。有人劝她停止哺乳、产妇被收住院而与婴儿分开等。一般来说，对于大多数疾病，只要恰当处理，都不应成为放弃母乳喂养的原因，通过正确的途径，还是可以进行母乳喂养的。

产妇患感染性疾病时，如肺部感染、咽喉炎、胃肠道感染等，虽然婴儿与产妇密切接触有被感染的风险，但如果产妇持续母乳喂养，婴儿可从乳汁中获取产妇体内抵抗疾病的抗体，这是对婴儿最好的保护，可以增强婴儿免疫力。因此，患常见感染性疾病的产妇很少停止哺乳。

（二）突然停止母乳喂养可能导致的问题

（1）可能会导致乳房胀痛。

（2）可能会使产妇发热。

（3）可能导致婴儿哭闹增多，甚至出现抑郁症状。

（4）如果停止母乳喂养而选择人工喂养，则婴儿受到产妇传染的风险更高。另外，待产妇恢复健康后难以再泌乳，因为乳汁分泌会减少。

（三）帮助患病的产妇进行母乳喂养

1. 向产妇解释患病期间继续母乳喂养的益处

因产妇的健康问题导致不能进行母乳喂养的情况较少见。应先判断产妇所患疾病是否是母乳喂养的禁忌证，或者疾病的情况下是否使母乳喂养难以进行。

2. 减少分离，保证母婴共处

住院本身不是母乳喂养的禁忌证。产妇入院后，若条件允许，可在亲属陪同下将其婴儿也收入院，以便能继续母乳喂养。如果母婴分离，产妇应通过定时挤奶保持泌乳，并将挤出的乳汁存放在储乳容器内，写好名字和日期置于医院冰箱内，以备给婴儿喂哺。

3. 产妇患急性疾病时

一般产妇患急性呼吸道感染、胃肠炎等疾病不必停止母乳喂养。如果产妇发热，鼓励她多喝水，保证摄入充足的液体，以防止泌乳量因脱水而减少。当产妇病情比较严重，婴儿有感染风险时，可根据情况是否考虑暂停母乳喂养。若病情不允许母婴同室，可定时将新生儿送到产妇床边进行哺乳，或产妇将乳汁挤出以建立和维持母乳的供给。患病的产妇应加强个人卫生，特别是在哺乳前应充分洗手，必要时酌情佩戴口罩。若产妇因疾病导致母乳喂养困难或泌乳量减少，应待其康复后帮助她们增加泌乳量或再泌乳。

4. 产妇患慢性疾病时

慢性疾病一般病程较长，可能会导致产妇自身功能发生较大的变化，从而对产妇的喂哺能力产生的一定影响。多数患慢性疾病的产妇在得到医护人员、家庭成员和朋友的帮助和支持下，可以成功进行母乳喂养。慢性疾病及治疗药物可能对婴儿健康有一定的风险，应告知产妇母乳喂养对她和婴儿的风险及好处。

5. 产妇患严重疾病时

如果产妇病情严重，以至于完全不能照顾自己的婴儿（如产妇意识丧失），或产妇极度不适而不愿继续喂哺，或母乳喂养存在困难，建议在助手的帮助下，将乳汁挤出以保持乳汁持续分泌。将挤出的母乳用喂杯喂哺婴儿，直至产妇能够重新哺乳。

6. 产妇有手术指征时

择期手术前1~2周，产妇可以在正常喂哺基础上，额外采用人工挤奶或使用吸奶器增加泌乳量，并将吸出的乳汁储存好，以备母婴分离时使用。如果产妇状态不好或急诊手术，应与手术医生和麻醉医生商讨，选择最恰当的麻醉、镇痛方式和治疗药物。既要考虑产妇健康和镇痛的需求，也要尽量减少对婴儿的影响。只要有可能，应该考虑在间歇期哺乳，并鼓励家庭成员和朋友尽可能地帮助产妇实现特殊时期的母乳喂养。术后产妇应至少3小时哺乳一次或挤奶一次，以维持乳汁的供应，防止乳房肿胀。

7. 相关的检查和治疗措施

对哺乳期产妇进行诊治时应谨慎考虑，尽量选择不会影响母乳喂养的检查治疗措施和药物。产妇需要接受放射性检查时，应告知其多长时间内不能哺乳，指导她提前将乳汁挤出并储存，以备在禁止哺乳时继续保持母乳喂养。禁止哺乳时间的长短取决于放射性物质的半衰期。在产妇禁止哺乳期间，应按时将乳汁挤出丢弃，维持泌乳。

8. 断奶

断奶是逐渐给婴儿添加辅食并减少母乳喂养，或停止母乳喂养。这一过程受到营养学、微生物学、免疫学、生物化学及心理学等多种因素的影响。断奶可由婴儿或产妇主动引起。婴儿主动断奶通常是因为乳汁供应不恰当，如产妇患病、母婴分离或婴儿患病等。若产妇主动断奶，应有计划地逐渐用其他喂养方式替代母乳喂养，如奶瓶喂养、喂杯喂养等。

断奶时的喂养不应在婴儿经常哺乳的地方进行。如果喂养者不是产妇本人，婴儿会更容易接受。喂养时产妇应避免让婴儿看到她或闻到她身上的气味。刚开始婴儿可能不接受奶瓶，每天更换不同质感、大小和外形的奶嘴可能会有帮助。在婴儿饥饿、哭闹时尝试奶瓶喂养容易成功。对于坚持拒绝奶瓶的婴儿，可以尝试使用小喂杯进行喂养。断奶过程中应适当地多抱婴儿，以减少婴儿哭闹。

（唐　蕾）

第三章 产褥期营养与膳食管理

孕妇是社会中一类特殊人群,其生理状况存在特殊性,是需要加强营养的人群。孕期的激素分泌会发生改变,由于胰岛素分泌的增加,使其空腹血糖值低,而在糖耐量实验时血糖增高且恢复延迟,故致使孕期高血糖的发生率增加;另外,孕期体内的消化酶分泌减少,间接延长了食物在胃肠道的停留时间而增加食物的营养吸收率;怀孕还会使血浆容积增加,导致红细胞增加不一致,最终有可能导致生理性贫血。此外,孕期的体重会因为胎儿与自身的营养需求而增加,若是体重增加太多,则会造成孕妇超重和肥胖,导致不良结局。由于孕妇特殊的生理状况,对营养、环境等因素均有很高的要求,需要充足的营养、良好健康的环境等条件的支持。任何一方面失衡,都会对孕妇及其胎儿造成不良后果。对孕妇进行全方位的合理营养平衡膳食指导,提供科学合理的干预剂量和干预时间,对于确保孕妇和胎儿的健康具有重要价值。

一、孕期母体生理特点

怀孕期间,为适应和满足胎体在宫内生长发育的需求,母体自身会发生一系列的生理性变化,主要表现在以下五个方面。

(一)内分泌系统

1. 人绒毛膜促性腺激素(HCG)

受精卵着床后,HCG 水平开始逐渐升高,在孕第 8~9 周时分泌达到顶峰,第 10 周后开始下降。HCG 的主要生理作用主要表现在两个方面:一是刺激母体的黄体酮分泌;二是防止母体对胎体的排斥反应。

2. 人绒毛膜生长素(HCS)

HCS 是胎盘产生的一种糖蛋白,在降低母体对葡萄糖的利用、促进脂肪分解、促进蛋白质和 DNA 合成方面具有重要的生理作用。

3. 雌激素

胎盘分泌的雌激素主要包括雌酮、雌二醇和雌三醇。雌二醇刺激母体垂体生长激素细胞转化为催乳素细胞，有助于促进乳汁的分泌。雌三醇可通过促进前列腺素产生，促进子宫和胎盘之间的血流量增加，进而促进母体乳房发育。

4. 黄体酮

黄体酮能松弛胃肠道平滑肌细胞，导致孕期胃肠功能的改变；黄体酮可促进子宫平滑肌的细胞松弛，利于胚胎在子宫内的着床；黄体酮还能促进乳腺发育并在孕期阻止乳汁的分泌。

（二）循环系统血容量的改变

血容量从孕6周开始增加，至孕32~34周时达到高峰，平均增加约1500ml。相比孕前，血容量增加了35%~40%。其中，红细胞数量增加了15%~20%，血浆容积增加了45%~50%，且血浆容积的增加大于红细胞数量的增加，致使血液相对稀释，容易出现生理性贫血。其次，由于血液稀释，血浆总蛋白从孕早期至孕晚期分别下降至70g/L和60g/L。

（三）肾脏

相比孕前，肾血浆流量及肾小球滤过率分别增加75%和50%。由于肾小球滤过率的增加，而肾小管的吸收能力又不能相应增高，可导致部分孕妇尿液中的葡萄糖、氨基酸、水溶性维生素的排出量增加，例如：尿中叶酸的排出量可增加一倍；葡萄糖排出量可增加十倍以上，易在餐后15分钟出现尿糖值增高。

（四）消化系统

孕早期（6周左右），黄体酮分泌的增加可引起胃肠平滑肌张力下降、贲门括约肌松弛、消化液分泌量减少、胃排空时间延长、肠蠕动减弱等，易出现恶心、呕吐、食欲减退、便秘等症状。孕中晚期，孕妇可有胃肠胀气及便秘。孕妇受高水平雌激素的影响，牙龈肥厚，易患牙龈炎和牙龈出血。此外，由于胆囊排空时间延长，胆道平滑肌松弛，胆汁变得黏稠、淤积，易诱发胆结石。

（五）体重

体重增加是孕妇最显著的变化之一。一般怀孕≤13周时无明显变化，正常体重的孕妇于13周后，每周增加350g，孕中晚期增重较明显，但每周增加≤500g，每月增加≤2000g，整个孕期体重增加11.5~16kg。若以体质指数（BMI）作为指标，孕前的女性在不同BMI状态下，孕期适宜增加的体重也有所不同（表3-1）。

表 3-1　孕期适宜体重增长值及增长速率

孕前 BMI（kg/m²）	总增重范围（kg）	孕中晚期增重速率（kg/w）
低体重（<18.5）	12.5~18	0.51（12.5~18.0）
正常体重（18.5~24.9）	11.5~16	0.42（0.35~0.50）
超重（25.0~29.9）	7~11.5	0.28（0.23~0.33）
肥胖（≥30.0）	5~9	0.22（0.17~0.27）

二、膳食模式与孕妇健康的关系

不同的国家、地区及民族因为国家政策影响、地理条件及风俗习惯的不同，必然会对孕妇的膳食模式造成一定影响。在英国，饮酒模式会影响孕妇的饮食习惯，在孕期有低频饮酒习惯的英国孕妇比无饮酒习惯的孕妇更能够遵守"审慎"的饮食模式，即高水果蔬菜和高能量的膳食模式。孕妇怀孕期间的膳食模式及代谢状况会对妊娠结局有影响。有研究者确定了与孕期体重增加及空腹血糖有关的两种膳食模式：一种是以家禽类、坚果、水果、奶酪为主，主食为全谷物食物，动物脂肪及添加糖摄入量高；另一种以蛋类、淀粉类蔬菜、动物脂肪、水果为主，主食为非全谷物食物，而对于奶类、深绿色蔬菜和全谷物等食品的摄入较低。其中模式一是能够促进孕妇孕期体重更大的增长，但与新生儿肥胖无关；而模式二与孕妇的空腹血糖值相关，且孕妇空腹血糖值越高，胎儿的体重越大，更能导致新生儿肥胖。近年来，随着有机食物的梯度渗透，有机食物的消费在膳食模式中的比重也逐渐增加，这种改变对于孕妇会产生一定的影响；有研究表明，有机食物的摄入可能会降低孕期糖尿病的患病风险，减少孕前超重与肥胖的患病率。

膳食模式是影响孕妇健康及其妊娠结局的重要因素，而在我国孕妇中仍然存在着相对较多的营养相关问题。有学者对东莞市孕中期女性进行营养调查发现：东莞市孕中期女性存在维生素 B_1、维生素 B_2、钙、铁等微量元素的缺乏；膳食纤维、蔬菜、奶制品等也存在摄入不足的情况。调查维吾尔族的孕妇营养状况发现：维吾尔族孕妇膳食结构不合理，鱼虾、蔬菜、蛋、奶和大豆类消费过低，盐摄入量偏高；维生素 A、维生素 C、维生素 B_1、维生素 B_2、铁、钾、硒、镁等存在缺乏，钙、碘、维生素 B_6、叶酸严重缺乏。膳食结构不平衡或营养状况低下，不仅会引发孕妇自身疾病，如摄入能量过多，造成超重或肥胖、孕期糖尿病、高血压等疾病，而一些物质的缺乏，还会造成不良妊娠结局，如孕妇流产、胎儿功能障碍、巨大儿，或者由于叶酸缺乏导致新生儿先天性神经管畸形（NTDs）等。有研究人员对孕前超重或肥胖孕妇的膳食模式进行主成分分析，共提取了水果蔬菜模式、咸菜或泡菜模式、海鲜禽蛋模式、主食模式、果汁饮料模式共五种膳食模式，并与膳食摄入标准进行比较，发现各膳食中对水果的日均摄入都超过了每日推荐摄入量，而鱼虾类的摄入低于每日推荐摄入量。能量摄入过多及膳食结构的不平衡导致孕妇孕前肥胖或超重，而这又是多种代谢性疾病的重要危险因素；故而控制孕前体重在合理范围的增长或进行积极的膳食调节干预是很有必要的。这些证据均说明合理的膳食可以调节糖代谢异常，改善胎儿出生体重，对孕妇及新生儿都有积极的促进作用。

三、叶酸与孕妇营养

叶酸是一种对孕妇及胎儿非常重要的水溶性维生素，怀孕期间，孕妇对叶酸的需求量是正常人的 4 倍。孕早期是胎盘形成的关键时期，胎儿细胞生长和分裂旺盛，逐渐进行器官系统分化，在此期间叶酸缺乏可导致胎儿畸形。据统计，全球胎儿神经管畸形的平均发病率为 0.1%~0.3%，在我国每年新生儿中患有先天性神经管畸形的数量达 6 万多。1990 年，中美预防神经管畸形合作项目启动，中美科学家追踪观察 25 万例新婚女性及其妊娠结局，证实了准妈妈在备孕期间每日补充 0.4mg 叶酸可以有效预防神经管畸形的发生；在神经管畸形高发区预防率达 85%，在神经管畸形低发区预防率为 41%。

神经管畸形是一种严重的畸形疾病，其发生的机制还不清楚，可能是一碳代谢途径被干扰。一碳单位需要依靠辅酶四氢叶酸结合转运参加生物代谢。叶酸首先转化为二氢叶酸，后者在二氢叶酸还原酶的作用下生成四氢叶酸，故当叶酸缺乏时，会影响四氢叶酸的生成，进而影响核酸合成。水果、叶类蔬菜、全谷类食物、动物肝脏等都是叶酸良好的来源。

适量地补充叶酸对孕妇有保护作用，但是过多地摄入叶酸同样会引发健康问题。孕期叶酸摄入过多，维生素 B_{12} 过低时会导致女性更易上患糖尿病，同时其后代患胰岛素抵抗和肥胖的概率增大，还会伴低出生体重儿。也有学者曾经报告，孕期补充过多的叶酸会使新生儿患自闭症的发生风险增加 2 倍，维生素 B_{12} 补充过多会增加 3 倍，当两者同是高水平状态时，风险会增加 17.6 倍。叶酸过量也会对精子质量产生负面影响。有一项动物实验发现，大剂量的叶酸补充会改变精子中的 DNA 甲基化，造成表观遗传改变，可能不利于生殖细胞发育，影响生殖能力，增加胎儿异常的发生率。总之，适量的叶酸补充是有益的，但孕妇也应避免自身处于高叶酸水平，注意叶酸与维生素 B_{12} 间的平衡。

四、碘与孕妇营养

碘是人体的必需微量元素之一,是维持人体甲状腺正常功能的重要元素。健康成人体内碘的总量为 30mg,成人碘的推荐摄入量每日为 150μg,孕妇处于特殊的生理时期,推荐每日碘摄入剂量为 230μg,适宜的碘摄入量对孕妇维持自身及胎儿体内碘平衡具有重要作用。孕妇碘缺乏是全球性问题,以色列孕妇尿碘水平中位数(MUI)为 61μg/L,存在严重的碘缺乏问题。目前在我国,部分地区的孕妇碘缺乏仍然占很大一部分比例。2015 年,大连地区测定孕妇尿碘水平发现,本地区孕妇总缺碘率为 51.4%,其中农村孕妇和城市孕妇缺碘率分别为 47.7% 和 57.0%,孕妇碘补充仍然不够。石家庄对孕妇不同孕期碘水平进行监测,结果显示处于孕中晚期的女性碘的缺乏率较高。另外,处在不同碘水平地区的孕妇缺碘率也存在差异。有研究人员分别调查了适碘地区、高碘地区孕妇碘营养状况,适碘地区孕妇、高碘地区孕妇尿碘中位数分别为 223.38μg/L 和 814.05μg/L,适碘地区孕妇碘状况总体处于适宜水平,而高碘地区总体偏高,需要引起重视的是,高碘地区孕妇甲状腺疾病发病率较高。

孕妇对于碘的摄入量受很多因素的影响,如地域文化差异、季节、风俗习惯导致的饮食习惯的不同、受教育程度等。有研究者对辽西地区某沿海城市 594 例孕妇影响碘营养的因素进行分析发现,孕妇缺碘的积极因素为受教育程度高,碘营养知晓率得分高,服用碘剂,食用肉类、碘盐、奶类及海产品;孕妇缺碘的不利因素是职业为农民、食用小米等。这些提示我们对于孕妇的补碘要避开危险因素,有针对性地对危险因素采取措施,如加强对农村地区孕妇的健康教育,提高其相关知识的知晓率等。

2013 版《中国居民膳食营养素参考摄入量》建议孕妇碘每日推荐摄入量(RNAI)为 200μg,可耐受最高摄入量(UL)每日为 1000μg。虽然我国采取食盐碘强化来预防高危人群的碘缺乏已见成效,但建议孕妇除摄入碘盐外,至少每周摄入一次含碘丰富的海产食品,如紫菜、海带、鱼、虾等。还应该注意不同孕期对于碘的需求量不同,孕妇应该有意识地在孕中晚期增加碘的摄入。医院也可以综合个人因素,为其制订个性化方案,进行个体化指导。另外,还需要根据不同地区的调查结果因地制宜地采取干预措施。有研究者在碘足够地区开展了一项横断面研究,目的是要找寻在此地区孕早期碘摄入量的最佳安全范围。通过对中国 7190 名孕妇的追踪得出结论:碘足够地区孕早期碘摄入量的上限不应超过碘浓度 250μg/L,因为这与亚临床甲状腺功能减退的风险显著相关;下限不应超过 500μg/L,因为其与独立的甲状腺素血症的风险相当高。所以,在指导孕妇摄入碘的时候，应考虑到地区碘水平的差异，科学补碘。

五、铁与孕妇营养

铁是构成人体必不可少的元素，是对健康有重要作用的元素之一。人体中的铁主要以功能性铁形式存在，60%~70%以血红蛋白的形式存在，3%在肌红蛋白中；其余为储备铁，占总铁量的25%~30%，以铁蛋白、含铁血黄素的形式储存在骨髓、肝脏、脾脏中。铁和红细胞的形成成熟有关，缺铁时导致新的红细胞血红蛋白缺乏，幼红细胞分裂增加，正常红细胞寿命缩短等。铁还可以增加吞噬细胞和中性粒细胞的作用，提高机体免疫力。另外，铁还参与抗体的产生、嘌呤的合成，是β胡萝卜素转化为维生素A的催化剂等。

铁缺乏是一种常见的营养缺乏病，女性由于生理因素，体内铁流失更为严重，加之女性储存铁仅有300~400mg，故女性更易患铁缺乏症，引起缺铁性贫血。怀孕期间，由于母体红细胞增多及胎盘的生长，孕妇对铁需求增加了3倍，还要满足胎儿的生理需求，所以孕妇是缺铁性贫血的高发人群。根据由中国疾病控制中心发布的2010—2012年中国城市、农村孕妇贫血状况数据来看，城市孕妇贫血率为17.0%，农村为17.58%，其中贫困农村（20.19%）高于普通农村（16.10%）。

2013版《中国居民膳食营养素参考摄入量》建议孕妇孕中期铁适宜摄入量每日为25mg，孕晚期每日为35mg。建议孕妇孕前适当多补充含铁丰富的食物，如动物肝脏、血、瘦肉、木耳等；已经出现铁缺乏症的孕妇应该在医生指导下补充小剂量铁剂，同时可以增加维生素C的摄入量，以促进铁的吸收和利用。但要注意避免补铁过量导致的铁中毒及对肝脏的损伤，此外，过量补铁还会增加孕期糖尿病的患病风险。孕妇补铁的方式有每日口服铁剂、间歇性口服铁剂等。关于两者谁更优，有研究者就两种方式的优劣做了荟萃分析：接受日常铁补充剂的女性可以减少发生贫血的风险并在产后6周时血红蛋白浓度升高，在孕第2~3个月高血红蛋白浓度风险较高，但是降低了低出生体重儿的风险，同时孕34周以下婴儿的风险也越来越小。与接受日常补充剂的孕妇相比，选择间歇性补充铁剂的孕妇副作用较少，患贫血的风险、术后血红蛋白浓度、分娩早产儿的风险都均前者相似，低出生体重儿出生率的风险与日常补充铁剂的孕妇相同；间歇性补充铁剂可以降低孕期血红蛋白浓度高的风险。每日口服、间歇性补充铁剂都可以被认为是可行的预防贫血的策略，孕妇可根据自身情况选择合适的方式。对于已患有孕期贫血的孕妇，个体化的营养干预方案对其有良好的干预效果，而且对于孕期合理的增重也有很好的指导意义。合理的孕期营养保健可以显著地改善孕期贫血，有效降低不良妊娠结局的发生率，对孕妇及胎儿的健康有明显的促进作用。

六、行为习惯与孕妇健康

行为因素及其习惯也是影响孕妇健康的重要因素。良好健康的生活方式不仅可以使孕妇保持合理的孕前体重，维持适宜的体重增长量，还可以促进孕妇及胎儿健康。

健康的生活方式不仅包括合理膳食、均衡营养，还包含适量的身体活动、控制体重、预防孕期超重或肥胖。结构失衡的膳食结构，以及没有活动或久坐的生活方式都可能导致肥胖，并且久坐还与深静脉血栓的形成有关。在我国，由于受传统备孕理念的影响，再加上孕妇对于孕期管理体重的认知非常缺乏，使87.1%的孕妇认为孕期营养越多，对胎儿越有利，这就导致了孕妇在孕期的体重增长大幅增加。美国医学研究院（IOM）2009年发布的《孕期增重指南》（以下简称《指南》）对孕妇体重增长量进行界定，正常体重、超重、肥胖孕妇BMI值分别为18.5~24.9、25~29.9、≥30，其总重量增长范围分别为11.5~16kg、7~11.5kg、5~9kg。一项荟萃分析根据《指南》评估了百万孕妇孕期体重增加状况，发现47%的孕妇孕期体重增加大于《指南》中的标准，有23%孕期体重增加少于《指南》中的标准。孕期过多的体重增长并不是件好事，大量研究证明，孕期超重或肥胖会使得妊娠结局向不利的方向发展，孕妇孕期患糖尿病和高血压的风险大大增加。妊娠结局也与孕期BMI相关，超重和肥胖的孕妇出现早产、剖宫产、分娩巨大儿，以及出现新生儿窒息的风险都高于孕前体重正常和消瘦的女性；此外，孕期增重过多，孕妇出现高血压、早产、剖宫产及巨大儿的发生率也显著增加。

大量研究表明，适量的运动是控制孕妇体重的有效手段，同样也是预防和改善孕期糖尿病及高血压的可能方式。孕期运动可以预防孕期体重过度增加。一项荟萃分析发现，中度有氧运动如步行、舞蹈等，可使孕期体重过度增加的风险显著降低。孕期适量的运动和合理的饮食还可能降低巨大儿、新生儿呼吸道疾病、剖宫产分娩等的风险。运动和饮食联合使用也可能会降低高风险妇女的高血压。对于已经超重或肥胖的孕妇，进行产前生活方式咨询可以有效改善孕期饮食及身体活动，系统全面地指导还可以改善不良妊娠结局，降低孕期患糖尿病及高血压的风险。有学者用运动和饮食控制法对妊娠糖尿病的孕妇进行干预发现，与对照组相比，观察组血糖检测的各项指标水平都有所改善，且观察组新生儿并发症等不良妊娠结局的患病率也显著降低。有研究者在中国开展了首个随机对照试验，来评估常规运动预防孕期糖尿病的有效性，结果显示，干预组的孕期体重增长与胰岛素抵抗水平均低于对照组，表明运动干预可以降低孕期糖尿病的患病风险并改善葡萄糖代谢。综上所述，适度的运动量对妊娠结局有利，但孕妇要注意在舒适的环境中运动，避免空腹或低血糖状态下活动，选择强度适中的运动类型如瑜伽等，若有不适应，立即停止运动。总之，有意识地选择合理的运动方式，再辅以健康的饮食，是孕妇保持健康身体、孕育健康婴儿的良好手段。

孕妇吸烟或被动吸烟也是较常见的问题，是心血管疾病、癌症等危及生命疾病的危险因素。调查表明，孕妇吸烟的情况常发生在发达国家，在发展中国家并不常见。一项横断面调查显示，中国的孕妇吸烟率为3.8%。虽然中国孕妇的吸烟率不高，但是已经超过了世界卫生组织所公布的2014年中国女性人群的吸烟率（2.4%）的数据，这提醒我们对于这种变化趋势要引起重视，毕竟吸烟对于孕妇和胎儿都是有害的。一项收纳了172篇文章的荟萃分析全面评估了女性与胎儿出生缺陷之间的关系，并且确定了与吸烟有关的特定缺陷；研究显示，孕妇吸烟与以下胎儿畸形存在正相关性：循环系统方面的缺陷如心血管或心脏缺陷；面部缺陷如眼睛缺陷、唇腭裂等；肢体缺陷包括手指缺失或多余、马蹄足、肌肉骨骼缺陷等；另外，还有颅缝早闭、胃肠道缺陷、疝、肛门闭锁等新生儿常见的畸形。孕妇吸烟的危害不仅仅是对胎儿，也可以通过各种途径长久地影响婴儿的健康。有研究发现，孕妇吸烟会影响到婴儿的体重，可能会造成婴儿超重或肥胖，这种效应可能是由于在子宫内的直接作用。目前这类延续性的影响机制还未知，但研究者认为，通过DNA甲基化的影响改变表观遗传是最可能的一种方式。我国孕妇虽然吸烟率低，但是有较大一部分比例孕妇暴露于二手烟的环境中，据调查，上海市接受调查的2831名孕妇中，孕前期被动吸烟率为17.1%，孕期被动吸烟率为7.8%，其中71.0%的孕妇每日被动吸烟的时间达15~59分钟，公共场所是被动吸烟率最高的地方。天津市的调查发现，孕妇的被动吸烟率达到67.9%，可见孕妇暴露于二手烟的情况比较严重。研究发现，被动吸烟可能会造成孕妇抑郁，并且被动吸烟暴露的频率越高，会导致严重抑郁症状的风险增加。此外，胎儿暴露于二手烟环境会导致其神经发育缺陷，在出生前两年出现认知、语言及运动能力等方面的障碍。由此可见，孕妇不管是主动吸烟还是被动吸烟，都会对自身及胎儿造成负面影响，需要我们有针对性地控制暴露途径，开展有针对性的健康干预活动，为孕妇及胎儿营造良好的生长环境。

酒精对于孕妇及胎儿的危害早在1980年就有研究，结果表明，孕妇饮酒与自然流产有显著相关性，并且两者之间存在剂量关系，即饮酒量越高，发生自然流产的风险也就越高。孕妇饮酒对胎儿的不利影响称之为胎儿酒精光谱障碍

（FASD），即包括由于产前饮酒所导致的所有不良的发育结果，严重的病例被称为胎儿酒精综合征（FAS），FAS 会造成胎儿独特的面部特征——眼睛小、上唇薄、人中平滑等，以及脑部发育问题，引起心智、认知等方面的缺陷。孕妇在孕前戒酒，FASD 完全可以预防，或是有意识地选择早期诊断和治疗也可以改善预后。FASD/FAS 的发病机制到目前还不清楚，但是有以下几个可能性。一方面，从生理途径理解，大脑的发育需要足够的血供，而脑部血管的收缩调节影响供血量。研究发现，内源性大麻素系统可以通过调节血管从而影响脑发育，动物实验发现，酒精可以通过内源性大麻素受体介导来造成胎儿脑动脉扩张，从而使得其灌注力下降，最终引起新生儿认知缺陷或颅骨畸形。另一方面，从神经病变的分子机制来看，酒精可能是通过 TLR4 受体来介导激活先天性神经免疫系统。新生儿体内的小胶质细胞激活，细胞因子被释放表明免疫应答系统被激活，造成神经炎症，损伤髓鞘，导致脑部损伤和神经退化。此外，还有研究从表观遗传即 miRNA 的改变角度分析，认为孕妇饮酒导致体内酒精短时间量增加，肝脏只能代谢部分，而超过肝脏负荷的酒精则直接通过胎盘膜进入到胎儿循环中，以器官特异性方式改变不同器官中的 miRNA 表达，通过 miRNA 水平调节靶基因，引起发育缺陷。

总之，孕妇吸烟、饮酒或是超重和肥胖所造成的不良后果会很严重，最好的方法还是以预防为主。成人应该本着对胎儿负责任的态度去孕育生命，有意识地学习孕前知识，合理备孕，培养好的生活习惯，尽量在孕前纠正不良习惯。我国生育水平的提高意味着我们需要更注意孕妇方面的营养，减少胎儿出生缺陷、认知或心智缺陷等问题，逐渐提高我国的人口素质。

七、睡眠及心理问题与孕妇健康

孕妇在孕期由于经历了生理与心理上的巨大改变，很容易出现焦虑、抑郁及产后抑郁等心理问题。胡焕清等人对中国 6 个县（区）的孕妇进行了心理状况调查，发现孕妇焦虑症状、抑郁症检出率分别为 8.5%、12.5%，由此可见，出现心理问题的孕妇还不是少数，严重的心理问题会导致不良结局。

孕妇心理健康受很多因素的影响，其中包括居住环境自我感觉拥挤、家庭经济收入较低（年收入 < 1 万元）、孕妇文化程度较低、性格内向、早孕反应较为严重、孕期贫血、有吸烟喝酒不良习惯或孕期挑食等，会使孕妇情绪及心理状况处于负面状态。较多的研究提示，不良的心理状况可能会造成不利的妊娠结局，如孕妇抑郁症使得婴幼儿头围/年龄比同龄儿降低，且研究发现两者之间的关系

显著。此外，伴有抑郁症的孕妇睡眠质量普遍不高，且入睡困难、睡眠轻、快速动眼期潜伏期缩短但此期时间增多，最终可能导致睡眠障碍，睡眠障碍同时也是孕期抑郁症的危险因素。

睡眠障碍是孕妇较为常见的现象，包括睡眠失调和异态睡眠，可由很多因素引起。调查显示，454名中国孕妇中，87%的孕妇经历过睡眠障碍，其在孕中期最为常见；而影响孕妇睡眠质量的最主要因素就是产前抑郁症，还包括产妇年龄及胎儿胎龄。从孕妇的睡眠时间来看，2345名孕妇中，有23.9%的孕妇存在睡眠不足（每日睡眠时间≤7小时）的情况，20.9%的孕妇睡眠过长（每日睡眠时间≥9小时），15.2%的孕妇反映睡眠质量存在问题。由此可见，睡眠障碍在中国孕妇群中普遍存在。而睡眠质量差及睡眠不足可引起诸多不良结局，包括胎儿生长发育不足、产妇出现抑郁症等。有学者研究结果表明，与睡眠时间在8~9小时孕妇相比，孕妇早期睡眠不足，其分娩出低出生体重儿、早产儿的风险分别增加了83%、56%；研究还发现，午睡习惯是孕妇睡眠不足的有利因素。如何纠正孕妇的睡眠障碍？通常最常用的方法为产前教育，包括健康教育、心理护理、音乐疗法等干预措施，可以减轻孕妇的焦虑程度、睡眠障碍；另外，还可以增加孕妇的运动量，选择适宜的运动形式，定期锻炼。运动对于孕前超重或肥胖的女性效果更好。运动是最经济的可以改善孕妇心理及生理状况的方法，随着睡眠质量的改善，可以在一定程度上对孕妇的心理健康有积极的促进效应，缓解孕妇焦虑，提高孕妇保胎效果。但要注意，孕妇一定要选择强度适中的运动，并且只要长期坚持，运动所带来健康的效应是立竿见影的。

八、孕妇的营养需求

孕妇的膳食应遵循食物组成的多样化和营养均衡，即每餐或每份饮食中，各种营养素之间的比例要合适，既要热量适宜，又要种类齐全。根据胎儿生长发育情况，各种营养素及热能需求均相应增加，特别要重视孕晚期的营养补充。除保证孕妇和胎儿的营养外，还潜移默化地影响胎儿出生后对辅食的接受和膳食模式的建立。

1. 能量

因孕早期女性的基础代谢率与正常成年女性相似，其所需要的能量基本与正常成年女性相同（正常轻体力活动的女性每日需要的能量为2100kcal）。但在孕中晚期的女性，由于母体中胎儿的生长、母体组织的增长、脂肪及蛋白质的蓄积等明显增加，也对各种营养素和热能需求量急剧增加，其基础代谢率也比正常成年女性增加了15%~20%。为了满足孕妇对能量的需求，即每日需要增加300~450kcal的热能。世界卫生组织建议，在孕早期每日增加150kcal，中期以后每日增加350kcal。2013版《中国居民膳食营养素参考摄入量》建议，孕中期能量的每日推荐摄入量在非孕基础上每日增加300kcal；孕晚期能量的每日推荐摄入量在非孕基础上增加450kcal。

2. 蛋白质

孕妇必须摄入足够的蛋白质以满足自身及胎儿生长发育的需求。足月胎儿体内含蛋白质400~800g，孕期全过程中，额外需要蛋白质约2500g，这些蛋白质均须孕妇在怀孕期间不断从食物中获取，因此孕期注意补充蛋白质极为重要。世界卫生组织建议孕晚期每日增加9g优质蛋白质。2013版《中国居民膳食营养素参考摄入量》建议，孕中晚期蛋白质的每日推荐摄入量在正常成年女性基础上分别增加15g和30g。

3. 脂肪

脂肪酸对人体的营养学意义已被肯定，其中亚油酸和α-亚麻酸被列为必需脂肪酸，它是人体内不能合成，但又必不可少的必需脂肪酸之一。亚油酸主要来自一些植物油，在体内可转化为花生四烯酸，后者参与脂蛋白的合成，并在神经细胞和神经系统的髓鞘磷酸酯的形成中起重要作用。因此，胎儿神经系统等发育需要提供一定量的亚油酸。孕期胎儿所需要的亚油酸完全靠母体膳食提供，出生后由母乳或新生儿食品供给。α-亚麻酸是合成EPA和DHA等脂肪酸的母体，具有促进胎儿大脑发育的作用。由此可见，孕妇增加含脂肪酸的膳食有利于胎儿的发育，尤其是神经系统的发育，也为优质的哺乳做好准备。

4. 碳水化合物

碳水化合物是热能主要来源。2013版《中国居民膳食营养素参考摄入量》建议，孕妇总碳水化合物的平均需求量（EAR）为每日130g、总碳水化合物的宏量营养素可接受范围（AMDR）为总热量的50%~65%、糖的AMDR为低于总热量的10%或AMDR每日<50g。

5. 维生素

母体中的维生素可经胎盘进入胎儿体内。脂溶性维生素储存于母体的肝脏中，再从肝脏中释放，促进胎儿生长发育。若孕妇大量摄入维生素A、维生素D及叶酸等，可使胎儿中毒。孕妇血中脂溶性维生素含量高于孕前，而胎儿中含量则低于母体血中浓度。水溶性维生素不能储存，必须及时供给。2013版《中国居民膳食营养素参考摄入量》建议，孕妇叶酸平均需求量每日增加膳食叶酸当量200μg。

6. 矿物质

钙、铁、锌等矿物质是母体和胎儿发育必不可少的成分，胚胎在孕育过程中缺乏此类营养物质会导致其生长发育受限，甚至发展成为流产、早产及死胎等严重后果。对母体而言，孕期是母体负荷急剧增加的阶段，微量元素的缺乏可导致母体出现贫血、高血压、糖尿病及产后出血等不良妊娠合并症，危及孕妇及胎儿健康甚至生命。2013版《中国居民膳食营养素参考摄入量》建议，孕妇碘 EAR 每日增加 75μg，孕中期铁 EAR 每日增加 4mg、孕晚期铁 EAR 每日增加 7mg。

九、孕妇膳食指南

孕期膳食营养的均衡及规范化补充营养物质可改善妊娠结局及新生儿状况，降低妊娠合并症的发生率。孕妇膳食指南在一般人群膳食指南的基础上，根据孕妇对营养的需求，进行了相关的补充，形成了孕妇膳食指南。

1. 补充叶酸，常吃含铁丰富的食物，选用碘盐

美国健康与人类服务部公共卫生司建议，在叶酸膳食补充的基础上，所有育龄期女性每日增补 0.4mg 叶酸，每日最高不超过 1mg，以降低神经管缺陷的初发率。我国也推行围生期女性每日 0.4mg 叶酸的补充方案。

《中国居民膳食指南》还建议，孕前期女性适当多摄入含铁丰富的食物，如动物血、肝脏、瘦肉，以及黑木耳、红枣等食物。缺铁或贫血的育龄女性可适量摄入铁强化食物或在医生指导下补充小剂量的铁剂（10~20mg/d），同时，注意多摄入富含维生素 C 的蔬菜、水果，或在补充铁剂的同时补充维生素 C，以促进铁的吸收和利用，待缺铁或贫血得到纠正后再计划怀孕。

2. 孕吐严重者，可少量多餐，保证摄入含必要量碳水化合物的食物

怀孕早期应尽量多摄入富含碳水化合物的谷类或水果，保证每日至少摄入 130g 碳水化合物，首选易消化的粮谷类食物。孕早期无明显早孕反应者，清淡、适口的膳食能增进食欲，易于消化，并有利于降低早孕反应，使孕妇尽可能多地摄取食物，满足其对营养的需求。清淡适口的食物包括各种新鲜蔬菜和水果、大豆制品、鱼、禽、蛋及各种谷类制品，根据孕妇当时的喜好适宜地进行安排，以保持孕前均衡膳食；孕吐较明显或食欲不佳的孕妇不必过分强调平衡膳食；进食少或孕吐严重者需寻求医生帮助。早孕反应较重的孕妇，不必像常人那样强调饮食的规律性，更不可强制进食；进食的餐次、数量、种类及时间应根据孕妇的食欲和反应的轻重及时调整，采取少食多餐的方式，保证进食量。为降低妊娠反应，可口服少量的维生素 B 族。随着孕吐的减轻，应逐步过渡到均衡膳食。因妊娠反应严重而完全不能进食的孕妇，应及时就医，以避免因脂肪分解产生酮体，对胎儿早期的脑发育产生不良影响。

3. 孕中晚期适量增加奶、鱼、禽、蛋、瘦肉的摄入

鱼、禽、蛋、瘦肉是优质蛋白质的良好来源，其中鱼类除了提供优质蛋白质外，还可提供n-3多不饱和脂肪酸（如二十二碳六烯酸），这对孕20周后胎儿的脑和视网膜功能的发育极为重要。蛋类尤其是蛋黄是卵磷脂、维生素A和维生素B_2的良好来源。孕中期开始，每日至少摄入250ml的牛奶或相当量的奶制品至总量达500ml，并补充300mg的钙，以满足钙的需求；孕中期每日增加鱼、禽、蛋、瘦肉总计50~100g，孕晚期再增加75g左右；鱼类作为动物性食物的首选，深海鱼类含有较多n-3多不饱和脂肪酸，其中的二十二碳六烯酸对胎儿脑和视网膜功能发育有益，每周最好摄入2~3次。孕中期开始孕妇血容量和血红蛋白增加，孕妇成为缺铁性贫血的高危人群。此外，基于胎儿铁储备的需求，孕妇宜从孕中期开始增加铁的摄入量，建议常摄入含铁丰富的食物，如动物血、肝脏、瘦肉等，必要时在医生指导下补充小剂量的铁剂。同时注意摄入富含维生素C的蔬菜、水果，或在补充铁剂的同时补充维生素C，以促进铁的吸收和利用。

4. 适量身体活动，维持孕期适宜增重

孕妇对微量营养素需求量的增加往往大于能量需求的增加，而通过增加食物摄入量已满足微量营养素的需求极有可能引起体重过多增长，并会增加孕期发生糖尿病和出生巨大儿的风险。因此，孕期应适时监测自身体重，并根据体重增长的速率适当调节食物摄入量。一般情况下，孕早期体重变化不大，可每月测量1次；孕中、晚期应每周测量体重。体重增长不足者，可适当增加能量密度高的食物摄入；体重增长过多者，应在保证营养素供应的同时注意控制总能量的摄入；健康的孕妇每日应进行不少于30分钟的中等强度的身体活动。孕妇也应根据自身的体能每日进行不少于30分钟的低强度身体活动，最好是1~2小时的户外活动，如散步、做体操等，因为适宜的身体活动有利于维持体重的适宜增长和自然分娩；户外活动还有助于改善维生素D的营养状况，以促进胎儿骨骼的发育和母体自身的骨骼健康。

5. 禁烟酒，愉快孕育新生命，积极准备母乳喂养

孕妇吸烟或经常被动吸烟，烟草中的尼古丁和烟雾中的氰化物、一氧化碳可能导致胎儿缺氧、营养不良及发育迟缓。孕妇饮酒，酒精可以通过胎盘进入胎儿血液，造成胎儿宫内发育不良、中枢神经系统发育异常、智力低下等，称为酒精中毒综合征。为了生育一个健康的婴儿，孕妇应戒烟、禁酒，并远离吸烟环境；浓茶、咖啡应尽量避免，刺激性食物也应尽量少吃。情绪波动时多与家人和朋友

沟通、向专业人员咨询，适当进行户外活动和运动有助于释放压力，愉悦心情。孕中期以后应更换适合的文胸，经常擦洗乳头。

孕期营养是影响胎儿生长发育的关键因素之一。胎儿在孕妇体内发育良好是婴儿健康的基础，因此，应特别重视孕妇的合理营养，特别是孕妇孕前及孕期的营养状态。由此可见，正确认识孕期营养补充，合理调整饮食结构，适量运动，促进孕期健康，保障孕妇与胎儿安全，是孕期健康指导的重要内容。孕期应进行营养与运动联合干预，即在医生指导合理膳食的基础上，排除运动禁忌证，按照运动形式、时间和强度个体化、循序渐进的原则进行适当运动，以消耗过度增加的能量，保证妊娠期适宜的体重增长，减少巨大儿、孕期糖尿病、孕期高血压等不良妊娠结局的发生风险。同时应加强孕期对不同营养素及微量元素的摄入比例、同一营养素的结构搭配是否合理，以及针对超重、肥胖的孕妇孕期糖尿病发病情况的膳食模式，这些因素是否对孕妇和胎儿有影响，将是今后研究的课题之一。

（杨建军　张晋芳）

第四章 产后乳腺保健与管理

著名心理学家、作家毕淑敏曾经说过:"我们谈到女性的乳房时,总是把它当作美丽与性感的象征。人们更关注的是它的美丽,包括现在很多美容手术都是针对乳房的,但它也是我们自己身体器官的一部分,女性们应该高度关注。乳房不仅是女性生殖、美丽的器官,也是生存的器官。"因此,应该让更多的女性了解乳房、关爱乳房。

一、认识乳房

乳房是人体器官之一,作为女性的性征标志,乳房既可以起到哺乳作用,又被赋予了健康和美,所以关爱乳房就是关爱美丽与健康。

在婴幼儿时期,女孩和男孩的胸部没有本质的不同。进入青春期后,女性的乳房逐渐开始增大,发育完善的乳腺组织受激素的控制,每个月经周期逐渐增大然后复原,进行周期性的改变。孕期乳腺的改变是受机体内分泌激素影响最大的时期,乳腺的改变最为明显,其目的是为将来的哺乳早做准备。产后由于雌激素、孕激素的水平降低,催乳素的作用相应增强,由于婴儿吸吮产生的反射,可促进催乳素分泌大大的增多,在催乳素的作用下,孕期已经具备泌乳功能的乳腺进一步发育,腺泡细胞及分泌导管大量分泌,引起持续性泌乳。哺乳期后或中断哺乳后数日内,乳腺进入复原期的变化。对于产妇来说,乳腺保健极为重要。

二、乳房健康管理

据统计,全球每年约200万女性患上乳腺疾病,50万人死于乳腺癌,女性患上乳腺疾病的概率高达10%。目前,乳腺癌已经成为严重威胁我国女性健康的"第一杀手",且还以每年3%~4%的增长率急剧上升。70%的女性在25~50岁时有乳房纤维囊肿症状，女性乳房保健迫在眉睫。

（一）乳房检查

乳房检查是检查乳房是否发生异常变化的常规检查，可去医院定期体检，也可在家自我检查。《中国抗癌协会乳腺癌诊治指南与规范（2017年版）》指出，乳腺自我检查不能提高乳腺癌早期诊断检出率和降低死亡率。因此，不建议把乳房自检作为乳腺癌筛查手段，而是希望通过宣传和科普提高女性乳房的健康意识，但乳房自检仍有一定的意义。

1. 乳房自检的方法

（1）镜前检查：在镜前，双手垂下，看看乳房外观是否正常。将双臂举过头顶，转动身体，查看乳房的形态是否有变化。双手叉腰，先向右、再向左慢慢旋转身体，查看乳头及乳房有无凹陷、皮肤有无皱缩、隆肿等现象。轻捏乳头有无分泌物。检查腋下，有无淋巴结肿大。

（2）平躺检查：仰卧床上，肩下可放置一个小枕头或折叠的毛巾，这样可以让整个乳房平坦于胸壁，以便于检查乳房内有无异常肿块。检查时先将左手枕于脑后，用右手检查左侧乳房。将右手的手指并拢伸直，此时可将乳房假想成一个钟面，自12点的位置按顺时针方向（亦可采取逆时针方向，但是方向必须统一）做循环按摩检查至原点，每检查一圈，下移2cm再做第二圈检查；到第三圈检查时，检查整个乳房至乳头。右侧乳房检查同上。

2. 乳房检查的最佳时间

乳房检查的最佳时间一般是月经结束后的第7~10天，因为此时雌激素对乳腺的影响最小，乳腺处于相对静止状态，乳腺的病变或异常容易被发现。

（二）乳房健美

自古以来，乳房的丰满就是女人健康性感的象征，现如今，丰胸药物、丰胸精油、丰胸手术更是层出不穷。但是，最安全和最健康的美胸方法莫过于通过运动使得胸部变得更丰满、健康。因为乳房是靠结缔组织外挂在胸肌上，胸肌的支撑决定了乳房的走向。通过科学的锻炼能使胸肌增长，托高胸部，胸肌的增大会使乳房突出，从而让胸部看起来更加丰满。运动不仅为了使胸形更好看，更重要的是能够使胸部的血脉流通，减少乳房疾病的发生风险。

（三）乳房保养

随着生活节奏的不断加快，许多女性每日都忙忙碌碌，顾不上注意自己的健康，同时也忽视了乳房的保健。那么，乳房要不要保养？答案显而易见，当然需要保养，但是科学保养很重要。

1. 呵护乳房健康，少用丰胸产品

许多女性为了让自己的胸部丰满，使用丰胸药物或丰胸精油，这些产品若使用不当，有可能造成乳腺疾病。因为很多丰胸产品一般都含有雌激素，长期使用可引起月经不调、乳腺增生等疾病。因此尽量少用丰胸产品。

2. 按摩

适当按摩能疏导胸部的血液循环，让乳房更健康、饱满。现在许多美容院、康复机构都在做此项工作，这里的康复师并不是医生，部分工作人员只是经过简单的培训，并不知道乳房的结构，不当的按摩手法与过度推拿会导致乳腺导管破损，进而导致炎症发生；如果有乳腺良性结节，用力按摩会造成周围组织损伤、水肿。因此，要选择正规的医院及保健机构做乳房按摩。

3. 养成良好的生活习惯

戒烟限酒、不熬夜、生活规律，注意劳逸结合，对乳房的保养也很重要。研究表明，酒精会增加乳腺癌的患病风险，每日饮酒 15ml 的女性患乳腺癌的概率比未饮酒的女性高 10%。肥胖也可以引起乳腺疾病，但是过瘦，因为乳房营养不良容易出现乳房下垂或乳房瘦小的症状，保持正常稳定的体重是保养乳房的要素。避免使用含有雌激素的面霜，长期使用含有雌激素的面霜，易使体内雌激素水平相对增高，久之可诱发乳腺增生。电磁辐射危害着人们的健康，较多的研究已经证实，长时间从事与电脑有关工作的女性，以及长时间使用手机的女性患乳腺癌的概率比不使用电脑和手机的女性高，所以，电磁辐射又被称为乳房的"隐形杀手"。总之，不良的生活习惯会影响乳房健康。

4. 不良姿势有可能危害到脆弱的乳房

（1）坐姿：长期坐办公室，伏案工作，甚至斜靠或趴在桌子上，可挤压乳房，影响乳房的正常代谢。

（2）站姿：许多女性站立时喜欢垂头塌肩或双手环抱胸前站立，这种站姿会增加胸部负担，导致乳房闷胀、刺痛。所以站立时，最好把重心放在两脚上，抬头挺胸，肩膀平直放松，使胸部血液循环通畅，促进乳房的健康。

（3）睡姿：许多女性喜欢侧睡，但是长期以一种姿势侧睡会对一侧乳房造成压迫，因此睡觉时需要适当变换姿势。还有些女性喜欢俯卧睡，这种姿势不仅会对乳房造成压迫，还会引起乳房外部形状的改变，十分不可取。

5. 保持情绪稳定，减少精神刺激

人的情绪会影响免疫系统，情绪良好会提高人的抗病能力，情绪低落会使各个脏器功能紊乱，降低人体免疫力。如果女性情绪不稳定，能抑制卵巢的排卵功能，并使黄体酮减少，雌激素增高，导致乳腺增生。研究表明，长期处于情绪低落、焦虑等不良情绪的女性，发生乳房疼痛、乳腺增生、乳腺癌的概率明显增高。

6. 选择合身的文胸

文胸是女性的生活常用品，在对乳房起支撑作用的同时，还帮助维持美好胸形，但如果文胸的大小、松紧不合适，或使用方法不正确，就会影响乳房的健康。过紧和过松的文胸都对乳房不利，过紧会阻碍乳房血液循环，容易出现乳腺疾病，影响乳房的发育；过松对乳房不能起到承托和塑形作用。除此之外，不同年龄段，不同季节，是否运动，甚至月经前后，因为激素变化使乳房尺码即使在同一个月内也会有所变化，所选的文胸也应该随着乳房的变化而变化。还应该适时给乳房"松绑"，每日戴文胸超过 10 小时更容易得乳腺癌。在睡眠时或居家休息时，可不戴文胸。

7. 饮食

为了保持乳房的弹性，需要摄取足够的富含胶原蛋白及富含维生素的食物；适当控制脂肪的摄入，脂肪有促进雌激素分泌的可能，过量摄入脂肪有增加乳腺癌的患病风险；摄入高纤维素食物，可以帮助排除身体里有害物质和废物，还能有效预防癌症；谷类食物对于女性调节体内雌激素分泌和平衡胰岛素水平有很好的作用，而雌激素和胰岛素都与乳腺癌的发病有关；豆类食物含有大量的植物雌激素，可以改变女性体内激素的分泌，预防乳腺癌的发生。

8. 婚育、怀孕、哺乳及和谐的性生活

研究发现，晚结婚、晚生育、晚哺乳是导致乳腺癌高发的三个危险因素，30岁前生育第一胎并哺乳的女性比 30 岁后再生育的女性患乳腺癌的风险要低很多。正常和谐的夫妻性生活是对内分泌的一种调节，它可以降低女性体内的雌激素水平，减少乳腺增生的发生率。

9. 防治妇科疾病

多数患有妇科疾病如月经周期紊乱、附件炎、子宫肌瘤等一般都合并有乳腺增生，因此，积极防治妇科疾病，无疑是减少乳腺增生诱发因素的一个重要环节。

（四）乳房的异常信号

乳房虽然承担着哺育子代的伟大功能，但它也是非常脆弱的。近年来，患乳腺癌的女性越来越多，而且呈逐年上升趋势。很多女性平时不注意乳腺保养，只有在感觉胸部严重不适时，才会去医院，或者是体检时才发现乳房疾病，此时的乳腺病变可能已经非常严重了。其实乳腺如果发生病变，我们的身体是会有一些信号的。

1. 乳房肿块

乳房肿块是最常见的乳房病变信号。正常来说，女性的乳房应该是坚挺柔软

的，如果在按摩或抚摸乳房时发现乳房内有明显的肿块，一定要引起重视，定期去医院进行乳腺检查。不要因为有的肿块不痛不痒，忽略了就诊。

2. 乳房长出"酒窝"

乳房长出"酒窝"是指乳腺皮肤凹陷的一种症状。光滑圆润的乳房上如果出现中间凹陷，周围高出的现象，就是乳腺"酒窝"征。这往往是乳腺发生病变，导致乳腺韧带逐渐萎缩变短，乳房的皮肤受到牵拉才会出现凹陷的情况。出现这样的症状，千万不要忽视，应及时去医院进行相应的检查和治疗。

3. 乳房橘皮样改变

乳房橘皮样变是指乳腺皮下淋巴管被癌肿阻塞，引起淋巴回流障碍，乳房皮肤表皮水肿隆起，毛囊及毛囊孔明显下陷，表面坚硬，边界不清，皮肤看起来像是有很多凹陷的橘皮一样。橘皮样改变是乳腺癌的早期症状，需要引起女性朋友足够重视，及早检查，以防癌变发生。

4. 腋窝的淋巴结肿大

腋窝的淋巴结如果出现肿大，而且摸上去非常硬，此时就要引起重视。淋巴系统是身体最大的免疫和排毒系统，如果人体细胞受到病毒和细菌的侵袭，发生了病变，体内的淋巴系统就会得到消息，有所反应。

5. 乳房胀痛

乳房胀痛常见于月经来潮前出现乳房胀满、发硬、压痛的感觉，严重时，乳房稍微遇到碰撞或受点震动就会胀痛难忍，这种现象与经前期体内雌激素水平增高，引起乳房间组织水肿有关，月经结束后，这些症状就会改善。若胀痛还伴有一侧或双侧乳房的肿块，且与情绪、天气变化等有关联，要考虑乳腺上皮增生疾病。乳腺癌晚期因病灶侵袭神经，可出现乳房剧痛。

6. 乳头溢液

除了哺乳期哺乳，其他时期女性出现乳头溢液或经挤压溢出淡黄色、棕色、咖啡色或血性溢液，需要格外谨慎并及时就医。

7. 乳头瘙痒

有些女性会遇到乳头瘙痒，很多人都会将其视为普通的皮肤瘙痒而忽略，但其实这可能是某些疾病的预兆。湿疹是乳头瘙痒最常见的病因，一般与过敏、遗传、不良的生活习惯和精神状态有关。常表现为乳头、乳晕或乳房周围的皮肤出现大大小小的丘疹。湿疹严重时可导致乳房渗透出不明液体甚至乳头糜烂。有一种特殊类型乳腺癌，其特征性的表现为湿疹样改变，乳头、乳晕皮肤瘙痒、糜烂、破溃、渗液、结痂、脱屑、疼痛等，故又名湿疹样乳腺癌，可伴有或不伴有乳腺内肿块。乳房湿疹要与此病鉴别，避免延误病情。气滞血瘀和气血不足可引起"经行乳头痒痛"，主要表现为女性月经来潮前后或经期出现乳头瘙痒难忍或疼痛症状，经期结束后会逐渐缓解。

三、孕期乳房保健

（一）孕期的乳房准备

从怀孕开始，由于女性体内的性激素开始发生改变，乳房也会发生相应的变化，其目的是为将来的哺乳做准备。①孕早期的乳房保健：从怀孕5~6周开始，乳房逐渐变大，乳头也变大，乳晕颜色变深，乳房皮肤下的血管变得越来越明显，甚至出现静脉曲张。大部分准妈妈会觉得乳房有胀痛或刺痛感，有的还会摸到肿块，这是乳腺发育以及激素分泌增加所致。如果乳房严重疼痛，可用冷毛巾冷敷胸部。②孕中晚期的乳房保健：在孕中、晚期乳房会更快增长，乳房的尺寸不断增大，选择合适、舒适的文胸就很重要。可以选择不压迫乳房的文胸，并配以宽肩带，以便有效地承接乳房的重量；有些孕妇在孕晚期会有少量的乳汁分泌，必要时可以选用乳垫来保护。孕妇还应保持正确的睡姿，尽量侧卧或仰卧，避免挤压乳房。孕中晚期，孕妇可以每日用温水和干净毛巾擦洗乳头，并在乳头表面适量涂些油脂，以增加乳头皮肤的弹性和坚韧性，可防止将来婴儿吮吸时造成乳头皲裂。忌酒精或肥皂擦拭乳头。

（二）哺乳中遇到的问题及解决方法

现实生活中很多产妇不愿意或者不能完全用母乳来喂养婴儿，纷纷改为配方乳喂养或者混合喂养。询问原因，我们总结了一些与怀孕、分娩、哺乳等有关的问题。

1. 哺乳是否会引起乳房下垂，身材走样

目前的研究认为，乳房下垂跟母乳喂养没有太大的关系，更多的是由于怀孕和哺乳后的激素变化导致。女性孕期的激素会使乳房变得比以前丰满很多，皮肤被拉伸紧绷。如果在这期间护理不当，在孕期和哺乳期结束后，孕激素撤退，乳房的形状就可能发生一些变化。怀孕生育的次数越多，这样的影响也就越大。只要母乳喂养的方法正确，不仅不会导致乳房下垂，对产妇子宫复原和体形恢复都有好处。但是，强行断奶会使乳房肿胀，造成乳房韧带损伤，增加乳房下垂的概率。另外，地心引力是真正导致乳房下垂的作用力，女性无论哺乳与否，随着年龄的增长，在中老年期乳房都会下垂。

2. 乳头疼痛和乳头皲裂

如果在产妇乳头的基底部周围有皲裂或裂口，同时可以看到乳房肿胀，多因婴儿的含接姿势不正确所致。例如，婴儿吸乳的时候身体扭曲，头和身体没有成一条直线，婴儿离乳房太远，吸吮时嘴唇向前突，显然是含接不好，进而引起乳头皲裂和乳头疼痛。

（1）乳头疼痛的预防

1）改善婴儿含接姿势：假如产妇觉得乳头疼痛，医生要帮助和指导产妇改善哺乳姿势，使婴儿正确含接。通常只要含接良好，疼痛就会减轻，婴儿即可继续吸吮，不必为使乳头愈合而让乳房休息。

2）乳房肿胀和乳头皲裂：在乳头顶部有皲裂，同时乳房皮肤紧且发亮，这说明乳房是肿胀的。产妇产后如果没有尽早开奶或没有做到频繁吸吮，而是等下奶后才让婴儿吸吮，此时乳房皮肤绷得很紧，乳头被拉平，且乳房伸展性差，婴儿只能吸着乳头，损伤乳头皮肤，引起乳头疼痛。这就是强调新生儿出生后尽早开奶可防止乳汁淤积在乳房内产生压力，从而预防肿胀形成。当乳房还很软时，易使婴儿含接，这也减少了乳头皮肤损伤的风险。

（2）乳头疼痛皲裂的处理：乳头疼痛皲裂时，可以使用以下方法减轻疼痛，促进伤口伤口愈合。

1）涂抹乳汁：哺乳后涂抹乳汁在乳头上让其自然风干。因为母乳中含有维生素E和其他促进伤口愈合的因子，特别是"后乳"的油脂成分有助于皮肤保湿，促进伤口愈合。

2）乳头龟裂膏：主要成分是羊脂膏，作用依据"湿性愈合疗法"的原理，能够有效缓解疼痛，并促进伤口愈合。纯羊脂膏，无色无味，不含添加剂或防腐剂，在哺乳前也无须擦去。

3）乳头保护罩：能够保护伤口，防止衣物对伤口的摩擦造成疼痛。乳头保护罩，又称乳盾或乳贴，也有人称之为假乳头。其作用是在哺乳时将乳头保护罩贴合在乳头和乳晕周围，婴儿通过乳头保护罩与产妇乳房含接。乳头保护罩的材质有橡胶、乳胶、硅胶等，目前市场上广泛使用的是超薄硅胶，延展性好，无色无味，对婴儿而言异物感不强烈，易于被接受。乳头保护罩可以用于婴儿不能有效含接吸吮时，产妇乳头疼痛或乳头扁平、凹陷，早产儿或患儿不能长时间维持含接姿势等情况下使用。

乳头扁平或凹陷的产妇，如果在产后婴儿不能有效充分含接时，可尝试使用乳头保护罩。但应该注意，虽然乳头保护罩能弥补母亲乳头短小的缺陷，但如果选择或使用不当（乳头保护罩材质很厚或护罩前端没有套紧在乳头上），婴儿吸吮时不能充分有效地刺激产妇乳头，不利于促进产妇分泌乳汁。因此，在使用乳头保护罩时应由专业人员进行指导和评估，确保产妇的乳汁分泌和婴儿足量摄入乳汁。

使用乳头保护罩的注意事项：①产妇泌乳不足时，使用乳头保护罩不能改善乳汁流出问题或婴儿体重增加不理想的问题。②乳头保护罩的使用不能替代专业人员的母乳喂养技术指导和密切评估。③使用乳头保护罩时，婴儿可能会出现依赖性，待问题改善后应逐渐转换至直接哺乳。另外，在使用乳头保护罩时，如果消毒不严密，容易造成婴儿感染。因此在医护人员评估利益风险后再使用。

（3）乳头疼痛处理流程

1）听取产妇主诉和评估乳头皲裂情况。

2）观察产妇在哺乳中的表现和婴儿含接姿势是否正确。

3）如果无效含接或产妇哺乳姿势不正确，指导产妇哺乳技巧。

4）哺乳后，涂乳汁在乳头上让其自然风干。

5）鼓励和指导产妇继续哺乳。

6）哺乳后可以使用不影响哺乳的纯羊脂膏（乳头皲裂膏）涂抹乳头，促进皲裂愈合。

7）乳头皲裂或疼痛严重时，可以暂停哺乳24~48小时，给伤口修复时间。

3. 溢乳

90%的产妇产后2个月内会发生溢乳，持续时间可长达数月。溢乳可增加乳头疼痛及乳房感染的风险，并对产假结束后是否继续母乳喂养造成影响。

从乳房结构上看，乳头位置较低的易发生溢乳，此种情况可以佩戴合适的文胸，将乳房高高托起，抬高乳头的位置；有些则是因为产妇的乳汁分泌多于婴儿的需求，对于这种情况，产妇在乳房胀得太满之前就给婴儿喂哺，每次喂哺不要把乳房吸得太空，通过神经反馈机制减少乳汁的分泌，从而达到乳汁的供需平衡；泌乳反射也易引发溢乳，如看到别的产妇喂哺，听到婴儿哭声，或者另一侧乳房哺乳时，都可以刺激泌乳反射，产妇应尽量避免看到会带来泌乳反射的场面。溢乳时，用手指将乳头向内轻轻按压并轻揉，可以有效抑制溢乳的发生。

产妇溢乳本来对奶质没有什么影响，但应尽量避免母乳与衣物黏合，否则容易引起细菌滋生，对婴儿健康不利。因乳头长期潮湿，容易增加乳头疼痛及乳房感染的风险。少量溢乳用可清洗的乳垫；溢乳量大时推荐使用一次性乳垫，还可以使用储乳容器收集溢出的乳汁进行储存。

4. 乳腺炎

（1）乳腺炎的概念：乳腺炎是哺乳期女性的一种常见和多发疾病，主要是由于细菌通过乳头进入乳房引起的化脓性感染所致，尤以初产妇更为多见，常发生于产后3~4周。乳腺炎早期的临床表现主要为乳房肿胀，乳汁分泌不畅及乳房疼痛等，同时还伴随着食欲不振等表现。若不进行及时的干预或治疗，则会进一步引发化脓性乳腺炎，临床症状主要表现为乳房局部硬化，乳房肿块不断增大，且产后常有全身无力、白细胞增多、高热不退等全身症状。

（2）预防乳腺炎发生：乳腺炎是造成产后母乳喂养失败的主要原因，此病症不仅会影响产妇的生活质量，还会影响婴儿的身体健康。因此，预防乳腺炎的发生极为重要。首先要防止乳头皲裂（掌握正确的喂养知识及含接姿势），乳头皲裂既容易导致乳汁淤积，又可能因出现伤口而发生细菌感染，一旦发生了乳头皲裂，要积极治疗；其次要防止乳汁淤积，同时要保持乳房清洁，防止细菌感染；最后要注意缓解产后抑郁、焦躁等不良情绪，不良情绪容易造成乳腺肿块，导致乳腺炎发生。

（3）治疗乳腺炎：乳腺炎需要去医院就诊，切勿从早期拖延至乳腺化脓。

1）早期乳腺炎治疗以通乳为主：坚持婴儿吸吮，婴儿是最好的吸奶器，如果产妇乳汁分泌过多，也可使用吸奶器排空乳房；一些辅助治疗手段，如微波治疗通过局部热效应达到活血化瘀、软坚散结的作用，既可以止痛，又对局部细胞的过度增殖有抑制或逆转作用；用马铃薯或卷心菜冷敷，能够帮助乳房消肿、止痛；产后乳房按摩可以促进乳汁通畅排出，改善乳腺炎的症状；同时使用抗生素抗感染治疗。

2）乳腺炎到了脓肿形成阶段，就需要去乳腺科进行穿刺抽脓或切开引流，同时抗感染治疗。切开引流是治疗乳腺脓肿的传统办法，这种方式虽然解决了问题，但乳房切口愈合后会有明显的瘢痕，绝大多数产妇都无法继续哺乳；现在，超声引导下穿刺的优势非常明显，国内外都有很多乳腺科医生报道并使用这种治疗方法。

5. 乳头感染

乳头感染有细菌感染和真菌感染。

（1）各种原因引起乳头破损后均易出现乳头的细菌感染。表现为乳头疼痛、乳头皲裂、有渗出液、表面红肿、触痛明显。出现这种情况需要及时就诊，遵照医生的医嘱使用抗生素。

（2）真菌感染也是较常见的乳头感染，好发于产妇产后长期使用抗生素、患有霉菌性阴道炎、婴儿尿布疹、环境潮湿的条件下。真菌感染乳房呈针刺样疼痛、烧灼样，往往在哺乳时和哺乳后持续疼痛，乳头发红、发亮，甚至脱屑，应尽快就医。同时检查婴儿是否患有鹅口疮，如有需要，母婴同治。

无论何种感染，产妇都应做到常洗手、勤换衣，保持乳头干燥，消毒一切母婴用品，保持均衡饮食。对于真菌感染的产妇，需要限制高热量、高糖食物，因为它们有增加真菌感染的风险。

6. 乳房结石

很多人都知道胆结石、肾结石，但听到"乳房结石"时，或许觉得十分新鲜，甚至不可思议。其实，在哺乳期，产妇出现乳房结石的现象并不少见。有些女性常常会在自己乳房上摸到一个黄豆或花生米大小的圆形或扁圆形的硬块，十分光滑，可以活动，与表面皮肤不粘连，用手指推动时，也没有疼痛感和其他不适，这有可能就是乳房结石。

乳房结石的形成一般与乳汁淤积、乳腺炎、胶原蛋白摄入过多等有关。主要是由排乳不畅引起。当产妇在哺乳期受到某种不良刺激，如焦虑、烦恼或恐惧不安时，即可反射性地引起输乳管关闭，导致排乳不畅；乳房有炎症时，也会引起输乳管狭窄或阻塞，导致乳汁淤积。若乳汁积存过多，还会形成乳腺积乳囊肿，又未及时给予治疗，囊肿内的水分逐渐被吸收，钙质逐渐沉积，便可形成质地坚硬的乳房结石。

乳房结石一旦形成，很难消退，因此，乳房结石重在预防。产妇在哺乳期应该保持心情舒畅，尽量避免不良情绪的刺激，保持输乳管通畅是预防乳房结石的重要环节。

7. 乳头上的小白点

有些哺乳期的产妇乳头上会出现小白点，当婴儿吸吮乳头时产妇会感到疼痛，这可能是乳汁里钙的沉淀物。产妇可以用消毒棉球蘸上醋，然后再将棉球盖在乳头上，醋可以溶解钙的沉淀物；也可能是乳垢或脂肪颗粒，产妇可以泡个热水澡后用蘸着食物油的棉球擦拭，最好的办法是让婴儿吸吮，因为他们才是最好的吸奶器。在哺乳期间，催乳素分泌旺盛，乳房周围的皮脂腺也分泌旺盛，在乳汁分泌量较大、乳头环境潮湿的情况下，很可能出现皮脂分泌物排出不畅的现象，所以乳房上的白色颗粒物也有可能是毛囊炎堵塞毛孔引起的。产妇可以尝试用消过毒的针轻轻挑开表皮，把小白点挤掉后，在乳头上涂抹少量抗生素软膏，以防感染。如果乳头上出现的白点伴有乳房疼痛，很有可能是乳腺炎，应积极到医院就诊，寻求医生的帮助。

8. 哺乳期保护乳房的方式

很多女性因为担心乳房下垂，不愿意哺乳。其实，无论是否母乳喂养，只要经历过怀孕、分娩的过程，身体就必然会发生一些变化，胸部尤其如此。那么，哺乳期该如何防止乳房变形呢？①从哺乳期开始，就要坚持戴文胸，如果不戴文胸，重量增加后的乳房就会明显下垂；②日常生活细节对改善乳房形态也是有帮助的，如果经常弯腰含胸，一定会影响胸部的挺拔；③在哺乳过程中，产妇应掌握正确的喂哺方法，两个乳房要交替哺乳，保持两侧乳房大小对称，正确的喂哺方法还可以减少乳头皲裂的发生；④在哺乳期，产妇的饮食也很重要，保持胸部的挺拔需要充足的矿物质和维生素，新鲜的水果和蔬菜就是最好的营养补给，可以增加肌肤的弹性，保证乳房的健康。

哺乳期女性因乳房胀大，常常容易忽略乳房病变，其实此时乳房患病的风险并不低，所以女性在哺乳期乳房检查仍有必要。

9. 产妇可以戴文胸吗

产妇应该戴文胸，前面已经提过，尤其是在走路、工作等乳房震荡大的情况下戴文胸，对促进乳汁的分泌和提高乳房的抗病能力都有好处，而且还能保护乳头不受擦伤。

10. 文胸的选择

产妇选择大小合适的文胸可以托起乳房，减少乳房韧带的过度拉伸。哺乳期乳头常有乳汁溢出，应选择质地柔软、吸水性能好的文胸，避免乳头与硬物摩擦造成损伤。在颜色的选择上，最好选择本色或浅色的，因为深色衣服上的染料多，如果染料的牢度不好，被皮肤吸收会引起危害。

11. 乳头雷诺病

雷诺病指小血管收缩的一种现象。因为收缩后血流减少，发生的部位就会先变白，组织缺氧变紫，最后再因血管恢复流通后充血，又变成了红色。它主要是由于支配血管的神经接受刺激造成的过度敏感所致，常见的诱发因素有寒冷、压力、情绪、感染等。

乳头雷诺病常发生于哺乳结束婴儿离开乳房后，乳头即由正常颜色在几分钟或几秒钟内变成白色，产妇通常在乳头变白时乳头有灼热和疼痛感，一段时间后，乳头会因为血液再次回流而恢复至正常颜色。此时，产妇会感到乳头抽痛。这种只有颜色变化及疼痛的情形会反复发生好几分钟甚至 1~2 小时。可能是因为外界环境比婴儿口中的温度低造成的，乳头受伤或念珠菌感染等也可能出现这种症状。除了念珠菌感染要积极药物治疗外，乳头雷诺病药物治疗效果不明显。最重要的还是产妇应注意保暖，保持好心情，正确姿势哺乳，减少乳头受伤与感染，让过度敏感的神经恢复正常，疼痛的情形才能慢慢改善。

12. 乳腺管痉挛

乳腺管痉挛多发生在哺乳期，有的产妇哺乳完成后，乳房会感到一连串的刺痛感，像被针扎一样，有时不哺乳也会感到针扎样疼痛，直到下一次胀奶时刺痛才会减轻。有的产妇以为是乳汁淤积引起的，但检查时又没有明显的淤积，即使婴儿吸完母乳排空乳房，还是有刺痛感。其实这是因为哺乳期乳管反复扩张收缩分泌乳汁引起的痉挛性疼痛。乳腺管痉挛与乳头雷诺病极为相似，没有很好的治疗方法，只能缓解症状，但是需要先排除乳头、乳晕区的真菌感染后，可采取乳房热敷、按摩等辅助手段减轻症状。

13. 手法按摩乳房

手法按摩乳房作为一种无创的护理方法,可以有效缓解乳房结节,帮助产妇尽快泌乳,降低产妇出现乳腺炎的发生率。既往已有研究显示,手法按摩乳房能够促进乳腺炎患者乳汁的排空,减轻患者疼痛。具体方法:剪短指甲,洗净双手;按摩第一步用两到三个手指从外向乳头方向打圈按摩乳房;第二步用整个手掌从底部向乳头轻轻拍打乳房;第三步将拇指和食指放在乳晕周边,轻轻挤压乳房;第四步拇指和食指变换位置,彻底排空乳房(图4-1)。要教会产妇自己按摩,按摩时不要太用力,产妇感觉舒服即可。

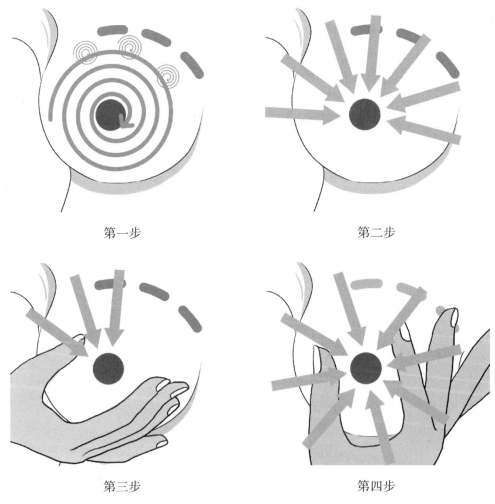

图 4-1 手法按摩乳房

乳房肿胀的产妇,乳晕一般也发肿变硬,乳头可能被拉平,婴儿含接不上,此时可以用反向按压减轻乳晕部分水肿后给婴儿吸吮。具体方法:剪短指甲,洗净双手;双手手指分别放置在乳头的两侧,朝胸腔方向施压约1分钟;同法乳房的每个方向都应该压到；要求用力均衡，避免疼痛（图4-2）。

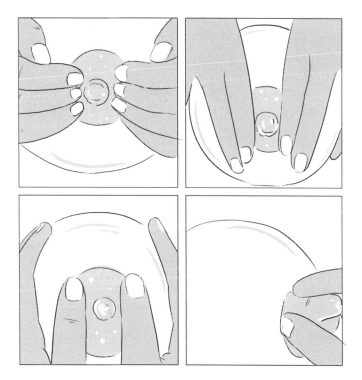

图4-2　反向按压乳房

14. 正确看待催乳及通乳

产妇乳房分泌乳汁是激素作用的结果，一般情况下根本不用"催奶"，产后频繁的哺乳比找催乳师"催奶"重要！很多产妇认为，"下奶"要靠外界干预，不论乳房是否有肿胀或乳腺炎的存在，"按摩催乳"已被很多想要母乳喂养的产妇视作常规和必需的过程，这值得我们去反思。

通过学习，产妇以特定的温和的方式进行适当的自我胸部按摩，可以使心情愉悦，乳腺通顺，减少乳房肿胀和继发乳腺炎的风险。但是过度依靠按摩不利于产妇对自我能力的认知，这样会将关注点放在乳房上，不能及时回应婴儿的需求，不利于建立良好的母乳喂养关系。有研究表明，发热超过两日，乳头乳晕区发病，有非医护人员按摩史是哺乳期乳腺脓肿形成的危险因素。催乳师并不是医生，部分催乳师只是经过简单的培训，并不知道乳房的结构。哺乳期乳房比较脆弱，乳房内的腺泡里充满了大量的乳汁，像充满水的气球，如果让催乳师恣意操作，强力按压，导致"气球"破裂，乳汁外溢，破坏周围的正常组织，就会导致乳房疾病。

15. 关于"排空"乳房

我们经常会听到一些产妇说"我的奶不够吃，乳房都排空了，孩子还在吸""如果孩子吃不完，要排空乳房，避免得乳腺炎""得了乳腺炎，一定要及时排空乳房"。

那么乳房中的乳汁是否能够真正的"排空"呢？是否需要"排空"乳房呢？

乳房并不是储存乳汁的"袋子"，随着婴儿的吸吮，乳汁的移除，乳汁会不断地产生，因此，乳房不可能有真正空的时候。如果担心"乳汁少"，可让专业人员进行全面评估后，再给予针对性的指导方案。

如果婴儿摄乳完成并确认已经吃饱，但乳汁还有多余，需要把乳汁全部挤出来吗？答案显而易见，不需要全部挤出来。因为乳汁是随吃随产，移除的越多产生的就越多，最后造成"产奶"过度，反而"不挤不行"，增加了产妇的负担。如果哺乳后乳房仍然感觉肿胀，可以适当排出一些乳汁，避免乳房过度胀满发生乳汁淤积或乳腺炎。但也要留些乳汁在乳房里，让乳房接收"奶多了，不要再多产"的信号，等待"乳房减产"，从而达到乳汁的供需平衡。

16. "回奶"和"离乳"

"回奶"是指婴儿断奶后让乳房不再分泌乳汁。事实上已经分泌产生的乳汁是回不去了，这一过程更确切的应该称为"离乳"。所谓离乳是从一种喂养方式过渡到另外一种喂养方式的过程，它不是一个单纯的行为，而是一个婴儿开始从乳房以外得到食物的过程，并且产妇逐渐终止哺乳。离乳包含了婴儿生理和心理的复杂调整过程。可分为逐渐离乳、部分离乳（适用于上班产妇）、突然离乳。

一般情况下都不推荐突然离乳，因为突然离乳对产妇乳房是一种损伤，会引起乳腺炎样症状和产妇抑郁的可能，对婴儿也会造成身体和心理的伤害。如果产妇发生了危害身体健康的严重疾病或确实存在哺乳禁忌须快速停止哺乳时，应该请医生协助安全离乳。

WHO、国际母乳会、联合国儿童基金会及中华人民共和国国家卫生健康委员会官网一致建议：纯母乳喂养6个月，之后添加辅食并继续母乳喂养到2岁以上。其实，从添加第一口辅食开始，就已经是自然离乳的开始了。相对于以前由产妇引导决定断奶的时间、方式，自然离乳就是婴儿引导，婴儿和产妇共同参与离乳。从刚开始给婴儿添加辅食，逐渐食物的品种和数量均增加，直至完全无须母乳的这个过程，婴儿和产妇一起经历身体、情感及社会交往等方面的成长。

如果因为生活、工作等原因需要部分离乳，可采取逐渐减少喂哺次数、增加哺乳间隔的方法；乳房如果胀痛明显，可少量排出乳汁，乳汁的淤积可产生抑制乳汁分泌的成分，减少产乳量；在饮食方面，产妇应少饮水，多食蔬菜水果，食物清淡少油腻。通常需要几周到几个月才能完全离乳。

17. 关于"大小奶"

经常会有哺乳期或断奶后的产妇咨询关于"大小奶"的事，其实，女性的两个乳房大小本来就不完全一样，就像其他的对称器官一样，说是对称，也不是完全一样。乳房不对称有先天性的，也有后天由于平时运动姿势不规范，导致两侧乳房的胸肌发育不均匀。后天最常见的原因是因为给婴儿喂哺时，习惯用一侧乳房，或者喂哺的姿势不正确，导致断奶后乳房组织萎缩严重，出现两侧乳房不对称。所以提醒各位产妇，在给婴儿喂哺时一定要注意方式和姿势，两侧乳房均匀喂哺，避免出现乳房不对称的现象。如果发现两侧乳房已经不对称了，可逐渐调整两侧的哺乳频率，多喂小的一侧，有可能调整回来。但是对一些各种原因导致的单侧坚持哺乳的产妇进行追踪随访发现，虽然在哺乳期健侧乳房明显增大，但是在离乳后，两边乳房体积的差距逐渐缩小，尤其是两年后双侧乳房的外观差异并不是很多。所以，产妇可以放心地哺乳，不要在整个哺乳期因为纠结乳房大小影响情绪，从而减少了泌乳量。

18. 关于副乳

许多女性在哺乳期的时候会发现腋窝长出"一团肉"，当乳房胀痛时，腋窝那团肉也胀痛，给婴儿哺乳后乳房胀痛改善，腋窝胀痛也改善，此时很多人都会非常担心，害怕它会给身体带来伤害。其实，这是副乳。副乳是指人体除了正常的一对乳房之外出现的多余乳房，一般在腋前或腋下，也有发生在胸部正常乳房的上下、腹部、腹股沟等部位，是女性常见的一种乳房发育畸形。副乳可表现为有乳腺组织但无乳头、既有乳腺组织又有乳头、无乳腺组织但有乳头。哺乳期，副乳也可分泌少量乳汁，乳汁积聚在副乳里无法排出，就会使副乳增大，待哺乳期结束后，也不会明显萎缩。副乳主要是影响美观，没有症状可以不做处理，也可手术切除，但因副乳里面还有乳腺组织，所以它患病的可能性与正常的乳腺组织一样。有副乳的产妇所分泌的乳汁跟无副乳的产妇分泌的乳汁没有本质差别，所以产妇可放心哺乳。

19. 隆胸之后还能母乳喂养吗

拥有丰满、坚挺的乳房是每位女性的梦想，但不是每一位女性都能享受到乳房赋予女性的美丽与自信。随着整形美容业的发展，隆胸手术越来越普遍。很多未生育或生育过的女性选择了隆胸手术，让乳房变得更加丰满迷人，增加自信与自我认知。然而，她们在隆胸术随后的数年内又要面临生育哺乳问题。那么，隆胸和哺乳可以兼得吗？

隆胸后是否可以母乳喂养，取决隆胸的方式、材质及手术切口的位置。一般来说，对自体脂肪注射隆胸患者，只要不损伤乳腺导管，或局部不形成硬结，压迫乳腺组织，造成排乳不畅；不出现脂肪液化、脂肪坏死、肿胀、感染等，压迫损坏周围正常的腺体组织，影响乳房的泌乳功能，实现全程母乳喂养是安全可行的。奥美定（聚丙烯酰胺）注入人体后，可能会分解产生剧毒物质，世界卫生组织将其列为可以致癌物之一，从安全角度考虑，不推荐奥美定注射隆胸的产妇进行母乳喂养。假体植入的隆胸手术切口部位一般在腋下、乳晕外缘或乳房下皱襞等隐蔽处。乳晕外缘切口因易损伤乳腺导管和支配乳头乳晕的感觉神经影响哺乳过程和吸吮反射建立，从而影响母乳喂养。

其实，隆胸和哺乳并非绝对不相容，隆胸者是否哺乳及对母乳喂养持续时间和纯母乳喂养率在很大程度上取决于她们对母乳喂养的认识和态度。

四、正确看待乳腺疾病

（一）乳腺增生

乳腺增生是女性常见病之一，它既不是肿瘤，也不属于炎症，是机体内分泌不平衡所引起的生理性反应，是乳腺正常结构的紊乱。乳腺增生症多见于25~45岁女性，青少年和绝经后女性都可能发生，其发病率占乳腺疾病首位。现在社会的女性面临工作繁忙，竞争压力大，生活不规律，过度劳累，心情压抑，饮食结构不合理，食品安全性差等情况，使得乳腺增生发病率稳步上升。有研究调查显示，90%白领女性患有不同程度的乳腺增生。乳腺增生常表现为乳房疼痛和乳腺摸到结节，一般于月经前期或情绪变化时加重，行经后减轻。乳房的肿块大小和质地随月经来潮呈周期性变化，经前肿块增大，质地较硬，经后肿块缩小，质地有韧性但不硬。乳腺增生症危害并不在于疾病本身，而是心理压力，担心自己会不会患了乳腺癌或以后发生癌变。乳腺增生虽然不是癌，但也应该遵循医生的建议，定期复查，同时养成良好的生活习惯，保持良好的心理状态。

（二）乳腺良性肿瘤

乳腺良性肿瘤主要可以分为乳腺纤维腺瘤、乳腺导管内乳头状瘤、乳腺脂肪瘤、乳腺平滑肌瘤、乳腺神经纤维瘤、乳腺血管瘤等。其中，乳腺纤维腺瘤发病率居首位，约占乳腺良性肿瘤的75%。乳腺良性肿瘤肿块的主要特点为质地柔软或中等硬度；表面常较光滑，有的虽有小结节但亦较柔软；一般形状规则，边缘清楚；与皮肤无粘连；活动度好；一般无乳头溢液（乳腺导管内乳头状瘤虽属良性，却常有乳头溢液，而且还多为血性溢液）；腋窝淋巴结除炎症外无肿大；发现时间长，生长速度缓慢。女性通过自检或体检发现乳房肿块时，切勿恐慌，应去正规医院进行进一步的检查，最终还需要病理活检才能明确诊断。

乳腺良性肿瘤的治疗以手术切除为主要手段，不能觉得它是良性肿块就听之任之，或者吃点药就行了，还有些女性去所谓的保健机构做"乳房保养"，盲目对肿块进行按摩，很可能会加重病情。不做手术的患者，须在临床医生的监控下进行观察。无论是否手术，都须定期复查，防止肿块复发或恶变。

（三）乳腺癌

调查表明，各种癌症中，乳腺癌是最有可能被治愈的癌症。乳腺癌的发生并不是突然的，它的发生和发展有一个过程，而且在这个过程中会有一些异常的表现。如果加强对女性乳腺知识的普及，提高女性对乳腺疾病的认知度，及早发现乳腺癌并及时进行诊治，乳腺癌的预后会很好。对于乳腺癌的高危人群，一定要多关注自己的健康问题，定期进行乳房检查，养成良好的生活习惯，学会自我调节，给自己减压，适龄婚育并坚持母乳喂养。

乳腺癌的早期发现、早期诊断、早期治疗是提高疗效的关键。随着对乳腺癌生物学行为认识的不断深入，以及治疗理念的转变与更新，乳腺癌的治疗进入了综合治疗时代，形成了局部治疗与全身治疗相结合的治疗模式。根据肿瘤的分期和患者的身体状况，医生酌情采取手术、放疗、化疗、生物靶向治疗、内分泌治疗及中医药辅助治疗等多种手段，争取治愈早、中期乳腺癌患者，对晚期患者延长寿命，提高生活质量。对不能行保乳手术的患者，根据病情可以在术中或术后进行乳房重建。

（朱立平　田　玲）

第五章 产后母体康复与管理

一、产后母体正常康复与管理

产后产妇即进入一个特殊时期，从胎盘娩出这一时间节点开始，产妇全身各器官除乳腺外恢复至正常未孕状态结束，这个过程所需的时间通常为6周，称为产褥期，而进行母乳喂养的产妇也会保持泌乳至停止哺乳为止。这一期间是女性生理及心理发生急剧变化的时期之一，从身体的逐步恢复到健康心理状态的重新建立，多数产妇都能够恢复良好，即为产后母体的正常发展方向，少数产妇可能在恢复过程中发生一些异常状况，则需要医疗干预。

在产后母体康复过程中，首先要了解的是产妇身体发生了哪些变化，产后又是如何进行恢复的，才能根据母体情况给予针对性并且有效的管理措施。

产妇分娩结束后，生殖、泌尿、消化等系统都需要一段时期的复原，如果产后保健护理欠缺，就容易引发各种健康问题。产后母体的变化包含全身各个系统，尤其以生殖系统，包括子宫、阴道、外阴及盆底组织的变化最为显著。同时乳腺在产后开始泌乳，新生儿有效吸吮和不断使乳房保持泌乳也非常重要；循环、消化、泌尿、内分泌等系统也是需要关注与护理的。

产妇在产褥期的体温可在产后24小时内略升高，一般不超过38℃，可能与产程较长致过度疲劳有关。产后3~4天出现乳房血管、淋巴管极度充盈，乳房胀大，伴体温升高，称为乳热，一般持续4~16小时体温即下降，属于生理性变化，但须排除其他原因尤其是感染引起的发热。产后产妇呼吸深慢，一般每分钟14~16次，是由于产后腹胀降低，膈肌下降，由孕期的胸式呼吸变为胸腹式呼吸所致。产褥期血压、心率维持在正常水平，变化不大。

产后2小时内，产妇极易发生严重并发症，如产后出血、子宫收缩乏力、产后心力衰竭等，故应留在产房内严密观察其生命体征、子宫收缩情况及阴道出血量，并注意宫底高度及膀胱是否充盈等。最好用标准计量方法评估阴道出血量的变化，尤其是产后出血的高危孕产妇。如果发现子宫收缩乏力，有可能引起产后出血，应按摩子宫并使用子宫收缩剂。若产妇阴道出血量不多，但子宫收缩不良，宫底上升，提示宫腔内有可能积血，应挤压宫底，排出积血，并持续给予子宫收缩剂。若产妇自觉肛门坠胀，则有阴道后壁血肿的可能，应进行肛查或阴道-肛门联合检查，确诊后及时给予处理。在此期间还应协助初产妇首次哺乳。如果产后2小时一切正常，医院内会将产妇连同新生儿一起送回病房，医护人员会按时巡视。

正常情况下，产后产妇的康复状态需要通过以下几个方面来衡量：

（一）子宫复旧情况

根据产妇子宫状况，通过按摩子宫、与新生儿早接触、新生儿早吸吮促进子宫收缩，使用康复仪器促进子宫收缩与恶露排出，使子宫复旧良好，恢复肠蠕动。

（二）维持乳腺通畅，保持泌乳

产后第1天通过增加新生儿吸吮次数促进乳汁分泌，必要时通过产后康复治疗仪器的理疗，增加乳汁的分泌。产后应立即开始喂哺，促进产妇乳汁分泌量，缓解乳房胀痛，减轻乳汁淤积。

（三）盆底功能评估

产后第42天进行盆底功能评估，早期筛查盆底功能异常情况，合理选择治疗方案，在有效干预时机内促进盆底功能康复。

（四）形体恢复

针对产后腹部松弛、腹直肌分离、腰背部酸痛、妊娠纹等情况，指导产妇进行科学运动，并结合手法按摩、仪器理疗、运动方式指导等治疗方式，改善腹部松弛、妊娠纹等症状，促进形体恢复。

（五）合理饮食

产妇产后的饮食较日常生活饮食来说，是特别需要关注且特殊护理的。产妇无论剖宫产还是自然分娩，产后均应少量多餐，食用富含蛋白质、维生素、热量等的食物，尽量避免食用生冷刺激性食物，具体饮食方法可见消化系统康复与管理。

（六）保持二便通畅

采用产后康复理疗方法，预防和改善产后尿潴留，促进产后排尿功能的恢复；预防便秘。

(七)心理康复

采用心理疏导、产后康复辅助仪器等方法,帮助产妇改善睡眠,调整情绪,减轻心理压力。

产褥期产妇生理脆弱、心理敏感,极易出现各种心理障碍,同时存在食欲减退的情况,由于活动体位受限、产后伤口疼痛等因素的影响,产妇自我护理能力明显降低,照顾新生儿也会比较吃力。判断产妇的康复情况,主要从饮食情况、乳汁分泌情况、恶露消失时间、子宫复旧等方面分析。产妇需要了解产褥期的相关注意事项及新生儿的护理方法,家属也可给予多方面评定。要想让产妇产褥期平稳、安全地度过,就必须加强产后康复,给予产妇更多的帮助、关心和支持,使产妇更好、更快地适应并担负起"母亲"的新角色。

产后母体的康复同时需要注意:合理饮食,保持身体清洁,产妇居室应清洁通风,衣着应宽大透气,注意休息;产后及时康复锻炼有利于体力恢复、排尿及排便,避免或减少栓塞性疾病的发生,且能使盆底及腹肌张力恢复但康复锻炼的运动量应循序渐进;若已恢复性生活,应采取避孕措施,哺乳者以工具避孕为宜,不哺乳者可选用药物避孕;产后检查包括产后随访和产后健康检查两部分。

出院后,由社区医疗保健人员在产妇出院后做3次随访,了解产妇及新生儿的健康状况:了解产妇饮食、睡眠等一般状况;检查乳房,了解哺乳情况;观察子宫复旧及恶露;观察会阴切口、剖宫产腹部切口;了解产妇心理状况。若有异常应及时给予指导和简单处理。

产妇应于产后6周即42天至医院常规检查,包括全身检查及妇科检查。前者主要测血压、脉搏,查血、尿常规,了解哺乳情况,若有内、外科合并症或产科并发症等应做相应检查;后者主要观察盆腔内生殖器是否恢复至非孕状态。同时应对婴儿进行检查。

二、子宫复旧的康复与管理

(一)产后子宫变化

子宫状态的变化是产褥期母体最为重要的变化。在正常情况下,子宫会在胎盘娩出后10天内降入骨盆腔内,产后6周恢复至孕前状态。其主要变化为宫体肌纤维缩复和子宫内膜再生,同时还有子宫血管变化、子宫下段和宫颈复原等。

1. 子宫体肌纤维缩复

产时子宫出现持续有力的收缩即宫缩,使得孕妇自然分娩,若遇到不可自然分娩的特殊情况,即进行剖宫产分娩。无论是自然分娩还是剖宫产分娩,子宫同样会随着子宫体肌纤维不断缩复，体积及重量均发生变化。自胎盘娩出后，子宫体便会逐渐缩小，在产后1周时子宫缩小至约孕12周的大小状态，于产后6周恢复至孕前的大小状态。子宫重量也呈逐渐减少趋势，分娩结束时约为1000g，产后1周时约为500g，产后2周时约为300g，产后6周恢复至50~70g。

2. 子宫内膜再生

胎盘、胎膜娩出后，遗留的蜕膜分为两层，表层发生变性、坏死、脱落，形成恶露的一部分自阴道排出；接近肌层的子宫内膜基底层逐渐再生成新的功能层，内膜得到缓慢修复，约于产后第3周，除胎盘附着部位外，宫腔表面均由新生内膜覆盖，胎盘附着部位内膜完成修复需至产后6周。

3. 子宫血管变化

胎盘娩出后，胎盘附着面立即缩小，面积约为原来的一半。子宫复旧会使开放的子宫螺旋动脉和静脉窦压缩变窄，数小时后血管内形成血栓，出血量逐渐减少直至停止。如果产后2小时内子宫出血量超出正常量500ml，则是产后出血，须特别处理与护理，危重时进行抢救。若在新生内膜修复期间，胎盘附着面因复旧不良出现血栓脱落，可导致晚期产后出血，故而应及时观察产后阴道流血及恶露情况。

4. 子宫下段及宫颈复原

产后子宫下段肌纤维缩复，逐渐恢复为孕前的子宫峡部。胎盘娩出后的宫颈外口呈环状，如袖口一样。产后2~3天，宫口仍可容纳两横指。产后1周后宫颈内口关闭，宫颈管复原。产后4周宫颈恢复至孕前形态。产时宫颈外口常发生轻度裂伤，使初产妇的宫颈外口由产前圆形（未产型）变为产后"一"字形横裂（已产型）。胎盘娩出后，子宫收缩圆且硬，宫底在脐下一指。子宫在产后第1天略上升至脐平，以后每日下降1~2cm，至产后1周可在耻骨联合上方触及，于产后10天子宫降至骨盆腔内，腹部检查触及不到宫底。

（二）针对子宫变化应采取的措施

1. 了解子宫复旧情况

应于每日同一时间手测宫底高度，测量前产妇应排尿。产后要及时排尿，这样才能不使膀胱过胀或常处于膨胀状态，从而影响子宫收缩。

2. 休息与活动

产褥期应避免长期卧位。产后6~8小时，产妇在疲劳消除后可以坐起来，第2天便可以下床活动，这样有利于身体生理功能和体力的恢复，帮助子宫复原和恶露排出。

3. 卧床休息

休息时尽量采取左侧卧或右侧卧的姿势，避免仰卧，以防子宫后倾。

4. 产后立即进行母乳喂养

母乳喂养不仅有利于亲子关系的建立及婴儿的正常生长发育，而且婴儿的吮吸刺激会反射性地引起子宫收缩，从而促进子宫复原。

5. 注意会阴卫生

产后要注意阴部卫生，以免引起生殖道炎症，进一步影响子宫的恢复。

三、产后宫缩痛

产后宫缩痛是产妇下腹出现的阵发性剧烈疼痛，其原因主要在于产后子宫出现强力收缩，子宫平滑肌弹性纤维含量较少，降低了肌肉张力，子宫出现痉挛性收缩，收缩力较强，子宫局部组织出现缺血、缺氧，神经纤维受压，进而引发疼痛，经产妇疼痛程度要强于初产妇。于产后1~2天出现，持续2~3天自然消失。哺乳时反射性缩宫素分泌增多，会增加子宫收缩次数，同样会使疼痛加重，无须特殊用药。如果子宫里有残留的胎盘或胎膜组织，或产后子宫收缩不好，子宫复原的速度就会相对缓慢。产后子宫为了恢复至产前大小，需要更有力的回缩，所以在产后1周内产妇会感到产后宫缩疼痛，这种宫缩会在产妇给婴儿哺乳时更为明显，但不致产妇难以忍受。

子宫复旧不良是最重要的产后健康问题之一，产妇在分娩过程后，体力、精力消耗严重，会阴切口疼痛、角色转换等，很可能会出现一些负面情绪，内分泌功能紊乱，使生理功能出现紊乱，从而减缓子宫恢复。

低频脉冲治疗仪是一种集磁疗、电疗、热疗、离子渗透、震颤按摩于一体的现代治疗仪，能够利用点击给予人体低频脉冲刺激，利用不断变化的蜗形磁场，渐序输出电磁波，并渗透到深层组织中，对穴位进行直接刺激与机械揉搓，进而调节人体功能状态。低频脉冲治疗能够有效缓解产后宫缩痛，是通过治疗片释放的仿生电磁波与温热效应，解除产后盆底痉挛，改善盆底肌与子宫肌的血液循环，充分发挥温热效应，提高痛觉阈值，缓解交感神经紧张状态，进而解除产后痉挛性疼痛，激活脑内神经元并释放脑啡肽、内啡肽，发挥镇痛作用，减轻产妇的腰背部疼痛与宫缩痛。

产妇在怀孕与分娩过程中，腹壁、盆底肌、筋膜出现极度伸展与牵拉，导致腹直肌出现不同程度的分离，产后子宫出现明显松弛，怀孕时子宫大小与重量显著增加，产后又快速恢复。分娩结束时，子宫重量约为1000g，体积与孕20周大小时相当，重量则低于100g，产后6周子宫基本恢复，重量会恢复至500g左右。低频脉冲治疗能够直接作用于骶尾部，促进产妇盆底血液循环，加快局部水分吸收，通过治疗使盆腔筋膜与肌肉规律运动，带动膀胱肌与子宫韧带规律运动，增强胃动力，促进盆腔内瘀血消失，提高恶露排出速度，加快子宫复旧。

四、产褥期恶露情况

（一）恶露

产后血液、坏死蜕膜等组织经阴道排出，称为恶露。恶露有血腥味，但无臭味，一般持续4~6周，总量为250~500ml。因其颜色、内容物及时间不同，恶露分类如下。

1. 血性恶露

含大量血液，色鲜红，量多，有时有小血块。血性恶露持续3~4天。出血量逐渐减少，浆液增加，转变为浆液恶露。

2. 浆液恶露

因含大量浆液得名，色淡红。浆液恶露持续10天左右，浆液逐渐减少，白细胞增多，变为白色恶露。

3. 白色恶露

大量白细胞，色泽较白，质黏稠。白色恶露约持续3周结束。

若子宫复旧不全或宫腔内残留部分胎盘、胎膜或合并感染时，恶露增多，血性恶露持续时间延长，并有臭味。

（二）产后恶露不尽

一般情况下，恶露在产后4周左右即能排干净。剖宫产者在1个半月左右可排净。如果恶露持续1个半月以上不止，为产后恶露不尽。应每日观察恶露数量、颜色及气味。若子宫复旧不良，红色恶露增多且持续时间延长时，应及早给予子宫收缩剂，帮助恶露排出。若合并感染，恶露有臭味且有子宫压痛，应给予广谱抗生素控制感染。

1. 恶露不尽的危害

（1）感染：产后恶露时间过长，会引起局部感染和全身感染，导致子宫内膜炎等一些妇科疾病，甚至引发败血症。

（2）切口愈合不良：恶露时间过长，还会导致切口感染或伤口愈合不全，严重者经医生诊断可能要切除子宫。

（3）休克：恶露时间过长，可能会导致晚期产后出血，甚至大量出血造成休克，危及生命。

2. 恶露不尽的预防

（1）休息与卫生：产后一定要卧床休息，并注意阴部卫生，每日用温开水清洗外阴部。选用柔软消毒的卫生纸，经常换卫生巾和内裤，减少病菌感染。

（2）活动量：恶露减少，身体恢复时，可适当起床活动，有助于气血运行和子宫内余浊的排出。

（3）饮食方面的调理：产后的饮食应以清淡、稀软为原则，并适当加强营养。饮食要多样化，忌生冷、辛辣、油腻和不易消化食物。少食桂圆、人参等补益性食物，因为产后大补很容易导致血管扩张，血压上升，加重出血。

（4）坚持母乳喂养：有利于子宫收缩和恶露的排出。

（5）性生活建议：产后42天内绝对禁止性生活。

五、产后阴道组织的变化

产后阴道腔扩大，阴道黏膜及周围组织会因产时的压力而发生水肿，阴道黏膜皱襞因过度伸展而减少甚至消失，致使阴道壁松弛，肌张力降低。阴道壁肌张力于产褥期逐渐回复，阴道腔逐渐缩小，阴道黏膜皱襞约在产后3周重新显现，但阴道至产褥期结束时仍不能完全恢复至孕前的紧张度。

大多数产妇于自然分娩后会担心腹部不容易恢复，出现阴道松弛等。其实，自然分娩是一个自然的过程，是符合自然规律的，自然分娩产妇比剖宫产产妇更容易恢复身材。产后出现的腹壁松弛，是所有产妇在孕期都会形成的，与自然分娩或剖宫产无关。

阴道松弛可以通过产后锻炼来恢复，如多做提肛运动（详情见盆底组织恢复）。如果没有多次分娩，阴道是不会松弛至病理状态的。

出现痔疮的原因主要是痔静脉回流受阻，多在孕期发生，剖宫产的产妇也易患痔疮。产时由于用力可能会加重痔疮的严重程度，产后可以用坐浴、用药等方式缓解。

六、产后外阴组织情况

自然分娩的产妇产后外阴轻度水肿，在产后1天即可下床活动，水肿于产后2~3天内会逐渐消退。会阴部血液循环丰富，如果在分娩过程中有会阴裂伤或接受过会阴切开、缝合术，多于产后3~4天内愈合。此期要特别注意会阴的清洁。根据不同情况，可选用温水、冲洗液、坐浴等不同方法处理。一定要养成良好的清洁习惯,若发生会阴感染,则可能需要进行二次手术,将伤口清创,并重新缝合。

(一)会阴切开术

在自然分娩过程中,为了保障母婴安全,尽快帮助胎儿顺利娩出,防止会阴出现严重撕裂,医生或助产师会根据产时情况在产妇阴道口的左下侧方倾斜45°切一个开口,即会阴侧切,也可于阴道口会阴正中下方做会阴正中切开。但并不是所有产妇都需要做会阴切开,这只是针对无法继续进行自然分娩的产妇采取的一种措施,仅在保证母婴安全情况下进行的操作。

尽管大部分的初产妇在自然分娩中会阴部均会出现不同程度的撕裂伤,但大多都能顺利分娩,无须做会阴侧切。但如果出现以下情况,就必须做会阴侧切。

(1)会阴组织缺乏弹性,或是阴道口狭窄,以及阴道出现水肿、炎症等症状时,应进行会阴侧切。

(2)巨大儿、胎位不正或产妇产力不足时,胎儿娩出容易在会阴处受到阻碍,这时应及时进行侧切,否则会造成产程延长或停滞,时间过长可能致使胎儿缺氧,还会损害产妇盆底肌肉。

(3)初次分娩的高龄产妇(年龄超过35周岁),以及孕期患有高血压、心脏病者,为保证母婴安全,在胎头降至会阴位置时,医生应进行会阴侧切。

(4)产程中出现意外情况,如胎心异常、羊水浑浊甚至出现胎粪等,显示胎儿缺氧,此时应及时进行会阴侧切。

(5)发生异常情况,须借助产钳或胎头吸引器来帮助分娩时,应进行会阴侧切。

(二)会阴部疼痛

由于产时胎儿的挤压,大多数产妇的会阴部会出现水肿,如果实施了会阴侧切术,伤口也可能出现血肿,这些均会引发会阴部疼痛。会阴区组织疏松,血管、神经丰富,对疼痛极其敏感,所以疼痛往往会很严重。根据不同的疼痛类型,可以采取相应的缓解措施。

疼痛主要有以下几种,不同情况可采取不同的应对措施。

1.创伤产生的疼痛

无论是行会阴切开术或外阴裂伤,皮肤肌肉切断、神经分离断裂,加上缝合结扎,均会有不同程度的创口疼痛,这属于正常现象。手术当天疼痛较重,2~3天后明显减轻。如果疼痛较重,可服用止痛药物。有缝线者,应每日检查切口有无红肿、硬结及分泌物。若伤口感染,应提前拆线引流或行清创处理,并定时换药。

2.水肿产生的疼痛

第二产程较长的产妇,多会出现伤口水肿。水肿会使伤口缝线勒紧,引发持续性疼痛。用浸泡硫酸镁纱布湿敷伤口或进行红外线照射,都有助于水肿的消退,减轻疼痛。

3. 血肿产生的疼痛

产时因血管裂伤导致出血积聚在伤口内，形成产道血肿，缝合后切口周围皮肤有瘀血、色紫、肿硬，触痛明显。若出血量大，应立即做急诊止血，拆开伤口缝线，清除积血，缝扎出血点，重新缝合伤口，疼痛感会很快减轻直至消失。除去体质对缝合线的排异反应以及伤口护理不当引起的感染，大部分产妇血肿后的伤口都可以正常愈合。

4. 感染导致的疼痛

感染导致的疼痛一般多发于术后2~3天，表现为伤口处发红、发肿或有疼痛感，且可能有硬块，挤压时会流出脓性分泌物。此时多为炎症早期，应及时做抗感染治疗。另外，也可用1∶5000的高锰酸钾，进行坐浴。若伤口化脓，则应拆除缝线引流，待炎症消除后再酌情缝合。

5. 硬结性疼痛

切口因炎症、缝线未吸收等引起纤维组织增生，形成硬结。此时应以局部理疗为主，如红外线照射、热水坐浴等，每次15~30分钟，每日2次。也可请医生开具相关药物，促进伤口愈合。

（三）针对会阴侧切后护理的方法

会阴侧切虽然是小手术，但伤口位置特殊，因大小便及阴道恶露的排出，随时都可能感染，所以术后护理十分重要。

1. 防止会阴感染

保持外阴清洁与干燥，自分娩第2天起用清水清洗外阴，应先清洗伤口处，再清洗伤口周围，每日2次，需要拆线的清洗需持续到拆线为止。清洗后擦干，保持伤口处干燥。若感到外阴伤口肿胀、疼痛，要及时就医，检查伤口是否存在愈合不良的情况，一般可遵医嘱用50%硫酸镁湿敷。

每次便后将肛门及其周围擦拭干净（注意应从前向后擦），再认真冲洗，而且要勤换卫生垫、内衣。平时睡眠或卧床时，最好侧卧于无会阴伤口的一侧，减少恶露流入会阴伤口的机会。

会阴侧切产生的伤口一般会在2~3天内发生愈合反应，开始可能有些不适，约1周后基本没有疼痛感。但伤口完全复原至少需要几个月，因为新生的皮下组织、肌肉需要先与周围的组织长在一起，再软化一致。

2. 防止会阴切口拆线后裂开

手术切口小，缝合又及时，如果护理得当，不出现感染，很快就可以愈合。伤口缝合用线不同，表层一般采用丝线和可吸收缝合线缝合，用丝线缝合术后

5~6天即可拆线；阴道里采用可吸收缝合线，可以被人体吸收，不会有线结残留，也不用拆线。注意预防便秘，并且在身体允许的条件下，尽早下床活动，但动作不宜过大，禁止大腿过度展开。

3. 饮食以清淡营养为主

忌辛辣，多饮水，多食新鲜水果和蔬菜，避免便秘。保持排便通畅，如果发生便秘，不要屏气用力，可以使用开塞露。另外，应避免猛然下蹲的姿势，可以先收紧会阴和臀部肌肉，再慢慢坐在马桶上。坐位时可以将身体微向右倾斜，转移左侧压力。

4. 伤口拆线

拆线当日伤口最容易裂开，因此不宜在此日出院。如果侧切伤口拆线后裂开，如果已经出院，请立即返回医院检查。若是伤口裂开情况不严重，在消毒后即可进行二次缝合，5天后再拆线，绝大多数产妇都会很快愈合。若伤口裂开时间较长，情况较重，则无法再次缝合，可以通过使用高锰酸钾溶液坐浴和服用抗生素等方法促进伤口愈合。但此种情况伤口愈合后，可能会留瘢痕。

（四）会阴切开不会影响性生活

会阴侧切不会影响夫妻间的性生活，相反，其有助于产妇尽快恢复。会阴侧切的主要目的就是避免会阴部撕裂，伤口一般可在术后1~2周愈合，起初可能会有些疼痛。部分体质的伤口可能难以愈合，容易产生瘢痕，日后性生活时可能会有异物感。但只要伤口愈合情况良好，就不会留下任何后遗症，也不会影响正常的性生活。

七、盆底组织的康复与管理

在自然分娩过程中，由于胎儿先露部长时间的压迫，使盆底肌肉和筋膜过度伸展，弹性降低，且常伴有盆底肌纤维的部分撕裂，所以，产褥期应避免过早进行重体力劳动。若能于产褥期坚持做产后康复锻炼，盆底肌可能在产褥期内即恢复至孕前状态。若盆底肌及其筋膜发生严重撕裂，造成盆底松弛，加之产褥期过早进行重体力劳动，或者分娩次数过多，且间隔时间短，盆底组织难以完全恢复正常，会导致盆腔器官脱垂。

盆底肌是指封闭骨盆底的肌肉群，能固定尿道、膀胱、阴道、子宫、直肠的位置，还可控制排尿、排便，维持阴道紧缩度，增加性快感。女性在怀孕时，腹腔压力和盆腔脏器的重力均指向盆底组织，加上子宫重量日益增加，使盆底肌持续受压而逐渐松弛。

女性盆底功能障碍性疾病（PFD）表现为盆腔器官脱垂（POP）和压力性尿失禁（SUI）等一系列盆底损伤与缺陷。PFD病因很多，流行病学调查显示，怀孕和分娩是PFD的独立危险因素。孕期随着子宫增大，重力作用对盆底的慢性牵拉造成不同程度的软组织损伤；孕期激素水平变化改变了盆底结缔组织的胶原代谢，导致盆底支持结构减弱，增加了POP的发生风险。产时盆底受胎头挤压，盆底拉伸延长，肌肉高度扩张，使盆底发生神经改变，肌肉的损伤、结缔组织间连接发生分离，而导致骨盆腔松弛等。

胎儿经过阴道分娩出来，头部的直径有9~10cm，即产时阴道要扩张到直径9~10cm，经过新生儿出生时的挤压，阴道扩张明显，部分产妇的产程相对较短，阴道及盆底组织扩张速度快，盆底肌容易受到彻底破坏，弹性明显下降。但因此就认为只有自然分娩才会造成盆底功能障碍的观点是错误的。除了怀孕、分娩等原因造成盆底肌受损外，长期便秘、提过重物品、肥胖、长期咳嗽、雌性激素水平改变、年龄增大、大运动量锻炼等都会在一定程度上损伤盆底肌。

女性盆底肌对盆底脏器起到了支持和承托作用，它是由多层肌肉和筋膜组成，含有大量的弹性纤维，给予组织器官弹性。女性的怀孕和分娩造成盆底肌肌纤维损伤，肌纤维被结缔组织代替，失去原有的弹性，盆底肌支持组织削弱且部分肌肉失去神经作用，从而产生盆底肌强度下降，导致盆腔器官脱垂、压力性尿失禁、性功能障碍等疾病。所以，产后盆底肌的康复训练非常重要。产妇在产后6周左右进行病史询问、常规检查及盆底肌功能评估。医生会仔细询问病史，包括有无合并慢性便秘、慢性咳嗽、糖尿病等容易导致PFD的高危因素。常规检查主要包括会阴检查、一般妇科检查。会阴检查主要检查会阴有无伤口、伤口愈合情况（有无红肿、硬结、触痛或压痛）、会阴弹性程度、阴道口能否闭合、最大屏气向下用力时会阴平面下移程度及同坐骨结节平面的关系。检查会阴骶神经分布区域的痛温觉，了解有无神经损伤。一般妇科检查主要了解子宫位置及复旧情况。

产后监测、评估盆底肌损伤程度，并及时进行康复训练，是预防、治疗盆底功能障碍的首选方法。产后42天是盆底肌恢复最佳时间，产后42天必须评估盆底肌的肌力。小于或等于3级，需要凭借生物和反馈技术，通过采用不同频率、不同能量的电刺激及生物反馈训练，唤醒肌神经及纤维的本体感受器，增加盆底肌的肌力和弹性，使盆底功能恢复正常。

（一）盆底肌锻炼（PFMT）

盆底肌锻炼又称凯格尔运动，产妇可以有意识地对耻骨尾骨肌（即肛提肌）为主的盆底肌肉群进行自主性的收缩锻炼。反复进行缩紧肛门的动作，每次收缩不少于3秒，然后放松，连续做15~30分钟为一组锻炼，每日进行2~3组，6~8

周为一个疗程。

1. 站立姿势的凯格尔运动（图 5-1）

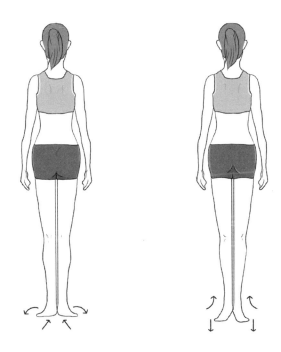

图 5-1　站立姿势的凯格尔运动

（1）自然站立，双脚跟并拢，脚掌向外打开。

（2）臀部用力，慢慢抬起脚跟再慢慢放下。

2. 平躺姿势的凯格尔运动（图 5-2）

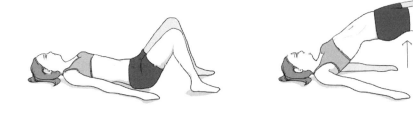

图 5-2　平躺姿势的凯格尔运动

（1）平躺后使双脚分开与肩同宽，弯曲立起双膝。

（2）吸气时尽量高举臀部，呼气时回到第一步骤。

3. 趴跪姿势的凯格尔运动（图 5-3）

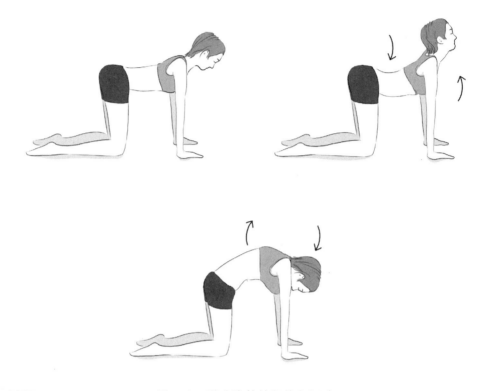

图 5-3　趴跪姿势的凯格尔运动

（1）屈膝跪地，手掌平放地面，腹部与地面平行。

（2）腰部向下放低，头部向上抬起，尽量弯曲上半身。

（3）然后背部再弓起、低头，再次回到第一步骤。

骨盆是女性阴道分娩胎儿的必经之途，骨盆的大小及形状对分娩的难易程度影响很大，它与产力及胎儿构成了分娩的三要素。产后经过怀孕和分娩，盆腔软组织容易扩张变形，盆底肌功能恢复有"黄金时间"，越早训练，效果就越好。如果不做任何训练，随着年龄增大，激素水平下降，肌肉变得松弛，症状会越来越严重，中老年后很可能会出现不同程度的压力性尿失禁，有的甚至发展为子宫脱垂。如果已经过了产后的黄金训练时期也不用急，逐步锻炼起来也能促进盆底肌的康复。

（二）产后康复操

产后康复操可以于产后第 2 天进行。

1. 胸部运动

产妇仰卧位，四肢伸直，双臂伸直放于身体两侧，缓慢吸气扩胸，同时收缩腹部，持续 10 秒，然后缓慢呼气，重复进行 10 次。

2. 手臂运动

双臂伸直放于身体两侧，吸气时，双臂于身体两侧上举，至胸部时向两侧打开伸直，呼气时恢复原状。交替进行 10 次。

3. 腿部运动

仰卧位，双臂伸直放于身体两侧，小腿紧绷，两侧踝关节同时向内或外旋转，双腿交替上举，尽量与身体垂直，后缓慢放平。产妇感觉良好时，可同时抬双腿，重复 10 次。

4. 抬臀运动

双臂平放于身体两侧，屈曲双腿，以脚与肩部作为支撑，抬高臀部离床，持续 5 秒后还原，重复 10 次。

5. 盆底运动

产妇站立，分开双腿与肩同宽，缓慢收放盆底肌，然后分开双腿至两倍肩宽，再缓慢收放盆底肌；同时可进行起立、下蹲。

（三）简单运动方法

盆底康复护理采取的运动方式：产后 6~8 周，取坐位或卧位，逐步放松大腿、腹部肌肉，深呼吸，依次收缩肛门、阴道、尿道，每次维持 6~8 秒，注意力集中，然后放松呼吸。重复上述动作 3 次后，期间放松 6 秒，加快速度，再进行下一组动作，每次训练持续 8~10 分钟，每日 1~2 次即可。

（四）个体化的低频电刺激合并生物反馈治疗

有研究结果显示，个体化产后盆底康复治疗（个体化的低频电刺激合并生物反馈治疗）的产妇在治疗结束后，盆底肌肌力与对照组比较得到了显著提高。

对于盆底肌训练的个体化方案，医生应该运用图表或立体模型向每位产妇解释盆底的基本解剖学知识和盆底肌收缩方法。阴道触诊有明显的个体差异，对于感觉不到肌肉收缩或只有微弱收缩的产妇，检查者应将食指探入阴道后穹隆 1.5cm 的位置，将盆底肌压向后外侧；如果阴道可以放入两个手指，则左右两侧都施加一定压力以刺激肌肉的牵张感受器，同时通过语言指导其收缩。如果肌肉收缩仍无改善，应考虑运用功能性电刺激。

不同时机的个体化低频电刺激合并生物反馈治疗是预防产后 PFD 的安全性、方便性、有效性比较高的康复治疗方法，其中产后 42 天开始康复治疗是效果最佳时机，从而恢复阴道紧缩度，提高女性性生活质量，增强盆底肌肌力，促进盆底肌康复，预防和治疗 PFD，值得推广应用。

八、产后乳房的变化

孕期孕妇体内雌激素、孕激素、胎盘生乳素升高,使乳腺发育,乳腺体积增大,乳晕加深,为泌乳做好准备。当胎盘剥离娩出后,产妇血中雌激素、孕激素及胎盘生乳素水平急剧下降,抑制下丘脑分泌的催乳素抑制因子(PIF)释放,在催乳素作用下,乳汁开始分泌。新生儿每次吸吮乳头时,来自乳头的感觉信号经传入神经到达下丘脑,通过抑制下丘脑分泌的多巴胺及其他催乳素抑制因子的神经反射机制,使腺垂体催乳素呈脉冲式释放,促进乳汁分泌。吸吮乳头还能反射性地引起神经垂体释放缩宫素,缩宫素使乳腺腺泡周围的肌上皮收缩,使乳汁从腺泡、小导管进入输乳导管和乳窦而喷出乳汁,此过程称为泌乳反射。吸吮及不断排空乳房是保持乳腺不断泌乳的重要条件。由于乳汁分泌量与产妇营养、睡眠、情绪和健康状况密切相关,保证产妇充分休息、足够睡眠、营养丰富饮食并避免精神刺激至关重要。若此期乳汁不能正常排空,可出现乳汁淤积,导致乳房胀痛及硬结形成;若乳汁不足,可出现乳房空软。所以,尽早实施产妇与婴儿的肌肤接触并及时有效地进行母乳喂养尤为必要。

(一)母乳喂养

母乳是婴儿最合适的天然食品,各级组织、家庭及个人都应该提倡、支持母乳喂养。世界卫生组织已将帮助产妇在产后 1 小时内开始哺乳,实施 24 小时母婴同室,坚持纯母乳喂养 6 个月,提倡母乳喂养 2 年以上等纳入促进母乳喂养成功的措施之中。

1. 母乳喂养的好处

母乳喂养对母婴健康均有益。对婴儿而言可以提供满足其发育所需的营养,提高免疫力,促进婴儿牙齿及颜面部的发育,增进母婴感情等。对产妇而言可促进其子宫复旧,推迟月经复潮及排卵的时间,降低产妇患乳腺癌、卵巢癌的风险等。

2. 母乳喂养的时间及方法

哺乳是一种自然行为,每次 20~30 分钟,根据哺乳的环境,可采用摇篮式、环抱式、交叉式和侧卧式等姿势进行,以母婴舒服的体位进行哺乳。哺乳前,产妇应洗手并用温开水清洁乳房及乳头。哺乳时,产妇及新生儿均应选择最舒适位置,一手拇指放在乳房上方,其余四指放在乳房下方,将乳头和大部分乳晕放入新生儿口中,用手扶托乳房,防止乳房堵住新生儿鼻孔。新生儿吸空一侧乳房后,再吸吮另一侧乳房。哺乳后产妇佩戴合适棉质文胸。每次哺乳后,应将新生儿抱起轻拍背部 1~2 分钟,排出胃内空气以防吐奶。乳汁确实不足时,应及时补充配方乳。如遇下列问题应及时处理：

（1）乳胀：多因乳房过度充盈及乳腺管阻塞所致。哺乳前湿热敷3~5分钟，并按摩乳房，频繁哺乳，排空乳房。

（2）保持泌乳：若出现乳汁不足，鼓励产妇树立信心，指导哺乳方法，按需哺乳，夜间哺乳，适当调节饮食，喝营养丰富的肉汤。

（3）回奶：若产妇不能哺乳，应尽早回奶。最简单的回奶方法是停止哺乳，必要时可辅以药物。①生麦芽60~90g，水煎当茶饮，每日1剂，连服3~5天；②芒硝250g分装两纱布内，敷于两乳房并包扎，湿硬时更换；③维生素B_6 200mg，每日3次，连服3~5天。

（4）乳头皲裂：轻者可继续哺乳。哺乳前湿热敷3~5分钟，挤出少许乳汁，使乳晕变软，以利于婴儿含吮乳头和大部分乳晕。哺乳后挤少许乳汁涂在乳头和乳晕上，短暂暴露和干燥，加强护理。皲裂严重者应停止哺乳，可挤出或用吸乳器将乳汁吸出后喂给婴儿。

3. 判断乳汁分泌量是否充足

判断母乳充足的主要标准：①每日满意的母乳喂养8次左右；②婴儿每日排尿5~6次，排便2~4次；③婴儿体重增长及睡眠情况良好。

4. 母乳存储的条件

无法直接哺乳者，可将乳汁吸出，储存于储乳容器中，20~30℃保存不超过4小时，4℃不超过48小时，-15~-5℃可保存6个月。

5. 不宜或暂停母乳喂养的指征

不宜或暂停母乳喂养的指征主要包括产妇患传染病急性期、严重器官功能障碍性疾病、严重的产后心理障碍和精神疾病，婴儿患有乳糖不耐受症等，不宜进行母乳喂养；另外产妇酗酒、暴怒、服用对婴儿有影响的特殊药物等，也不宜母乳喂养。

（二）必要时进行产后康复按摩

哺乳前，应对乳房进行康复护理，必要时运用按摩手法解决乳汁淤积，但一定注意方法与力度，以产妇能接受且不产生伤害乳房为前提。方法如下：产妇排空小便，平卧于按摩床上，全身放松，将毛巾浸泡于40~45℃热水中，提起拧干，敷于乳房上，持续10分钟，涂专用按摩油，随后由护理人员用右手食指、中指、无名指从乳房根部起，进行螺旋式按摩，按摩乳房时环形进行，每侧乳房按摩10分钟左右，根据产妇感受适当调整按摩力度；在哺乳后，双手轻轻按压乳房10次，随后一只手将乳房拖住，另一只手朝着乳房方向挤压，可促进乳汁分泌；按照头、肩、上肢、胸腹部、背腰部、下肢的顺序，从上至下按摩，重点按摩乳房与子宫；按摩子宫时，以小鱼际肌掌侧顺时针按摩宫底部，按摩 5~8 分钟，每日 1 次。

九、消化系统的改变

孕期孕妇胃肠蠕动及肌张力均减弱，胃液中盐酸分泌量减少，产后需 1~2 周逐渐恢复。产后 1~2 天内产妇常感口渴，需要流质或半流质饮食。产褥期活动减少，肠蠕动减弱，加之腹肌及盆底肌松弛，容易便秘。

产后 1 小时可让产妇进流食或清淡半流食，以后可进普通饮食。食物应富有营养、足够热量和水分。若哺乳，应多进食蛋白质、热量丰富的食物，并适当补充维生素和铁剂，推荐补充铁剂 3 个月。

对于剖宫产术后产妇身体处于特殊情况，须特别注意饮食状况。

（一）手术当天饮食

1. 术后 6 小时内禁饮食

剖宫产的产妇术后 6 小时内应禁饮食，6 小时后进食也要少量，通气前最好先喝少量温水。由于手术会使肠管受到刺激，胃肠道的正常功能被抑制，肠蠕动减慢，肠腔内有积气，易造成术后腹胀。如果过早进食，会使肠道负担加重，造成便秘和肠道胀气，从而使腹压增高，不利于身体恢复。

2. 6 小时后可以喝点温开水

剖宫产 6 小时后，产妇可以适量喝点温开水，以刺激肠道蠕动；还可喝点萝卜水，帮助因麻醉而停止蠕动的胃肠道恢复正常功能。肠道排气后产妇可以进食，排气时间因人而异。未排气前不要吃难消化的食物，如煮鸡蛋、炒菜、肉、米饭等；红糖水、甜果汁及牛奶等也不要喝，以免引起腹胀。

3. 排气后选择流食

开始排气后，应以稀粥、米粉、藕粉、果汁、鱼汤、肉汤等流质食物为主，少食多餐，每日分 6~8 次进餐；也可以喝些有排气作用的汤，如萝卜汤等，以增强肠道蠕动，促进排气，减轻腹胀。

（二）术后第 1 天饮食

手术分娩后回到病房，产妇常感到疲劳无力，胃口也较差，可以休息一下，然后清淡饮食。第 1 餐可适量进食热量大、易消化的半流质食物，如红糖水、藕粉、蒸蛋羹、蛋花汤，北方喜食小米粥，还可以吃些炖煮的汤等；第 2 餐即可正常膳食。

小米熬粥营养丰富，很适合产妇产后食用。由于小米不需精制，它保存了许多维生素和矿物质，膳食纤维的含量也高，产后多吃些小米粥，能够帮助产妇恢复体力，刺激肠蠕动，增加食欲。小米粥中加入适量花生和红枣也非常适合产妇食用，不仅能活血化瘀，还能补血，并促进产后恶露排出。

产后应多补充水分。产妇产后大多乳腺管还未完全通畅，不要急着喝下奶汤。因为新生儿的胃容量有限，进食量较少，若催得太急，在接下来的2~3天会涨奶，产妇会感到乳房胀痛难受，也容易患乳腺炎等疾病。产妇肠胃功能还未完全恢复，营养过盛会给身体增加负担。

产后可以喝一点稀粥、蛋汤、鱼汤等较为清淡的汤，汤不要过咸。少喝油汤，汤中的油多了，母乳中的脂肪量也会增加，新生儿的消化功能还不完善，母乳脂肪过多有可能使新生儿发生腹泻。

（三）术后第2天饮食

术后第2天，哺乳会加速子宫收缩，同时也会带来宫缩疼痛。此时恶露排出比较多，产妇也会感觉腰使不上劲，酸胀难受，坐一会就觉得很累，这些都是正常现象。

刚刚分娩的产妇，身体抵抗力较弱，如果照护不当，就有可能引起伤口感染。此时一定要全方位护理产妇，以免因伤口问题影响产褥期产妇与新生儿的陪伴。

1. 以半流食为主

术后第2天，饮食可由流食改为半流食，应选择富含营养且易消化的食物。当大量排气后，可吃些稀、软、烂的半流质食物，如肉末、肝泥、鱼肉、蛋羹、蛋花汤、烂面条、稀粥等，每日进食4~5次，保证摄入充足营养。第2天产妇仍需要输液，防止感染和补充水分及营养，饮食也要逐渐增加高热量的食物，尽快恢复体力。

2. 吃些温补食物

产后第2天就可以进食一些软食或普通饭菜，注意摄取高营养食物，保证食物多样化。恶露增多可能会增加产妇的心理负担，也会影响食欲，所以很多产妇会产生焦虑情绪。这时候产妇要注意保暖，多食具有温补作用和补血功能的食物，如猪肝、红枣、莲子等。不要多吃油腻食物，以免给胃肠增加负担。

3. 适当吃点鸡蛋

鸡蛋有滋阴养血、润燥息风的功效。特别是其含有丰富的蛋白质，这些蛋白质属于优质蛋白质，消化利用率高，对修复身体很有益处。此外，鸡蛋还含有丰富的维生素、铁、锌、硒及丰富的卵磷脂和胆固醇等，这些营养素都是产妇产后所必需的，有利于修复身体创伤，促进泌乳。鸡蛋也有维护神经系统健康的作用，可减少抑郁情绪。鸡蛋的做法多种多样，要尽量做得精致有新意，如煮鸡蛋、荷包蛋、芙蓉蛋、蒸蛋羹、紫菜蛋花汤、番茄鸡蛋面等，换着花样做，才会使产妇有食欲。虽然鸡蛋富含的营养有助于产妇恢复体力，但也不能吃太多，每日吃2~3个即可，否则不容易消化，还会引起胀气。

4. 不宜食用的食物

剖宫产后有时腹胀很厉害，容易发酵产气的食物要少吃或不吃，如糖类、豆浆、淀粉类，以免加重腹胀。剖宫产的产妇由于产后腹压突然减小，腹部肌肉松弛，肠蠕动缓慢，易出现便秘。此外，因伤口疼痛致使腹部不敢用力，大小便不能及时排泄，也容易造成大便秘结。所以油炸、辛辣、燥热食物以及热量过高而膳食纤维含量少的食物也要避免食用，以免引起或加重便秘。

（四）术后第 3 天饮食

术后第 3 天，大多数产妇已基本适应了宫缩痛，此时医生会打开敷料查看伤口有无渗血、红肿等情况，了解伤口愈合情况，同时给伤口换药，换药的过程可能会有一些不适。

大多数产妇此时会开始涨奶（一般产后 24~48 小时就开始涨奶），行之有效的预防方法就是尽早且足够频次地直接母乳喂哺新生儿，如无必要，最好不要通过乳房按摩疏通乳管，最终目的是保证新生儿有充足的母乳即可。一般产后第 3 天即可在温暖的室内洗头、擦身。

当产妇进行剖宫产手术时，肠道会受到刺激，胃肠道的正常功能会被抑制，肠蠕动相对减慢。所以，术前不能吃得太饱，否则食物残渣在肠道滞留的时间延长，不仅会造成便秘，而且会使产气增多，腹压增高，影响身体恢复。

饮食不宜过饱，可以吃点肉类食物，适当进食鱼汤、蔬菜汤等，不要过早进食油腻的骨汤，以免乳汁分泌不畅，造成乳房出现硬块。

（五）术后第 4 天饮食

术后第 4 天，伤口疼痛减轻，乳汁分泌得越来越顺畅，伤口也逐渐愈合，但仍要避免发生感染。多吃富含维生素 C 和维生素 E 的食物，有助于伤口的愈合。同时，恶露也会由血性（红色）转为褐色，黏稠度降低，量也会减少。这些都是身体正在恢复的迹象。

产后几日的哺乳情况将决定整个母乳喂养的成败。在饮食方面，食物多样化，保证母乳营养，此时要加强营养，这时的食物品种应多样化，既能增加食欲，又可均衡营养。最好不服用补品，食欲不好的产妇也不要依靠服用营养素来代替饭菜，均衡的饮食才是最好的补养，只要你有母乳喂养的决心，食欲自然不会太差。

（六）恢复期饮食

分娩消耗了产妇大量的体力，所以，及时补充营养是重中之重，这能让产妇的身体更快恢复。产妇的母乳是能为婴儿提供能量与营养必需的食品，所以产妇吃对、吃好，才能为婴儿提供富有营养的乳汁。

1. 产后第 1 周高蛋白、高热量食物为产妇提供能量

产后第 1 周，产妇会感觉身体虚弱，胃口较差。此时胃肠功能还未恢复，不宜进食油腻的食物，否则会影响身体恢复，还会使婴儿发生腹泻。饮食要易于消化吸收，以利于胃肠功能的恢复。可以进食清淡的食物，如鱼肉、鸡肉、蔬菜、水果等。

（1）高蛋白饮食：鱼、肉、豆、蛋、奶类是优质蛋白质的来源，这类食物在体内消化后，会变成小分子的氨基酸，氨基酸是身体组织的基本单位，有助于产后创伤的修复。产妇一定要多补充富含蛋白质的食物，才能使产时所造成的伤口尽快愈合，并尽快恢复体力。

（2）氨基酸：可以刺激脑部分泌让人兴奋的化学物质，从而有效降低产后抑郁的发生率。

（3）摄入维生素 B 族：五谷、鱼、肉、豆、蛋、奶类都含有较丰富的维生素 B 族。分娩期间体内的维生素 B 族流失较多，适当补充富含维生素 B 族的食物可加速身体的能量代谢，促进血液循环，对产后器官功能的恢复很有帮助。

（4）补充必需脂肪酸：必需脂肪酸能平衡激素的分泌，减少伤口感染机会，也是婴儿神经系统发育必不可少的物质。蛋类及坚果类是必需脂肪酸的优质来源，芝麻还有润肠通便的效果，特别适合产妇食用。

2. 产后第 2 周：增补气血

产后第 2 周，由于此时新生儿的食量大增，有些产妇会明显感觉奶水不够。如果新生儿尿量、体重增长都很正常，两次哺乳之间很安静，就说明母乳是充足的。需要注意的是，如果母乳量不足，不应该只考虑量，质也非常重要。鲫鱼汤、猪蹄汤、排骨汤都有很好的催乳作用，不过煲汤的时间不要过长，以免营养成分过度流失，而且喝汤的同时也要吃肉。

（1）优质蛋白仍是重点：出院回家后，随着喂哺及照护新生儿的工作量增加，产妇体力会有更大的消耗，而且伤口也在加快愈合，所以饮食上更应注意补充优质蛋白质，仍以鱼类、虾、蛋、鸡肉、豆制品为主，同时增加些排骨、瘦肉等食物。该周食谱应多注意调节口味，增加食欲，晚餐最好以粥类为主，可多做些口味较鲜的粥。

（2）补充钙质：哺乳期新生儿骨骼形成所需要的钙完全来源于产妇，因此产

妇消耗的钙量要远远大于普通人，需要及时补钙。产妇可多吃些乳酪、虾米、芝麻或芝麻酱、西蓝花、卷心菜等富含钙质的食物，并且要注意让婴儿多晒太阳，以促进维生素 D 的合成，从而使钙吸收得更好。

（3）不宜大补：虽然产时伤了元气，但也不宜大补，特别是人参等补品，性属大热，不利于伤口愈合，也不利于恶露排出，甚至会导致血块淤滞于子宫，引起腹痛，严重的还可能引起大出血。产后确实有气虚症状的产妇，可在医生指导下服用补品进行调理。

3. 产后第 3 周：提高母乳质量，维持泌乳

产后第 3 周，多数产妇的伤口基本愈合，可以开始进食一些补血的食物，以调理气血。新生儿的食量进一步增大，需要更多的母乳，所以保持足够泌乳量也不可忽视。

（1）做好初期持续泌乳，母乳喂养就能成功：哺乳期一般需要持续 1 年左右的时间，有的产妇可以维持至两年。所以，产后初期保证良好的乳汁分泌和乳腺畅通，会给整个哺乳期带来良好的开端。需要注意的是，使奶量保证足够新生儿的需要量，要循序渐进，尤其是刚分娩后，产妇胃肠功能尚未恢复，乳腺才开始分泌乳汁，而且乳腺管还不够通畅，不宜食用大量的催乳食物，否则会导致乳房胀痛难忍，还很可能会导致乳腺炎。

（2）高质量母乳来自产妇的细心：哺乳期食物要以清淡为宜，少食煎炸类食物及寒凉食物；多摄取易消化吸收的带汤炖菜，避免进食影响乳汁分泌的食物，如麦芽糖等。很多产妇会觉得，新生儿出生之后时间过得非常快，每日都忙碌而充实。"一会儿婴儿拉便便了""一会儿又该给婴儿喂奶了""一会儿要陪婴儿玩"，等处理完这些事情才发现，自己的饭菜还没有来得及吃。这时，产妇不要图省事而吃凉菜，一定要重新加热，处理得当后再吃。在哺乳期内要避免吃零食，因为大部分的零食都含有较多的盐和糖，有些还是经高温油炸过的，并加有大量的食用色素，这些都会对乳汁的质量造成影响。

4. 产后第 4 周：平衡饮食，帮助身体完全恢复

无论是否哺乳，本周都是产后恢复的关键时期。身体各器官逐渐恢复至孕前状态，需要更多的营养支持，并注意均衡饮食。吃得好，奶水充足，产妇能重拾美丽。

（1）不盲目进补：为了催乳，很多产妇产后都会喝一些滋补的汤水，免不了油腻，时间长了，就会引起消化不良，出现腹痛或腹泻等状况。所以，产后饮食一定要注意荤素搭配，不可一味进补。早餐可选择五谷杂粮粥或馄饨等易消化的食物，午餐可以多喝些滋补的汤，肉类以瘦肉、鱼肉为主，晚餐要加强蛋白质的补充，最好是稀软易消化的食物，如粥、肉丝面等，加餐则可以选择桂圆粥、荔

枝粥、牛奶等。中药分寒、热、温、凉，若选用不当，容易伤害身体，而且如果是母乳喂养，对新生儿的影响也很大。确实需要使用中药进补的产妇，可先咨询医生，并由医生开药方，遵医嘱服用。

（2）按时定量进餐：由于家人往往会因为照顾新生儿而过于忙乱，从而忽视了产妇的进餐时间。此时新生儿经过3周多的成长，也养成了较为规律的作息时间，吃奶、睡觉、大小便的时间产妇都要留心记录。只要掌握新生儿的生活规律，产妇就能安排好自己的饮食和作息时间，整个产褥期也会轻松很多。

5. 产后第5周及以后

很多母乳喂养的产妇在分娩1个月后，就不认为饮食十分重要了，从而回归自己孕前的饮食状态。事实上，在整个哺乳期，产妇都应注意膳食平衡。有些产妇产后瘦不下来，反而体重急速增长，就是饮食控制不当的结果；而有些新生儿总是出现腹胀、腹泻等问题，也与产妇的饮食有直接关系。产妇在哺乳期间的饮食，总的原则是控制食量、提高品质，尽量做到不偏食、不挑食，按需进补，并且要积极运动。

（1）控制热量：怀孕期间，产妇为了准备分娩及哺乳储存了不少的脂肪，再经过饮食上滋补，又给身体增加了很多负担。过了产褥期，若继续盲目进补，乳汁脂肪含量偏高，新生儿就容易发生腹泻；乳汁变黏稠，乳腺也容易阻塞。脂肪一方面来自油腻食物，另一方面也来自主食（碳水化合物），主食吃得太多，热量超标，就会转化为脂肪储存下来，同样能使人发胖。要兼顾泌乳与瘦身，在日常膳食上，产妇必须控制热量的摄入总量，做到量入为出，做好荤素搭配。

（2）外出用餐的注意事项：产妇经过1个月的休整也可以外出，如果是在外用餐，一定要注意饮食卫生。大部分餐厅的食物都会多油、多盐、多糖、多调料，食用这些重口味食物，很容易影响乳汁分泌，从而给新生儿带来各种问题。如果不得不在外面就餐，点餐时要尽可能地避免油腻，饭前应喝些清淡的汤，少食油腻菜品，用餐时间也不要太长，火锅之类的食物要尽量避免。

（3）科学讲究形体恢复：产后第1个月身体恢复最快，之后直到产后6个月这段时间，恢复速度呈现缓慢和持续下降的趋势，产妇要抓住这一宝贵时期，多哺乳，并适当运动，同时注意减少热量的摄入，以达到瘦身的目的。

科学、合理地安排饮食，保持摄入与消耗平衡，既可以满足恢复身体的需要，又能满足婴儿的营养需求。产妇应当寻找适合自己的产后恢复食谱和方法。

十、大小便变化

孕期体内潴留的大量水分主要经肾脏排出，故产后 1 周内产妇尿量会有所增多。孕期发生的肾盂及输尿管扩张，产后需 2~8 周恢复正常。在产褥期，尤其在产后 24 小时内，由于膀胱肌张力降低，对膀胱内压的敏感性降低，加之外阴切口疼痛、产程中会阴部受压迫过久、器械助产、区域阻滞麻醉等，均可能增加尿潴留的发生率。

（一）排尿

产妇产后 5 天内尿量明显增多，若没有特殊情况，应鼓励产妇尽早自行排尿，但要缓慢步行。上完厕所，要将恶露清洗干净。由前向后擦洗，用消毒卫生纸擦干后，垫上清洁的消毒卫生巾。产妇应在产后 4 小时内排尿。积存尿液可能会导致膀胱炎，所以产后要每隔 3~4 小时排尿一次，若排尿困难，除鼓励产妇起床排尿，解除由于排尿引起疼痛的顾虑外，可选用以下方法：

（1）用热水熏洗外阴、用温开水冲洗尿道外口周围，诱导排尿。热敷下腹部，按摩膀胱，刺激膀胱肌收缩。

（2）针刺关元、气海、三阴交、阴陵泉等穴位。

（3）肌内注射甲硫酸新斯的明，兴奋膀胱逼尿肌，促其排尿，但注射此药前要排除其用药禁忌证。

若使用上述方法均无效时应予留置导尿管但要防止泌尿系统感染。

若产妇大量排汗，要及时擦净身体，并勤换内衣。身体如果异常发热，要检查是否为产褥感染。

剖宫产的产妇，一般术后者会留置导尿管，在拔除导尿管后应尽早小便。因为插导尿管本身就可能引起泌尿系统感染，再加上阴道排出的恶露很容易污染尿道，更易引起泌尿系统感染。可通过多饮水、排尿，来冲洗尿道，以防泌尿系统感染。剖宫产后，由于疼痛致使腹部不敢用力，大小便不能及时排泄，易造成尿潴留和粪便堆积，所以产妇术后应克服心理障碍，及时大小便。

（二）产后便秘

女性产后失血伤津，肠道失润，或者本身气虚，肠道无力输送粪便，从而使粪便堆积在肠中，长期滞留而难以排出，形成便秘。

一般情况下，产后便秘的原因主要有以下七点：

1. 孕期遗留

怀孕期间就存在便秘的情况，产后便秘会继续或进一步加重。

2. 胃肠功能减退

产褥期胃肠功能减退，肠蠕动减慢，肠内容物存留时间过长，水分被吸收，引起大便干结，这是产后便秘的主要原因。产时常会使用镇痛药剂，这些药物也会使肠道蠕动变慢。

3. 孕期腹胀

孕期腹部过度膨胀，会使盆底组织及腹部肌肉松弛，排便能力减弱。

4. 产后身体虚弱

产后身体虚弱，也会减弱排便的力量，容易导致便秘。

5. 会阴侧切

如果分娩过程中做了会阴侧切，且有缝线，即使有便意产妇也不敢用力排便，会间接导致便秘。

6. 饮食不合理

过于追求肉类的进补，而忽略了蔬菜、水果等富含膳食纤维食物的补充，使存留的食物残渣减少，减少了排便的机会。

7. 服用药物

产后如果服用了抗抑郁药物或补铁剂等，也会导致便秘。

（三）预防产后便秘

产后便秘是可以预防的，适当运动，合理饮食，保持好心情，就能避免和缓解产后便秘。预防方法如下：

1. 适当运动

运动可促进肠蠕动，帮助产妇恢复肌肉的紧张度。自然分娩的产妇一般情况下在分娩次日即可下床活动，然后逐日增加下床的时间和活动范围。也可以在床上做产后体操、缩肛运动，锻炼盆底肌，促使肛门周围血液回流。方法是做忍大便的动作，将肛门向上提，然后放松。早晚各1次，每次10~30回。产褥期尽量不要一直卧床不动，适当活动可以预防便秘。

2. 合理饮食

产后要多吃新鲜的瓜果蔬菜，荤素搭配，平衡饮食。禁食刺激性食物，不能饮酒。蜂蜜和芝麻油有润肠通便的作用，可以适当食用。

缓解或治疗产后便秘的食物有很多，但主要原则是合理搭配粗细粮，做到主食多样化，达到膳食均衡的目的。能缓解便秘的食物有以下五类。

（1）富含膳食纤维的食物：如杂粮、芹菜及各种绿叶蔬菜等。

（2）含水分较多的食物：主要是新鲜水果，特别是梨，缓解便秘的作用较好。

（3）可加速肠道蠕动的食物：如熟透的香蕉、苹果、芋头、蜂蜜等，可以加速肠道蠕动。

（4）富含脂肪酸的食物：如松子仁、黑芝麻、瓜子仁、花生米等。

（5）富含有机酸的食物：可以促进消化，有助于通便，产后便秘的产妇可以经常食用。

3. 定时排便

产妇要有意识地培养自己定时排便的习惯，不要等到粪便在肠道内积压过多后再排出，定时排便可以有效预防产后便秘。

4. 调节情绪

产妇应调节好自己的情绪，避免精神过度紧张或过度疲劳，要放松身心，保持轻松愉快的心情。

5. 药物治疗

如果便秘严重，可以使用开塞露等药物。如果有便秘出血的情况，则说明便秘已经相当严重。一旦发现有产后便秘出血的情况，应及时就医检查，查清楚出血的原因，对症治疗。

十一、内分泌系统的变化

产后雌激素及孕激素水平急剧下降，产后 1 周时已降至孕前水平。胎盘生乳素于产后 6 小时已不能测出。催乳素水平因是否哺乳而异，哺乳产妇的催乳素于产后下降，但仍高于孕前水平，吸吮乳汁时催乳素明显增高；不哺乳产妇的催乳素于产后 2 周降至孕前水平。月经复潮及排卵时间受哺乳影响。不哺乳产妇通常于产后 6~10 周月经复潮，在产后 10 周左右恢复排卵。哺乳产妇的月经复潮延迟，有的在哺乳期间月经一直未来潮，平均在产后 4~6 个月恢复排卵，产后月经复潮较晚者，首次月经来潮前多有排卵，故哺乳期产妇月经虽未复潮，却仍有受孕可能。

刚经历分娩的产妇，通常会因为产时情绪过度紧张、兴奋，同时也会有抑郁、恐惧、焦虑、烦闷等精神因素，或者是周围人言语不当，受到刺激而产生自责、内疚和疑虑等不良情绪。这些精神因素很容易引起产妇失眠。失眠并不是仅仅指产妇睡不着，有的产妇每晚睡觉都会做梦，白天总感觉头昏沉沉的，有时还会做噩梦，这些其实也是失眠的一种表现。这种情况大多是焦虑、烦闷造成的。因为做梦会导致入睡很浅，影响睡眠质量，所以即使睡眠时间足够，第 2 天也会精神萎靡。

产时产妇的体力消耗很大，产后还要看护婴儿，更易疲劳，若不注意休息，很容易加快衰老。所以，产后特别是前两日，产妇要注意休息，不能过于劳累，

3~4 天后也只能在室内做些短时间的轻微活动。会阴撕裂严重行缝合的，至少要卧床休息 1 周。如果睡眠不好，产妇身体的恢复就会受到影响，还可能影响乳汁的分泌，导致母乳喂养失败。在产褥期甚至到婴儿 6 个月前，产妇每晚都要起床哺乳多次，不容易有深睡眠，如果婴儿再有哭闹，也很容易造成失眠。所以，睡眠对于产妇来说是非常重要的。应对失眠，该怎么做：

1. 创造舒适的环境

充足的睡眠离不开良好的睡眠环境。产妇的睡眠环境一定要舒适，产后免不了有亲朋好友来探望，所以更要注意环境不要过于吵闹。家人的关心能够让产妇感到温暖和安全，能够激发产妇养育好婴儿的热情，这对于预防和缓解产后抑郁很有帮助。另外，为产妇准备可口的饭菜，给予精神上的关心和支持，帮忙照顾婴儿，这些都能使得产妇紧张焦虑的心情得到放松，同时有助于预防产后疾病的发生。

2. 适量运动

产褥期固然要养，但也不能整日躺在床上。适当运动，不仅有助于身体的恢复，对缓解疲劳、振奋精神、解除抑郁都有帮助。运动也是提高睡眠质量的最佳方式。睡前 3 小时做适量的运动，既不会使人过于兴奋，又能使人安然入睡。另外，每日保持半个小时的运动量，对改善睡眠质量也很有效。

3. 清淡的饮食

产褥期产妇的饮食要以清淡且富含蛋白质及维生素的食物为主；还要做到饮食有规律，晚餐不宜过晚，睡前不饮浓茶及咖啡。富含卵磷脂的食物如大豆等，对调节神经功能很有益处，有助于改善睡眠，可以适当增加；牛奶中的色氨酸有催人入睡的作用，可在睡前喝 1 杯热牛奶，母乳喂养的产妇食用牛奶也不会对新生儿造成影响。

4. 不要强求睡眠

如果晚上睡不好，可以在白日抓紧时间休息，由家人帮忙照看婴儿。失眠也不要再强迫自己回到孕前状态，要把睡不着觉作为现阶段的生活常态，顺其自然，只要过了这个阶段，失眠的情况就会慢慢消失。如果确实失眠，也不觉得困，可以做些别的事，如做些家务，整理一下新生儿的衣服、用品，看看书，等等。转移关注点，其他事情做累了自然也就能拥有较好的睡眠质量。如果失眠症状严重，经调节无效，则应及时求助心理医生，进行适当的药物调理。

不管是剖宫产还是自然分娩，产后的睡姿都很重要。最好不要经常仰卧，而是仰卧和侧卧姿势轮换进行，这样可以减少对伤口的刺激，也能减少子宫移位的发生率。若产妇一直保持仰卧位的睡姿，容易使子宫后倾，导致产后腰痛，白带增多，也不利于恶露排出。进行剖宫产的产妇，仰卧位对子宫收缩疼痛最敏感，故应采取侧卧位，使身体和床成 20°~30°，将被子或毛毯垫在背后，以减轻身体移动时对切口的震动和牵拉痛。

十二、腹壁的变化

孕期出现的下腹正中线色素沉着，在产褥期逐渐消退。初产妇腹壁紫红色妊娠纹变成银白色陈旧妊娠纹。腹壁皮肤受增大的子宫影响，部分弹力纤维断裂，腹直肌出现不同程度的分离，产后腹壁明显松弛，腹壁紧张度在产后 6~8 周恢复。

十三、剖宫产术后的康复与管理

对于剖宫产产妇，应注意观察腹部切口愈合情况，同时给予疼痛干预，必要时应用镇痛剂。通过热敷、针灸、按摩膀胱等方式，引导产妇在产后 2 小时内排尿，且产后 24 小时内均应卧床，以免发生直立性低血压。

剖宫产术会造成产妇组织损伤、原始解剖结均被破坏、出血等相关问题，由于组织的修复、愈合及胃肠功能的恢复等需要一定的时间，所以术后需要慢慢调养。相比于自然分娩，剖宫产造成的组织损伤更严重，所以如果能自然分娩，尽量不要实施剖宫产分娩。无论是局部麻醉还是全身麻醉，产妇术后都应卧床休息，每隔 3~4 小时在护理人员的帮助下翻一次身，以免局部压迫产生压疮。护理人员还应帮助产妇按摩腿部肌肉。为防止产后出血放置在腹部伤口的沙袋一定要持续压迫 6 小时，以减少和防止伤口及深层组织渗血。必要时隔一段时间按压腹部，由医护人员操作或演示，帮助产妇排出恶露。麻醉药物作用消失后，伤口处会感到疼痛，如果采用平卧位，子宫收缩的疼痛会更敏感，所以产后 6 小时后可变换睡卧姿势，多采取侧卧位。另外，应保持环境安静、清洁，注意及时更换卫生用品。

剖宫产术后应注意观察产妇情况。剖宫产产妇子宫出血较多，术后 24 小时内应注意阴道出血量，若出血量大，应及时通知医生。产妇在咳嗽、呕吐时，容易使腹部伤口受到拉扯撕裂，所以出现上述情况时要及时用手压住伤口两侧。术后伤口疼痛不可避免，没有必要因害怕别人说自己娇气而忍着，强忍只能使自己更焦虑。适当的呻吟也有助于平复心情，缓解疼痛感。

镇痛泵停用后，伤口会感觉到疼痛，新生儿吸吮乳房时还会有子宫收缩带来的疼痛，这些疼痛会让产妇感到无助与脆弱，此时要给自己信心。宫缩能促使子宫由一个能容纳新生儿的球形器官缩小成孕前的大小，所以要坚持让新生儿吸吮乳房。另外，产妇应经常按摩腹部，促进子宫收缩。

（一）剖宫产术后疼痛的照护

1. 休息体位的改变

术后最好采取微屈的侧卧位，减轻腹壁张力牵拉带来的疼痛。如果害怕术后麻醉失效后带来的疼痛，可以使用镇痛泵。

2. 伤口注意护理

伤口要勤换药，保持伤口及其周围的干燥和清洁，及时除去汗液，以免汗液刺激，导致伤口疼痛加剧。如果伤口出现痒痛，可以在医生指导下使用一些药物来减轻疼痛或瘙痒症状。避免过度使用腹压及身体的过度伸展。

剖宫产后 42 天，产妇一定要前往医院进行复诊。产后要注意伤口变化，如果出现了剧痛、渗液、流脓等情况，一定要及时前往医院进行检查和治疗。

3. 饮食均衡营养

保持营养均衡，多吃蔬菜、水果、瘦肉及豆制品等富含维生素和矿物质的食物。

（二）剖宫产术后伤口感染后的康复

剖宫产产后伤口感染比较少见。感染一旦发生，应做如下处理。

1. 口服药物

可根据需要配合药物治疗，在医生指导下口服一些抗生素类药物。需要注意的是，在哺乳期用药对新生儿可能带来不良影响，用药前要咨询医生，切不可擅自用药。

2. 伤口引流

如果伤口部位有脂肪渗出液渗出，要进行引流，避免产生伤口积液。同时每日对伤口部位进行换药，促进伤口快速愈合。

3. 伤口清创

如果炎症过于严重，出现化脓甚至溃疡的症状，同时伤口长期不能愈合，应该尽快到医院做伤口清创。

（三）剖宫产术后的休息与活动

剖宫产术后回到病房，产妇应采用正确的卧床姿势，避免和缓解伤口疼痛。产妇术后回到病房，需要将头偏向一侧，去枕平卧 6 小时。原因在于大多数剖宫产选用硬脊膜外麻醉，头偏向一侧可以预防呕吐物的误吸，去枕平卧则可以预防头痛。

手术后麻醉药作用消失后，产妇感到伤口疼痛，如果采用平卧位，对子宫的收缩疼痛最敏感，故应采取侧卧位。疼痛减缓后，可采用半卧位的姿势，这样可以减轻身体移动时对伤口的震动和牵拉痛。睡觉时还应经常翻身,变换不同的体位。

(四)剖宫产后体形恢复

剖宫产术后,一般情况下,产妇都处于睡眠状态,如果此时没有其他症状,一般不需要使用束腹带。如产妇准备下地开始活动,需要翻身或小便,就要特别注意。在第1次下床之前,为了避免走动时牵扯伤口,此时一定要使用束腹带。

一般来说,医生会建议在产后第1天就开始使用束腹带,目的是让产妇能够尽快把痰咳出,下床活动有助于产后恢复。剖宫产的产妇在产后使用束腹带,能在一定程度上缓解疼痛,活动的配合度也会比较好。需要注意的是,束腹带每日佩戴时间不宜超过8小时。出院后,可在饭后半小时或排尿之后戴上,就寝前取下。

(五)剖宫产切口愈合后瘢痕的处理

手术后刀口会结痂,千万不要过早揭掉,过早揭痂会将停留在修复阶段的表皮细胞一起带走,甚至撕脱真皮组织,并刺激伤口,出现刺痒。

伤口在开始愈合的3~6个月,瘢痕会开始增生。在此期间可使用医生推荐的修复瘢痕类药物。如果伤口发痒,可涂抹一些外用药物如氟轻松、曲安西龙等止痒。在此期间还须注意以下三点。

1. 避免阳光照射

防止紫外线刺激,形成色素沉着。

2. 改善饮食

多吃水果、鸡蛋、瘦肉、肉皮等富含维生素的食物,能够促进血液循环,改善表皮代谢功能。辣椒、葱、蒜等刺激性食物对产后身体不利,不宜食用。

3. 保持瘢痕处的清洁卫生

及时擦去汗液,不要用手搔抓、用衣服摩擦或用水频繁冲洗伤口。

(六)剖宫产再孕后分娩方式的选择

第1次分娩选择剖宫产,并不是说以后再分娩也一定得选择剖宫产。只要孕妇符合剖宫产后自然分娩的条件,成功自然分娩的可能性还是相当大的。如果造成上次剖宫产的原因在此次怀孕时已经不存在了,那么自然分娩的可能性就更大了。

当然,如果上次剖宫产采取的是纵切手术,那么再次分娩时采用自然分娩的风险较高,这种情况最好还是采用剖宫产。

(七)剖宫产后新生儿的情况

据统计,剖宫产和自然分娩后新生儿发生病理性黄疸、脐炎、脓疱病、呕吐等疾病的总体发病率没有明显差异。但研究发现，剖宫产新生儿体内免疫因子（IgG、IgA、IgM）的含量明显低于自然分娩的新生儿。所以，剖宫产的新生儿对感染的抵抗力较自然分娩的新生儿低，发生感染的机会增多，更易患感染性疾病，如肺炎、肠道疾病等。

（八）剖宫产术后的体形恢复

不少女性采取剖宫产是为了保持体形，认为剖宫产时盆骨不会被撑大。这种想法是错误的。骨盆的撑大发生在怀孕期间。怀孕期间关节韧带松弛，增大的子宫会向前突，使重心后移，腰椎向前突出，骨盆变形增大。

自然分娩时所说的"开骨缝"并不是骨头开，而是宫颈口扩张，这不影响骨盆。也就是说，剖宫产和自然分娩对于骨盆是没有影响的，不存在自然分娩会撑大骨盆、令身材走形的情况。

（九）剖宫产术后对新生儿的哺乳

剖宫产确实会给哺乳造成一定的影响，但不至于让新生儿没有母乳吃。剖宫产麻醉后要平卧、术后伤口疼痛、需要输液等，可能会限制产妇的活动，但这些都不妨碍哺乳。只要能克服这些困难，给新生儿顺利母乳喂养并不困难。

剖宫产后产妇的饮食要比自然分娩产妇有所限制，要从禁食、流食、半流食向普通饮食过渡。只要过渡得当，胃肠功能就能尽快恢复，术后两日即可正常饮食。只要及时让新生儿顺利吮吸乳头，再加上产妇有亲自哺乳的意愿和信心，营养充足，及时泌乳便可实现。

（十）剖宫产手术伤口情况

剖宫产后第4天，伤口需要第二次换敷料，医生会检查有无渗血及红肿，如果产妇为肥胖者，或者患有糖尿病、贫血等疾病，或者有其他影响身体健康的症状，可能会影响伤口愈合，应特别注意。如果发现伤口红肿严重时，要及时处理。

密切注意伤口的愈合情况，腹部伤口敷料已去除，伤口应无红肿，如果产妇感觉刀口很痒，伤口周围皮肤发红的，这种情况有可能是瘢痕体质或过敏体质造成的，应该及时请医生检查处理。

虽然此时已经可以出院，但腹部伤口完全恢复还需要4~6周。如果产前过于肥胖，或有糖尿病、贫血及其他影响伤口愈合的疾病，恢复时间还要更久。

十四、产后感冒

感冒是常见的疾病，产褥期的产妇容易出汗，再加上抵抗力低及产后忙碌，产妇更容易患感冒。如果产后感冒，产妇担心会传染给婴儿，而且对于母乳喂养的产妇来说，感冒后能否哺乳也会存在疑虑。

病毒性感冒是由病毒所致，包括流行性感冒，通常表现为突然畏寒、发热、头痛、全身酸痛、鼻塞流涕、干咳、胸痛、恶心、食欲缺乏，疾病来势较为凶猛。普通感冒俗称"伤风"，发病时多数是低热，很少高热，通常只有鼻塞流涕、咽喉疼痛、头痛、全身酸痛、疲乏无力等症状，一般较流行性感冒轻微。

产后1周内产妇皮肤排泄功能旺盛，排出大量汗液，以夜间睡眠和初醒时更明显，不属病态。但要注意补充水分，防止脱水、感冒及中暑。处于产褥期的产妇通常很少出门，所以感冒大多数是因为多汗，加上室内的温度变化造成的。所以一定要使室温大致保持恒定，避免温差过大。同时坚持每日开窗通风2~3次，每次20~30分钟，减少空气中病原微生物的滋生。室内的温度最好保持在20~24℃，空气湿度保持在59%~65%为宜。

产褥期的产妇应尽量少会客，减少病毒感染的机会。家人若感冒，也应注意与产妇和新生儿隔离。此外，产妇均衡饮食，适当运动，保持充足睡眠，心情愉快，对增强自身抵抗力是很有帮助的。

（一）感冒的治疗

通常情况下，感冒即使不治疗，1周后也会痊愈，吃药不过是缓解症状，让身体更舒适。感冒症状较轻的产妇可以自我调理，多喝白开水及各种新鲜果汁等，为身体补充足够的水分，促进机体代谢；饮食要清淡、易消化，不吃辛辣、刺激、油腻食物。如果有轻微发热，可以进行物理降温。风寒感冒可以喝点姜糖水，风热感冒则可以喝点冰糖梨水。

（1）感冒初起咽痛时，可用浓盐水每隔10分钟漱口1次，10余次后即可见效。

（2）若感冒比较严重，如出现高热不退、咳嗽加重、呼吸困难等症状，应及时就医。

（3）如果有咳嗽症状，可适当服用止咳药。

（4）如果出现鼻塞，可通过吸入蒸气的方式来缓解。

（二）感冒后的母乳喂养

持续母乳喂养的产妇若患感冒，一般不会增加新生儿患病的概率，反而还可以使新生儿从乳汁中获取产妇对疾病所产生的抗体，从而形成一种保护作用。所以，无须担心感冒会通过乳汁传染给新生儿。不过哺乳时仍然需要戴口罩，以免病毒通过飞沫传播。

一旦产妇持续高热（体温在39℃以上），则须暂停哺乳，体温恢复正常后才可以继续哺乳。

（三）感冒后用药

哺乳产妇需要用药时，虽不必过于担忧药物对新生儿健康所造成的影响，但也切勿随意用药，应在医生指导下用药，而且在就诊时应告知医生自己仍在哺乳期，这样医生才能根据实际情况开具母乳喂养期间相对安全的药物。

十五、产后腰背部疼痛

产后产妇的内分泌系统尚未得到调整，骨盆韧带仍处于松弛状态，再加上产后照顾新生儿要经常弯腰，或遇恶露排出不畅引起盆腔积血，因此，产后腰痛很常见。

怀孕期间，胎儿的发育使子宫增大，同时腹部也变大，重量增加，腰背部的负重加大，孕妇的腰背部常感到酸痛。到了分娩时，产妇在床上的时间较长，且不能自由活动，产时要消耗掉许多体力和热量，致使腰背部酸痛加剧。产后睡软床也不利于腰背部的恢复。这些情况都有可能使产妇在产后感到腰背部疼痛。产妇产后腰背部疼痛一般属于生理性变化，是可以恢复的，一般在产后1周后疼痛就会减轻。

产妇的乳汁是婴儿天然的营养食物，是婴儿在6个月内所有的营养来源。每毫升乳汁中钙的含量约为34mg，基本上比较稳定。一般6个月的喂哺，产妇总共会从乳汁中分出约50g的钙给婴儿。如果产妇吸收的钙不够用，乳汁就会代谢产妇骨骼中的钙，用来维持自身钙的稳定，此时产妇就会感到腰背痛，同时腹部肌肉也由于分娩而变得较为松弛。

（一）产后腰背疼痛的饮食

产妇饮食中应增加含钙丰富的食物，多吃牛奶、胡萝卜、糙米、全麦面包等，避免骨质疏松而引起腰背部疼痛。

在乳汁分泌的高峰期，每日应补充2mg钙和相应的维生素D，富含钙和维生素D的食物有牛奶、豆制品、禽蛋、鱼、虾、海产品、骨头汤等；少吃不利于钙吸收的食物，如菠菜、竹笋等；可以在医生指导下适当补充钙剂。

（二）避免经常弯腰或久站久蹲

婴儿床及童车的高度不要过低或过高，最好购买可以升降的婴儿床，小童车的高度也要合适，避免每次从睡床或童车里往外抱或放婴儿时过度弯腰；将经常换洗的衣物放在卧室内,并将产妇和婴儿经常换洗的衣物放在衣棚适宜高度的抽屉里,以产妇站在衣橱前伸手可及为度;可把婴儿的浴盆放在高度适宜的台子上,旁边放一个小凳子,这样就可使产妇舒服地采取坐姿给婴儿洗澡。

(三)日常护腰细节

(1)产后保持充足的睡眠,经常变换姿势,床垫不宜太软。

(2)拿东西时要靠近物体。举起婴儿或其他东西时,尽量利用手臂和腿的力量,腰部少用力。

(3)产后不要过早穿高跟鞋,以免增加脊柱的压力,鞋底要柔软。

(4)注意腰部保暖,天气变冷时及时添加衣物,避免受冷风吹袭。

(5)无法避免久站时,交替让一条腿的膝盖略弯曲,使腰部得到休息。避免紧张情绪,紧张会使血液中的激素增多,引发腰椎间盘肿大而致腰痛。

(6)不要过早跑步、走远路。每日起床后做2~3分钟的腰部运动。如果感到腰部不适,可按摩、热敷疼痛处或洗热水澡,以改善不适。

(7)从产后第2周开始,在医生的指导下做加强腰肌和腹肌的运动,增强腰椎的稳定性。

(四)缓解腰背部疼痛的按摩法

(1)用双手手掌从上往下推搓腰部3~5遍,以皮肤有温热感为宜。

(2)用双手拇指从上往下沿着两侧的腰肌按压3~5次。

(3)双手握拳用拇指、食指面沿腰肌从上往下交替叩击,使皮肤有温热感。

(4)双手掌交替在腰骶部从上往下推摩,以皮肤有热感为宜。

十六、产后瘦身

产后瘦身、护肤是产妇最关心的问题之一。因为身体的特殊原因,产后不宜过早过度减肥,护肤也不能依靠美容产品,合理安排运动与饮食,注意从生活细节上保养自己,才是既保证母乳质量,又稳步恢复身材与容颜的最佳方法。

(一)适合产后瘦身的方法

1. 运动瘦身宜适量、适度

运动是最有效、最健康的瘦身方式,建议产妇在制订运动计划时,以自己的运动能力、运动喜好、运动习惯作为依据来选择适合自己的方式,产后的瘦身运动最好控制在每日1~2次,每次30~40分钟。如果感觉劳累或身体不适就立即休息。另外,最好避免高强度和高难度的运动,以免自己受伤。注意刚开始不要把目标订得太高,以免达不到目标时反而失去了坚持下去的信心。从产后 8 周开始,每周减重 500~1000g,6 个月后减至孕前水平是比较理想的结果。

2. 运动瘦身宜循序渐进

在整个孕期,产妇身上多余的重量几乎都是胎儿成长而积攒的结果,所以,产后至少也需要同样长的时间来减掉多余的重量。千万不能贪多图快,以免造成无法弥补的伤害。剖宫产的产妇初期可以做些如深呼吸运动、足部运动、胸部运动等运动,以促进血液循环,伤口愈合后再慢慢增加运动项目。

按年龄不同,产妇依照自己的身体需要增加运动时间,以循序渐进、由少至多、量力而行的方式持续进行,勿勉强或过累。在子宫复旧之前不宜做屏气、负重及健身房内的一些器械锻炼,以防发生子宫脱垂。一般产后 3~6 个月后再进健身房较好。

分娩 6~8 周后,经过产褥期间的调养,产妇的身体恢复正常,可以开始简单的运动(体操、瑜伽等)。产后瘦身需要多种方法结合,适当的运动、合理搭配饮食会取得较好的瘦身效果。

3 个月后,产妇身体脏器、韧带等完全恢复,此时可以进行正常的减肥训练。不过,无论采取哪种方式瘦身,都要有一个度,必须以保证身体不受伤害为前提,在可以承受的范围内进行。

3. 瘦身宜与塑形相结合

运动瘦身的时候,产妇最好结合塑形一起进行,因为瘦并不等同于美,所以产妇在瘦身的同时也要兼顾体态的挺拔、优美。产后,产妇的身体比较柔软,韧带也拉开了,是塑形的黄金时期,此时如果能在运动的过程中将塑形的内容加入,会达到事半功倍的效果。所以在运动的时候不要忘了锻炼身体的挺拔度、关节的柔韧性和灵活性。

4. 瘦身宜与合理饮食相结合

不提倡产妇节食减肥,也不可放纵自己暴饮暴食,合理安排饮食才能成功瘦身。以下几个方法可以帮助产妇从饮食上进行减肥。

(1)调整进食顺序:餐前先喝一杯水,接着吃适量蛋白质类食物(肉、鱼、蛋、豆类),然后吃脂肪类食物,再吃蔬菜、水果,最后吃淀粉主食(米、面、马铃薯),这样的进食方法,可以帮助产妇减少胰岛素的分泌,防止暴饮暴食,对减肥有帮助。

(2)产后忌大补:产妇在孕期,体内已积聚了 2~3kg 的脂肪,这是为产后哺乳的消耗所准备的。产后并不是吃得越多乳汁分泌就越多,乳汁的分泌关键在于婴儿吸吮,吸吮越早,次数越多且有力,则分泌的乳汁也越多。至于乳汁的成分,受膳食的影响并不大,所以产后不需大补,这是保证产后尽快恢复体形的重要措施。

（3）坚持母乳喂养：有的产妇怕胸部下垂影响自己的体形，不愿意母乳喂养，这种做法是错误的。实际上造成胸部下垂的原因并非是哺乳造成的，而是怀孕造成的。因为怀孕刺激乳腺增长，随之又使乳腺衰退，进而胸部下垂。哺乳可以消耗孕期内所积聚的 2~3kg 的脂肪，减少皮下脂肪的储存，能有效防止肥胖。

（二）自然分娩产妇的复原运动

自然分娩后的恢复运动，可以帮助子宫收缩，促进血液循环，促使器官复原，增加母乳的分泌，还可以起到美容作用。产妇取得医生许可后，要在医生指导下逐渐加大运动量。以不感到疲劳为限，缓慢反复地做。运动前应排尿、排便。发热时不要做，饭后不要做。

1. 第 1 天

（1）胸式呼吸：仰卧，屈膝，脚掌平放在床上，双手轻轻放在胸口上；做深呼吸，吸气时放在胸口上的双手要自然分开。每 2~3 小时做 5~6 次即可。

（2）足部运动：仰卧，双手放在两侧，腿伸直，脚跟着地，脚尖伸直；脚尖先向内侧屈曲，两脚掌相对，脚尖再向外翘。每日早、中、晚各做 1 组，每组 10 下。

2. 第 2 天

（1）腹式呼吸：伸卧，屈膝，双手放在腹部；深吸气，让腹部鼓起来，稍微感受一会儿，然后慢慢地呼出，使气体排出。每 2~3 小时做 5~6 次即可。

（2）抬头运动：撤掉枕头，双腿并拢伸直，一只手放在腹部，另一只手放在旁边；抬起头来，要让眼睛能看到腹部的手，一呼一吸后复原。每只手各做 5 次，共计 10 次，每日可以做几组。

（3）足部运动：双腿并拢，脚尖伸直；用力弯曲脚踝，绷紧腿部肌肉，膝盖不要弯曲；呼吸两次，恢复原状。每日早、中、晚各做 1 组，每组 10 次。接着第 1 天的足部运动做，左脚脚尖伸直，右脚脚踝弯曲。两只脚交替做。每日早、中、晚各做 1 组，每组 10 次。

（4）手指运动：伸直手臂，握举，然后把手尽量张开。每日做 10 次。

3. 第 3 天和第 4 天

（1）锻炼腹肌：仰卧，双手放在背下，身体和床之间留有缝隙；自然呼吸，慢慢绷紧腹部肌肉，使身体和床的缝隙变小。每日 5 次。

（2）倾斜骨盆：后背平躺在床上，双手放在腰部；保持双膝伸直的状态，右腰挺起，左腰收回；坚持 1~2 秒，再恢复原状。每日早、晚两组，每组左右侧交替各做 5 次。

（3）绷腿运动：脚尖交叉，上边的脚轻轻叩打下边的脚 2~3 次；然后绷紧腿部肌肉，两腿内收，快速绷直到脚尖；保持此状态呼吸一次，再缓缓放松，恢复原状。在倾斜骨盆运动后进行，左右各做 5 次，共计 10 次。

（4）手部运动：手腕放松，上下晃动。每日可做数组，每组 10 次即可。

4. 第 5 天和第 6 天

（1）抬腿运动：仰卧，屈膝，脚掌平放在床上；屈髋，使大腿与床面呈直角，呼吸 1 次；抬腿，使大腿更加靠近腹部；大腿恢复到与床面呈直角的位置，小腿伸直，一呼一吸后放下。每日早、晚两组，两腿交替各做 5 次。

（2）按摩上肢：用手掌和手指从上到下揉搓胳膊的外侧，然后用相同的方式揉搓胳膊的内侧。双手交替各做 5 次。

（3）扭动骨盆：仰卧，屈膝，脚掌平放在床上，手掌向下平放在身体两侧；双腿并拢，先向右倒，呼吸 1 次后，再向左倒；接着做抬腿运动。每日早、晚两组，左右各 5 次。

（4）手臂运动：仰卧，双手平伸，深呼吸；一边呼气，一边把两手上举，在胸部上方，手掌合拢，再吸气，同时手臂恢复原状。每日可做两组，每组 5 次。

（三）剖宫产后产妇的复原运动

剖宫产后第 1 周应以呼吸运动为主，伤口愈合后可做肢体运动。产后深呼吸运动的方法：仰卧，双手贴近大腿，将肺内的气缓缓呼出；双手往体侧略张开平放，用力吸气；一边吸气，一边将手臂贴着床抬高，与肩膀呈一直线；双手继续上拍，至头顶合掌，暂时憋住气；接着，一边吐气，一边将手放在脸上方，做膜拜的姿势；最后双手手指互扣慢慢往下滑，同时吐气，手渐渐放开，恢复原姿势。重复做 5 次。

1. 下半身伸展运动

仰卧，手指相扣，放在胸上；右脚不动，左膝弓起；将左腿尽可能伸直上抬，之后换右脚。重复做 5 次。

2. 腹腰运动

平躺，家人辅助用左手扶住产妇的颈下方；辅助者将产妇的头抬起来，此时产妇暂时憋住气，再缓缓呼气；辅助者用力扶起产妇的上半身，产妇保持呼气；产妇上半身完全坐直，呼气休息，接着再一边吸气，一边慢慢由坐姿回到原来的姿势。重复做 5 次。

（四）产后瘦身的禁忌

1. 忌节食瘦身

产后如果哺乳，不宜过分节食，节食会影响产妇对营养的摄入，导致贫血或母乳不足等后果。应满足总能量和蛋白质的需要量，如要实施低于平时正常能量的减肥食谱，则应在断乳以后。

产后如果不注意适当运动或忌口，很容易因为脂肪囤积而变得越来越胖。减肥的重要途径是运动，而变胖的主要方式是饮食。所以，良好的饮食习惯对于成功减肥也至关重要。

2. 忌吃减肥药瘦身

产妇肠胃非常脆弱，如果此时服用减肥药，引起腹泻等症状，虽然可使体重下降，但可引起胃肠道的各种疾病和厌食症。而且减肥药物可能会进入乳汁中，阻碍婴儿成长。

（五）分娩30天后的健身运动

随着产妇身体的康复和力量的增长，产后30天后所做运动强度和运动时间也随之变化。产后30~55天，可以进行中小强度的锻炼，如踢腿、俯卧撑、扩胸、散步、腹肌训练等。随着力量的增长，可进行一些增强背部力量的练习，如体前倾练习和箭步蹲练习（双膝弯曲，右小腿垂直于地面，左膝向下指向地面，脚跟抬离地面，身体往下蹲；右脚用力将身体推回至开始位置；左右腿交替练习）。前倾练习可以矫正产妇的屈体姿势，保持背部挺直，屈曲膝关节；箭步蹲练习有助于锻炼腿部肌肉，提高身体的代谢率，达到减肥的功效。产后56天后可以有规律地进行一些中等强度的有氧运动，如快步走40分钟、蹬2分钟的卧式单车等，这样能提高代谢率，减少脂肪，恢复产前的体质和体形。但动感单车、跑步等大强度的有氧运动最好在教练的指导下进行。

运动的时间要有所限制，孕前不常运动的产妇持续运动的时间范围应该控制在15~30分钟，孕前经常运动的产妇的锻炼时间可以放宽至20~45分钟，频率应该在每周2~3次。

（六）产后乳房下垂防治

乳房下缘和躯干表面结交之处称为乳房下皱襞，正常情况下，乳头的水平位置是在乳房下皱襞之上，若在其下，即为乳房下垂。

若产妇在哺乳期后发生乳房下垂，其下垂程度与怀孕、哺乳的次数有关，这主要是因为哺乳期后，产妇乳房内腺泡萎缩，原间质中的纤维结缔组织由于孕晚期和哺乳期被乳汁充盈而延伸、拉长。停止哺乳后，纤维结缔组织回缩不全，相对延长，所以会使乳房松弛而下垂。

1. 哺乳期应正确喂哺

产妇要采取正确的喂哺方法，两个乳房交替喂哺。当婴儿只吃空一侧乳房时，产妇要将另外一侧的乳房用吸奶器吸空，保持两侧乳房大小对称。

2. 坚持沐浴乳房

在沐浴时，使用莲蓬头冲乳房，最好进行冷热交替冲，冷热交替刺激有助于提高胸部皮肤张力，促进乳房血液循环。

3. 坚持戴文胸

从哺乳期开始，就要坚持戴文胸。若不戴文胸，乳房重量增加后就会明显下垂，尤其是在工作、走路等乳房震荡厉害的情况下，下垂就越明显。戴上文胸，乳房有了支撑和扶托，血液循环通畅，对促进乳汁的分泌和提高乳房的抗病能力都有好处，也能保护乳头不受擦伤和碰疼。

4. 忌节食减肥

节食的后果是使乳房的脂肪组织也随之受累，乳房随之缩小是必然。对于产妇，体重需要1年左右的时间才能逐渐恢复，因此不要急于节食减肥，应当采用合适的方法。

十七、产后皮肤护理与美容

（一）产后妊娠斑防治

妊娠斑是产后最明显的皮肤变化，在双颊、额头、上唇等部位比较多见，多因怀孕期间女性激素的改变而产生，产后由于体内激素分泌恢复到孕前状态，大部分人脸上的妊娠斑会自然减轻或消失。如果产后没有淡化，就需要产妇自我调节，但不宜做祛斑手术。

1. 美白护理宜选用天然果蔬汁

用果蔬原料中的天然汁液进行祛斑美白护理，安全有效又方便快捷，如将吃剩的西瓜皮切成薄片贴在面部有斑处，最后用西瓜皮轻轻按摩；还可以选择新鲜的茄子，用刀将茄子切成小片，擦面部有斑处，直到擦红为止。

2. 多食富含维生素的食物

维生素C可抑制代谢废物转化成有色物质，从而减少黑色素的产生。因此，产妇应多食含维生素C的食物，如西红柿、柠檬、鲜枣、芝麻、核桃、薏苡仁、花生、瘦肉等。

3. 忌日光直射面部

日光直射面部可使面部妊娠斑加重，夏季外出应戴遮阳帽，避免日光直射面部，根据季节不同选择防晒系数不同的防晒品。

4. 忌漂白祛斑

选用天然成分及中药类的祛斑化妆品，可有效祛除妊娠斑。褪不掉的斑点要请教医学专家，慢慢调理，切勿漂白，那样会破坏皮肤的分子结构，形成永久性伤害。用粉底霜、粉饼对色斑进行遮盖时，选用的粉底应比肤色略深，这样才能缩小妊娠斑与皮肤的色差，起到遮盖作用。

5. 忌食刺激性食物

忌食油腻、辛辣等食物，尤其是咖啡、可乐、浓茶、酒，喝得越多，皮肤老化得越快，黑斑越容易扩大及变黑。

（二）产后皮肤干燥防治宜忌

产妇产后忙于照顾婴儿，常容易忽视对皮肤的保养，当皮肤中水分缺乏时，就会呈现出粗糙脱皮、局部水肿的现象。因此，产后应重视皮肤的保湿。

1. 宜注意皮肤保湿

在沐浴之后最好全身涂抹润肤霜；每周使用1~2次面膜，长期使用能让皮肤保持充足的水分。如果常处在空调环境下，产妇要注意常备一瓶补水喷雾，时刻给皮肤保湿。选用补水效果明显的护肤品，可以将温纯净水和清凉的乳液以2∶1比例调和在一起，轻轻拍在清洁后的肌肤上直至吸收，能补充更多的水分。多喝水，保持充足的睡眠，如果持之以恒，皮肤能保持健康、水润。多吃纤维丰富的蔬菜、水果和富含维生素C的食物，以增加细胞膜的通透性，促进皮肤的新陈代谢。正确的喝水习惯会使皮肤水润性迅速恢复，产妇早上起床后，应先喝一大杯温水，这样可以刺激肠胃蠕动，使内脏进入工作状态，如果产妇常被便秘所困，还可以在水中加少许盐。

2. 忌伤害皮肤的生活习惯

洗澡水不要太热，如果是在冬季，水温最好是37~40℃，过热就容易洗去皮肤表面的油脂，这样就加重了皮肤的干燥感觉。贴身衣物最好选择纯棉织物，要避免化纤等面料的内衣。洗脸的水不能过热，否则会加重干燥感觉，不要使用磨砂类洗面奶。少食刺激性和热性的食物，这类食物不易消化吸收，还容易刺激皮肤，引起皮肤水分失衡，使皮肤更加干燥而无光泽。如果皮肤特别干燥，产生皮屑，建议到医院看一下皮肤科，在排除过敏等原因后可以请医生开些辅助药物，但不能长久使用。

（三）产后皮肤松弛防治

产妇在产后往往会出现皮肤松弛的现象，这是因为孕期腹部皮肤长时间紧绷，产后一时失去弹性所致；另外，产后妊娠水肿消去也会显得皮肤松弛，如果缺乏运动，皮肤松弛就会更明显，产妇应及早改善。

1. 坚持自我按摩

从产后第2周开始，可以按摩腿部、手部、脸部等，由下至上轻轻按摩约

15分钟。

2. 保证维生素的摄入量

维生素对于防止皮肤衰老、保持皮肤细腻滋润起着重要的作用，哺乳期的产妇以食补为佳，以免影响乳汁的质量，富含维生素的食物主要是蔬菜和水果。

3. 增加蛋白质的摄入量

皮肤主要由胶原蛋白和弹性蛋白构成，适当补充胶原蛋白能使细胞变得丰满，从而使皮肤充盈，皱纹减少。弹性蛋白可使皮肤弹性增强，富含胶原蛋白和弹性蛋白多的食物有猪蹄、动物筋腱和猪皮等。

4. 忌摄水量过低

缺水会使皮肤失去弹性，甚至出现皱纹。产妇每日饮水量应为1200ml左右，产后第1周时可不必勉强。产妇早上起床后可先喝一大杯温矿泉水，刺激肠胃蠕动，使内脏进入工作状态。如果产妇常被便秘所困，不妨在水中加点盐。

5. 忌多吃酸性食物

日常生活中所食的鱼、肉、禽、蛋、谷等均为酸性食物，大量酸性食物会侵蚀敏感的表皮细胞，使皮肤失去细腻和弹性，故应注意补充碱性食物，如苹果、梨、柑橘等，以保持平衡。

（四）产后毛孔粗大

产后毛孔粗大问题大多是油脂分泌过多造成的，如果产妇本身属于油性肤质，则更容易产生毛孔粗大现象，但这不表示毛孔粗大就是油性肌肤。另外，温度及湿度的升高也会使皮肤温度上升，带动皮脂分泌，夏季毛孔比冬季扩张要大得多。

1. 宜做好皮肤护理工作

维持油水平衡，适时补充清爽保湿品，以免肌肤因缺水而呈现过度出油的补偿作用，使皮脂腺反而分泌更多油脂，造成毛孔粗大。认真做好每日的卸妆和清洁工作，定期祛除面部角质，夏季油脂分泌和出汗较多，可适当使用深层清洁面膜。洗完脸后拍上温和的含有收敛成分的收缩水（或爽肤水），轻轻由下往上拍打，持续一段时间后会使毛孔细致很多，同时也具有抑制皮脂分泌的效果。

做好防晒工作，不要长时间暴晒在阳光下。外出时一定要使用防晒品，抵御紫外线侵袭。每日适当进行面部按摩，可以促进血液循环和新陈代谢，缓解毛孔粗大，每次使用护肤品时可有意识地进行面部按摩。用西瓜皮等水果皮敷脸，有收敛毛孔、抑制油脂分泌及美白等多重功效。

适度喝水，保证皮肤水油平衡，缓解毛孔粗大。多食含有胶质的食物，如鸡爪、鱼皮、猪蹄等食物，补充胶质以减缓皮肤老化，导致毛孔粗大。多食薏芯仁、白菜、洋葱、草莓、柠檬等维生素 C 含量丰富的食物，可美白、抗氧化，还能帮助产妇加速黑色素排出，抑制毛孔粗大。多食含维生素 B_6 的食物可以帮助产妇调控皮脂分泌，如香蕉、马铃薯、燕麦及鸡蛋等。

2. 忌不良生活习惯

避免熬夜，应保持充足睡眠，尽量保持心情愉快。因为长时间的生活压力及焦虑、睡眠不足都会导致油脂过度分泌，造成毛孔粗大。少喝酒或咖啡、浓茶等饮料。可用熟鸡蛋按摩法收敛毛孔：用温水将面部洗净、擦干，然后将煮好的鸡蛋去壳，用温热的鸡蛋在脸上滚动；额部从两眉开始，沿肌肉走向向上滚动直到发际；眼部、嘴部环形滚动；鼻部自鼻根沿鼻翼向斜上滚动；反复按摩直至鸡蛋冷却下来，最后用冷毛巾敷面几分钟。

（五）产后脱发

产后脱发常发生在产后 2~7 个月，其脱落的特征是自发际线处脱发，使前发际线后退或界限不清，整体头部的头发变稀，医学上称为"分娩性脱发"。产后脱发与以下因素有关：体内雌激素含量逐渐减少，导致新发未长，而孕期未能正常脱落的头发一并脱落；产后疲劳、精神不佳；头皮油脂分泌过多；产后营养不均衡。一般在产后 6~9 个月脱发就自行停止了，所以产妇也不要过分紧张。

1. 宜保持心情舒畅

情绪与头发也有很大关系。心情舒畅，没有焦虑、恐惧等情绪，不仅对头发有益，还可美容。

2. 宜多食对头发有益的食物

饮食不科学、营养不良也容易造成头发折断、脱落。头发成分中 98% 是蛋白质，蛋白质对保证头发的营养和新生有重要作用。所以，产后在饮食方面，除应注意均衡摄取外，还应该多补充一些富含蛋白质的食物，如牛奶、鸡蛋、鱼、瘦肉、紫米等。骨头汤不仅味道鲜美，还是健发妙药，具有减缓毛发老化的功效。日常休闲小食品——葵花子、黑芝麻、核桃均为养发佳品。饮食治疗对于防治产后脱发效果颇佳。如果产妇额部脱发较多，应限制食用人工合成的糖制品，如糕点、巧克力等，要多吃新鲜蔬菜；头顶部脱发较多的产妇宜多吃脂肪食物，应以葵花子油做日常食用油；脑后部脱发的产妇可多食各种深色蔬菜和水果。

3. 洗发次数忌过多

减少洗发的次数，洗发时要用温水。在洗发时避免用力去抓扯头发，应用指腹轻轻地按摩头皮，以促进头发的生长及脑部血液循环。每日用清洁的木梳梳头 100 下，也是较好的按摩方式。

4. 忌使用刺激性洗发液

产后产妇头发脆弱干枯，易脱发，洗发不宜使用刺激性的洗发剂或碱性大的肥皂。可以使用艾草叶直接煎水放温后洗头，能有效防止脱发，对产褥期产妇的身体恢复也有很好的保健作用。

（六）产后黑眼圈

产后产妇气血不足，加上要照顾婴儿而缺觉少眠，很容易导致眼周微循环不畅而形成黑眼圈和眼袋，如果不及时调节，随着时间增长（一般在半年以上）以及年龄的增长，黑眼圈将很难消退，产妇一定要注意！

1. 宜充分休息、保证睡眠

睡眠不好就很容易造成"熊猫眼"，产妇在睡觉时应右侧卧，减轻不适，保证有充足的睡眠；产妇可以把眼睛闭着，把手指合起来像杯子一样各盖一只眼，养神5分钟，然后慢慢放手睁眼，这个动作能刺激眼周围的肌肉，令眼睛变得明亮起来。

2. 宜保证水分及维生素供给

产妇应多喝水，有效地将体内代谢产物排出，降低色素积聚的机会，减少黑眼圈。同时多摄入维生素A和维生素E，这些维生素可以帮助机体抵抗紫外线，还对眼球和眼肌有滋养作用。饮食中还应增加优质蛋白质的摄入量，每日保证90g以上蛋白质，多吃富含优质蛋白质的食物如瘦肉、牛奶、鸡蛋等，有助于维持产妇眼周皮肤弹性。

3. 忌忧虑、恼怒

产妇应保持情绪稳定，切忌忧虑、恼怒。而且任何情绪的过急变化都会引起气血失调，导致失眠，产生黑眼圈。

（七）产后痤疮

由于怀孕期间黄体激素的分泌，再加上照顾婴儿导致睡眠不足或生活压力等多种因素，许多产妇脸上会长痘。但也不能排除产褥期时"恶补过头"的因素。

1. 正确清洁脸部

要勤洗脸，选择性质温和的洗面奶，用37℃左右的温水。洗脸时可轻轻按摩患处，以利毛孔畅通。较油的部位加强清洁。严重时请医生帮助判断长痘原因是否与自己所用药品或护肤品有关，并配合医生建议治疗。

2. 规律作息、心情愉快

规律作息，保持心情轻松愉快，这样可以调节内分泌系统，降低出现痤疮的概率。

3. 忌辛辣、油炸等食物

辛辣、油炸等食物均会诱发痤疮，产妇应适当注意忌口。多食蔬菜、水果，多喝水，要注意大便通畅。注意饮食平衡，不要在产后进行"恶补"。

（八）产后皮肤过敏

产妇的压力、激素变化和疲劳都会让皮肤出现改变，有些产妇的皮肤会明显变得对刺激敏感，如果使用刺激性洗面奶或化妆品，皮肤的感觉会更强烈，这多属于皮肤过敏。

1. 宜多食富含维生素 C 的食物

多食蔬菜、水果，补充维生素 C，以免皮肤粗糙，导致皮炎、脱皮等敏感症状。可多食用凉茶等清热降火的食物。

2. 护肤品忌经常更换

不要频繁更换化妆品，并且不能用含香料过多及过酸过碱的护肤品。产后初次使用新品种的化妆品应事先进行适应性试验，可以在手背处或耳垂处涂少量化妆品，如无反应方可使用。用温和的洗面奶洗脸，洗脸的水不可过热或过冷。

3. 忌暴晒

注意防晒，避免暴晒，敏感肌肤的皮层较薄，对紫外线没有防御能力。经常暴晒会使皮肤变薄，更容易受到刺激。早晨可选用防晒霜，以避免日光伤害皮肤，晚上可用营养化妆水增加皮肤的水分。过敏后可以将棉花或纱布充分吸附生理盐水，敷在敏感部位，具有消肿、退红的作用，通常几天后红肿现象便会消除；还可适当外用氧化锌软膏、维生素 B_6 霜，以改善皮肤过敏症状。

4. 忌鱼、虾等易引起过敏的食物

避免吃鱼、虾等易引起过敏的食物，少饮酒。不要吃烧烤、煎炸、辛辣食物，它们对敏感肌肤会造成极大的破坏，使肌肤严重缺水。

十八、中医治疗产后乳汁不足

（一）母乳喂养对母婴的益处

1. 母乳喂养可保护婴儿免受疾患影响

母乳是婴儿最理想的食物。母乳可提供婴儿健康发育需要的所有营养。母乳是安全的，并包含帮助婴儿抵抗常见疾病的抗体。

2. 母乳喂养对产妇也有益处

纯母乳喂养与自然避孕措施（产后的前 6 个月内具有 98% 的保护作用）存有关联。它可降低乳腺癌和卵巢癌、2 型糖尿病及产后抑郁的风险。

3. 母乳喂养对婴儿有长期益处

除了对婴儿带来直接益处外，母乳喂养有益于婴儿终身保持健康。小时候经过母乳喂养的青少年和成人出现超重或肥胖的可能性更低，他们患 2 型糖尿病的可能性更低，智力测验的成绩更好。

4. 婴儿配方乳不含母乳中存在的抗体

婴儿配方乳无法复制母乳喂养对母婴的长期好处。如果婴儿配方乳的制备不得当，就会因使用了不安全的水、未经消毒的设备或由于粉状配方乳可能存在的细菌而带来一定的危险。此外，经常性母乳喂养可保持母乳的持续时间，但使用配方乳又缺乏婴儿吸吮时，要返回母乳喂养则不太可行，因为母乳产出量已减少。

（二）人文关怀对产后乳汁不足的积极作用

新生儿早吸吮很重要，产妇应了解初乳特点、促进乳汁分泌方式等，护理人员应示范母乳喂养休位、乳房扎起方法、含接姿势等，帮助产妇进行母乳喂养。产后第 3~4 天，鼓励产妇提出母乳喂养的相关问题，如乳汁不足、乳胀、乳头凹陷、乳头皲裂等；通过案例分析、示范性指导等方式使产妇参与解决问题的过程，有助于丰富产妇母乳喂养经验，提高母乳喂养信心；产后第 5 天：确保产妇母乳喂养的规范性，调动其母乳喂养主观能动性，巩固母乳喂养技巧、知识等，并告知产妇坚持母乳喂养的重要性，发现问题及时电话咨询医生。

指导产妇大量练习，增加产妇对母乳喂养依从性，并细心观察产妇的母乳喂养行为，及时纠正错误行为，并告知婴儿早吸吮、勤吸吮可促进乳腺管通畅。

（三）中西医研究产后乳汁不足现状

有研究报告中指出，电话访问 1962 位产妇，调查她们的母乳喂养率，其中有 99% 的初产妇尝试母乳喂养婴儿，但只有 50% 的产妇是纯母乳喂养；在产后 2 个月，母乳喂养率减少至 80%，纯母乳喂养率更是降到 28%；产后 6 个月，只有 42% 的母亲使用母乳喂养，纯母乳喂养率更是降到了 1%。而在报告中指出，产妇停止母乳喂养的原因主要为：①在产后 2 个月，有 61% 是因为没有足够的母乳，24% 是因为要回到工作岗位，15% 是因为无法亲自喂养。②产后 2~6 个月停止喂母乳的原因，有 50% 是因为不能产生足够的母乳，50% 是因为需要回到工作岗位等。这些停止喂养母乳主要的原因是"没有足够的母乳"。

历代中医对产后缺乳的病因病机都有着深刻认识及有效治疗方案。产后缺乳，又称"无乳""产后乳汁不行""乳难"等，是指产妇在产后乳汁分泌很少，或慢慢减少，或者全无，不能满足婴儿的需求。这种现象多数发生在产后数日至 2 周内，也可发生在整个哺乳期。

现代医学认为，产后除了少数因乳腺发育不良外，多因产后调理不当，营养不良，乳汁生成减少；或因产妇焦虑、抑郁等不良情绪抑制垂体释放催乳素（PRL），或因哺乳方法不当，开乳过迟，未按需哺乳，或早产儿先天性腭异常儿吸吮力较弱或排空不畅等，均可导致乳汁分泌减少。催乳素（PRL）是乳汁生成的必要激素，但只有在低雌激素环境下解除了对催乳素及肾上腺激素的抑制才能泌乳，以后乳汁的分泌很大程度上依赖于哺乳刺激。

泌乳素（PRL）对乳汁的产生和分泌起了重要的作用，并且与婴儿吸吮的次数和频率有很大的关联。

（四）中医疗法改善产后缺乳

目前中医治疗产后缺乳以穴位贴压联合乳房穴位按摩，效果较好。治疗产后缺乳具体方法包括针灸治疗、耳针耳穴贴压治疗、中药治疗、药膳治疗、推拿手法治疗及中医综合疗法等。

1. 针灸治疗产后缺乳

针刺膻中、足三里（双）、少泽（双），每日1次，疗程1周。

采用四肢左右对应配穴法，即左内关配右足三里，右内关配左足三里，交替使用，胸廓区选用膻中、乳根，肩部选取肩贞，上、下午各针1次，7日为一疗程。

采用主穴膻中、乳根、少泽，配穴足三里、太冲。先直刺膻中1~2分钟，然后向下平刺1.5寸，得气后中等刺激1~2分钟，再将针尖退至皮下，分别向左右水平平刺，得气后平补平泻，乳根向上平刺，少泽点刺放血。90%的患者针刺一次后，均有不同程度的乳汁增加，针刺3~5次后，疗效更加明显，尤其是产后10天以内的初产妇，疗效更佳。

2. 耳针耳穴贴压治疗产后缺乳

用两耳乳腺穴配体穴膻中进行催乳，治疗缺乳或无乳症。用0.5~1寸毫针，分别刺入两耳之乳腺穴（由乳腺外点向乳腺内点行透刺法），然后用3寸毫针向上斜刺膻中，得气后留针1~1.5小时，每隔10~15分钟行针1次。在产妇产后常规护理干预的基础上，对其加用耳穴贴压联合乳房按摩，可有效改善产后缺乳及乳房胀痛症状，效果显著。

耳穴贴压联合乳房穴位按摩在产后促进乳汁分泌有效，可以提高产后母乳喂养的成功率，促进产妇早泌乳、多泌乳，减轻乳房胀痛，其机制与提高血清泌乳素水平密切相关。产妇产后泌乳起始时间早，乳量较多，母乳喂养成功。在产后对产妇实施耳穴贴压可有效促进产后乳汁分泌，效果显著。

3. 中药治疗产后缺乳

采用催乳方：当归5g，黑芝麻10g，阿胶5g，人参5g，黄芪10g，通草8g，漏芦 5g，瓜蒌 5g，益母草 5g，蒲公英 8g，麦冬 5g，甘草 5g。每日 1 剂，加水煎煮，分 3 次服。

气血虚弱型：王不留行籽 25g，人参、黄芪各 30g，当归、麦冬各 15g，木通 10g。每日 1 剂，加水煎煮，分 3 次服。肝郁气滞型：王不留行籽 20g，当归、白芍各 15g，漏芦、穿山甲、川芎、香附各 12g，甘草 10g。每日 1 剂，加水煎煮，分 3 次服。

4. 药膳治疗产后缺乳

可于产后 4 小时用催乳方炖鸡，喝汤、食肉。根据产妇泌乳开始时间，观察产后 72 小时婴儿哺乳满足情况及产后第 3~5 天添加配方乳情况，产后第 7 天子宫恢复和 1 个月内乳腺炎发生率。产后及时服用催乳方能有效预防产后缺乳，增加乳汁分泌量，满足新生儿母乳喂养，并能促进子宫康复，减少乳腺炎的发生。

5. 推拿手法疗治疗产后缺乳

针灸、推拿是产后缺乳较好的治疗方法，而且经济、操作简单，见效快。

推拿手法治疗产后缺乳的同时，配合口服催乳方汤药，能够辅助治疗女性产后缺乳，疗效肯定。具体推拿穴位见"中医综合疗法治疗产后缺乳"。

6. 中医综合疗法治疗产后缺乳

快速针刺配合推拿，主穴取膻中、乳泉、乳根、少泽、气海等穴，均用快速针刺法，不留针；推拿手法采用轻微按、揉、推、抹、揪、提等法，在乳房局部施术，每日 1 次。中医推拿配合心理干预治疗，不仅能增加产后乳汁分泌量，使乳腺肿块迅速消散，还可预防产后抑郁的发生。针灸推拿加走罐治疗能有效改善产后缺乳，针灸法配合推拿治疗气血虚弱型产后缺乳临床疗效肯定，改善患者的症状尤其明显。采用中医辨证施治加手法推拿治疗产后缺乳效果显著，可以明显改善患者乳房充盈程度，促进乳汁的排出，值得应用及推广。灸法通过温经通络，调和气血，配以推拿疏通经络，治疗产后缺乳，疗效肯定，患者耐受性好，容易接受，且无明显不良反应，疗效优于口服中药对照组。

十九、急性乳腺炎

急性乳腺炎是由细菌感染所致的急性乳房炎症，多由金黄色葡萄球菌或链球菌沿淋巴管入侵所致，多见于产后 2~6 周的哺乳产妇，尤其是初产妇。有文献报道，初产妇与经产妇急性乳腺炎之比为 2.4∶1。病原体一般从乳头破口或皲裂处侵入，也可直接侵入体内引起感染。急性乳腺炎虽然有特效治疗，但发病后产妇疼痛明显，乳腺组织破坏，可引起乳房变形，影响哺乳，因此，该疾病的重点在于预防。

（一）诱发急性乳腺炎的因素

1. 细菌的入侵

急性乳腺炎的致病菌多为金黄色葡萄球菌，少数为链球菌及表皮葡萄球菌。细菌由乳晕皮肤破裂处或乳头皲裂处进入，沿淋巴管蔓延至乳腺小叶间及乳腺小叶的脂肪和纤维组织中，引起乳房急性化脓性蜂窝织炎。也有少数患者是因为发生其他部位的感染致病菌经血液循环播散至乳房而致病。

2. 乳汁淤积

乳汁营养丰富，有利于细菌的繁殖。有文献报道，约40%产妇的乳汁中含有金黄色葡萄球菌和白葡萄球菌，但不致发病。若产妇同时存在乳汁淤积的情况，则易发病。戴紧身文胸或等待哺乳时间延长可导致乳汁堵塞乳腺管。乳腺管堵塞可使乳房组织的活力降低，加之乳汁淤积的分解产物，使其有利于细菌的生长繁殖，成为细菌良好的培养基。

3. 机体免疫力下降

产后免疫力下降为感染创造了条件。乳头局部潮湿及温度的升高，更易造成细菌的感染。抵抗力强者，病变停留在轻度炎症或蜂窝织炎，可自行吸收。抵抗力差者，易导致感染扩散，形成脓肿，甚至脓毒血症。

急性乳腺炎的发病过程分为乳腺管炎、乳腺炎和乳房炎三个阶段。细菌侵入乳腺管，上行至乳腺小叶，停留在淤滞的乳汁中生长繁殖，导致乳腺管的急性炎症，继而扩散至乳腺实质，引发实质性乳腺炎。细菌也可从乳头皲裂的上皮破损处沿淋巴管到乳腺间质内，导致间质性乳腺炎。若此阶段未及时治疗或治疗不当，炎症影响乳腺实质以外的脂肪和纤维组织扩散，导致急性乳腺炎症局限，组织液化、坏死，大小不等的感染灶相互融合形成乳房脓肿。若脓肿穿破到乳房后间隙的疏松结缔组织内时，则形成乳房后脓肿。

（二）急性乳腺炎的症状

乳腺炎可发生于泌乳的任何时期，但通常发生于产后1~4周，伴有发热、寒战、身体不适及类似感冒症状。具体的临床表现会根据其具体类型而有所不同。

1. 急性单纯性乳腺炎

急性单纯性乳腺炎表现为乳房胀痛，皮温高，乳房局部可出现边界不清的硬结。

2. 急性化脓性乳腺炎

急性化脓性乳腺炎表现为乳房局部皮肤红、肿、热、痛，硬结明显，触痛加重，同侧腋窝淋巴结肿大、疼痛。产妇可出现寒战、发热、头痛、乏力、脉搏增快等全身症状。

3. 脓肿形成性乳腺炎

炎症局限化即形成急性乳房脓肿。肿块有波动感。脓肿可向外破溃,也可向内破溃穿入乳腺管,自乳头排出脓液。当脓肿破入乳房后至胸大肌前疏松组织中,则形成乳房后脓肿。

对挤出的乳汁进行细菌培养可确诊弥漫性乳腺炎。乳房皮肤细菌培养可确诊局限性乳腺炎。

(三)急性乳腺炎的治疗

1. 物理治疗

物理治疗适用于乳腺炎早期,可促进炎症消退或局限。一般有冷敷、热敷、红外线及乳房按摩等。

2. 抗生素的使用

根据医嘱使用抗生素。注意抗生素使用的间隔时间,维持血液中的有效浓度。配合做好脓肿引流术等的术前准备及护理。

(1)全身治疗:首选青霉素类药物治疗,苯唑西林可治疗绝大部分由金黄色葡萄球菌引起的乳腺炎,用量根据症状而定。

(2)抗生素局部封闭:①局部用含青霉素100万单位的生理盐水20ml封闭治疗;②用25%的普鲁卡因60~80ml,加青霉素80万~160万单位,在炎症上方3cm左右健康处的皮肤组织做"一"字形封闭,范围应超过炎症直径区。每日或隔日封闭1次,或注入乳房后疏松组织中。

3. 中药治疗

以"疏肝利气、清热解毒"治疗为原则。可采用金黄散、蒲公英、金银花等药物。

4. 手术治疗

(1)激光打孔:确定脓肿位置后,在脓肿波动最明显的部位打孔并吸出脓液,然后将抗生素推入脓腔。此方法创伤小,患者容易接受,也无须换药。

(2)脓肿切开引流:脓肿形成后,应及时切开引流。

5. 脓腔冲洗

穿刺脓腔,抽尽脓液。然后注入无菌生理盐水或抗生素稀释盐水,抽出弃之,再注入盐水。如此反复操作,使脓液及坏死组织被冲洗抽出,促进脓腔肉芽组织的生长,减少毒素吸收及促进脓腔的早日愈合。

(四)急性乳腺炎的预防与护理

1. 首先评估产妇的情况

(1)评估产妇有无乳房手术史、乳腺增生等疾病史。

（2）评估产妇母乳喂养是否顺利、产妇的乳头条件、乳汁分泌的量、有无乳头皲裂，新生儿吸力等，评估产妇家属对产妇进行母乳喂养的支持情况。

（3）血常规检查有白细胞及中性粒细增加，抽取脓液做脓液涂片可查见革兰阳性菌等。急性乳腺炎并发脓毒败血症时，应作血液细菌培养。

（4）B超及X线检查。

2. 了解相关护理知识

产妇因乳房局部炎症会产生疼痛，乳房感染可能导致体温升高。若产妇缺乏乳房护理相关知识，则可能母乳喂养无效。

3. 急性乳腺炎的预防

加强产前产后卫生宣教，指导产妇保护乳头，帮助哺乳产妇掌握正常的哺乳方法是预防哺乳期急性乳腺炎的有效措施。

（1）孕期：怀孕最后2个月，经常使用肥皂水或清水擦洗乳头，加强乳头的抵抗力。酒精能脱脂，长期使用可使乳晕腺、皮脂分泌减少，引起乳头干燥，造成皲裂，因此不能长期使用。对乳头凹陷者，可从孕中期开始设法纠正，可用小酒盅扣罩乳头，外用布带固定，或使用乳头矫正器。

（2）产褥期：每次哺乳时应双侧乳房轮流喂哺，并不断改变抱婴姿势，使乳腺管充分吸空，指导产妇正确的哺乳姿势及哺乳方法，保持乳汁排出通畅，哺乳后要排尽剩余乳汁。为了预防乳汁过稠，发生凝乳阻塞乳腺管，要鼓励哺乳产妇多饮汤水。及时处理乳头皲裂，可用黄柏、白芷各半研末，再用香油或蜂蜜调匀后涂抹患处；也可使用产妇自身的乳汁均匀涂抹于乳头处。

（3）加强婴儿的口腔护理：注意婴儿的口腔清洁，可每日用清水轻擦婴儿口腔黏膜，进行口腔护理。不能让婴儿含乳而睡。

急性乳腺炎患者大多为产褥期产妇，该疾病既会给产妇带来生理上的不适，还会严重影响产妇母乳喂养的自信心，因此护理人员应做好相关的健康教育，同时采取必要的措施减轻生理上不适所造成的母乳喂养心理障碍。

4. 护理方法

（1）一般护理：保持病房安静、清洁、空气新鲜，每日通风，使产妇获得充足的睡眠。给予产妇高蛋白、高热量、高维生素、易消化食物。鼓励产妇多饮水，保证足够的液体摄入。解释急性乳腺炎产生的原因及处理原则，根据产妇心理及社会支持状况给予相应的心理指导。

（2）物理治疗的护理：急性乳腺炎的物理治疗可采用手法疏通、乳房理疗仪辅助疏通等促进乳腺管通畅，辅助治疗急性乳腺炎。

手法疏通方法为用温水洗净乳房，以热毛巾敷乳房约2分钟，涂少许润滑剂，如凡士林等；以一手托起乳房，另一手五指分开，自乳房根部从四周轻轻向乳头方向按摩，呈梳理式抓拿，抓拿力度由轻逐渐转重，但不宜用力挤压或旋转按压，而是顺着输乳管的方向施以压力，将淤积的乳汁逐步推出；大约1分钟后，用右手拇、食指拉住乳头向上牵拉5次，以扩张乳头的输乳管；然后四指托住乳房，用两拇指稍用力自乳根部向乳头推压，使乳汁排出，5~6次。每日坚持手法疏通，同时合并抗生素治疗，可有效治疗急性乳腺炎。

乳房理疗仪主要采用低频脉冲刺激乳房，减轻疼痛，还可使接触皮肤处产生温热作用，促进血液循环，加速炎症水肿的吸收，且患者无痛苦，疗效显著，安全无毒副作用，现被越来越多的医院及产妇所接受。

冷敷具有镇痛、消肿、抑制炎症扩散、减少乳汁分泌的作用；于急性炎症早期（发病后24小时内），在炎症尚未控制的48小时内进行；用棉布包裹冰袋外，置于硬结局部3~4小时，须注意防止局部冻伤；局部皮肤复温后可再行冷敷；若局部麻痛不可忍受，改为短时间冷敷，冬季可用冷水敷；冷敷的同时可多饮水，使乳汁变稀，减少淤滞，利于乳汁排出。

热敷可增加局部组织血流，促进白细胞趋化，提高白细胞的吞噬功能，促进炎性渗出物的吸收、局限和液化。发病24小时或48小时以后，炎症已经局限者可用热敷；以50℃左右热敷布置于红肿局部进行热敷，每次30分钟，每日3~4次；水肿明显者可用25%硫酸镁湿热敷；红外线热力穿透性强，可达乳房组织的深部，其作用类似于热敷；但较湿热敷更佳。

（3）乳房按摩：利用挤压的作用排空乳腺管，促进瘀结消散，适用于乳腺管闭塞、乳汁淤积或炎症初期的患者。若局部水肿明显且伴有发热，或脓肿已经形成者，禁用此法。

手法按摩：五指并拢，以双手小鱼际部夹持乳房基底部，沿输乳管走行，向乳头部轻轻按摩1~2分钟。然后用手掌由淤积硬结的外缘向乳头方向逐步推赶并轻轻揉挤，反复按摩5~10分钟，即可将淤积的乳汁逐渐推出。按摩时，可以用手轻轻提动乳头数次，以扩张乳头部的输出管。若按摩前先进行局部热敷，效果更好。

梳背按摩：乳房患部涂少量油脂（液体石蜡或麻油均可以减少摩擦对乳房皮肤的刺激），避免皮肤损伤。用烤热的木梳背（以不烫伤皮肤为度）由乳房基底部开始，经患部再向乳头连续推赶，使闭塞的乳管由内向外、由小到大，渐渐被乳汁扩张，终至全管开通，积乳排出，患者可在短期痊愈。

二十、产褥感染

产妇产后子宫恢复到孕前状态，大约需要 42 天，这段时间称为产褥期。产褥感染是指分娩及产褥期生殖道受病原体侵袭，引起局部或全身感染，其发病率约 6%。近年来，随着医疗技术的迅速发展，孕产期保健水平的提高，产褥感染的发病率不断降低，但仍然是导致产妇死亡的四大原因之一，是产妇最常见的严重并发症。据报道，正常分娩未预防性应用抗生素的产妇发生盆腔感染者占 2%~8%，剖宫产术后未应用抗生素的产妇感染发病率为 18%~25%。产褥病率指分娩 24 小时以后的 10 天内，每日测量体温 4 次，间隔时间 4 小时，有 2 次体温达到或超过 38℃。产褥感染与产褥病率的不同之处在于产褥病率还包括生殖道外的其他感染。由于产褥期产妇机体解剖生理的变化、身体虚弱、抵抗力下降等因素，容易并发系列感染。产褥病率常由产褥感染引起，但也可由生殖道以外感染如急性乳腺炎、上呼吸道感染、泌尿系统感染、血栓静脉炎等原因所致。

正常情况下，阴道有自净作用，对细菌的侵入有一定的防御功能。在怀孕期间，羊水中也含有抗菌物质，怀孕和正常分娩通常不会增加感染的机会。但如果产妇机体免疫力降低，再加上孕期卫生未做好，或者有尿路感染、胎膜早破、严重贫血、产科手术操作不当、产时会阴伤口发炎、产后出血等，就可能导致感染。

（一）发生产褥感染的原因

1. 诱发因素

正常女性阴道对外界致病因子的侵入有一定防御能力。其对入侵病原体的反应与病原体的种类、数量、毒力和机体的免疫力有关。阴道有自净作用，羊水中含有抗菌物质，所以怀孕和正常分娩通常不会给产妇增加感染的机会，只有在机体免疫力与病原体毒力及数量之间平衡失调时，才会导致感染的发生。产妇体质虚弱、营养不良、孕期贫血、孕期卫生不良、胎膜早破、羊膜腔感染、慢性疾病、产科手术、产程延长、产前产后出血过多、多次宫颈检查等，均可成为产褥感染的诱因。

2. 病原体种类

正常女性阴道内寄生大量微生物，包括需氧菌、厌氧菌、真菌、衣原体和支原体，可分为致病微生物和非致病微生物。有些非致病微生物在一定条件下可以致病，称为条件病原体。即使是致病微生物，也需要达到一定数量或机体免疫力下降时才会致病。

3. 感染途径

（1）外源性感染：指外界病原体进入产道所致的感染。可通过医护人员消毒不严的双手或被污染的衣物、用具、各种手术器械及产妇临产前性生活等途径侵入机体。

（2）内源性感染：寄生于正常孕妇生殖道的微生物，多数并不致病，当抵抗力降低和/或病原体数量、毒力增加等感染诱因出现时，由非致病微生物转化为致病微生物而引起感染。内源性感染比外源性感染更重要，因孕妇生殖道病原体不仅可导致产褥感染，而且还能通过胎盘、胎膜、羊水间接感染胎儿，导致流产、早产、胎儿生长受限、胎膜早破、死胎等。

（二）产褥感染的症状

发热、疼痛、异常恶露，为产褥感染三大主要症状。产褥早期发热的最常见原因是脱水，但在2~3天低热后突然出现高热，应考虑感染可能。由于感染部位、程度、扩散范围不同，其临床表现也不同。依感染发生部位，分为会阴、阴道、宫颈、腹部伤口、子宫切口等部位感染，具体有如下几种。

1. 急性外阴、阴道、宫颈炎

产时会阴部损伤导致感染，以葡萄球菌和大肠杆菌感染为主。会阴裂伤或会阴侧切伤口感染，表现为会阴部疼痛，坐位困难，可有低热。局部伤口可表现为红肿、发硬、压痛明显，可有脓性分泌物流出，较重时可出现低热。阴道裂伤及挫伤感染表现为黏膜充血、水肿、溃疡、脓性分泌物增多。感染部位较深时，可引起阴道旁结缔组织炎。宫颈裂伤感染向深部蔓延，可达宫旁组织，引起盆腔结缔组织炎。

2. 子宫感染

子宫感染包括急性子宫内膜炎、子宫肌炎。病原体经胎盘剥离面侵入，扩散至子宫蜕膜时称为子宫内膜炎，侵入子宫肌层时称为子宫肌炎，两者常伴发。若为子宫内膜炎，子宫内膜充血坏死，阴道内有大量脓性分泌物且有臭味；若为子宫肌炎，有腹痛、恶露增多呈脓性、子宫压痛明显、子宫复旧不良等表现，可伴发高热、寒战、头痛、白细胞明显增高等全身感染症状。

3. 急性盆腔结缔组织炎和急性输卵管炎

病原体沿宫旁淋巴组织和血行达宫旁组织，出现急性炎性反应而形成炎性包块，同时波及输卵管，形成急性输卵管炎。临床表现为下腹痛伴肛门坠胀，可伴寒战、高热、脉速、头痛等全身症状。体征为下腹明显压痛、反跳痛、肌紧张；宫旁一侧或两侧结缔组织增厚、压痛和/或触及炎性包块，严重者整个盆腔形成"冰冻骨盆"。淋病奈瑟菌沿生殖道黏膜上行感染，达输卵管与盆腹腔，形成脓肿后，高热不退。患者白细胞持续增高，中性粒细胞明显增多，核左移。

4. 急性盆腔腹膜炎及弥漫性腹膜炎

炎症继续发展，扩散至子宫浆膜，形成盆腔腹膜炎。继而发展成弥漫性腹膜炎，全身中毒症状明显，高热、恶心、呕吐、腹胀，检查时下腹部明显压痛、反跳痛。腹膜面分泌大量渗出液，纤维蛋白覆盖引起肠粘连，也可在直肠子宫凹陷处形成局限性脓肿，若脓肿波及肠管与膀胱，会出现腹泻、里急后重与排尿困难。急性期治疗不彻底可发展成盆腔炎性疾病后遗症而导致不孕。

5. 血栓性静脉炎

盆腔内血栓性静脉炎常侵及子宫静脉、卵巢静脉、髂内静脉、髂总静脉及阴道静脉，厌氧菌为常见病原体。病变单侧居多，产后1~2周多见，表现为寒战、高热，症状可持续数周或反复发作。局部检查不易与盆腔结缔组织炎相鉴别。下肢血栓性静脉炎常继发于盆腔静脉炎，多发生在股静脉、腘静脉及大隐静脉，表现为弛张热，下肢持续性疼痛，局部静脉压痛或触及硬索状，使血液回流受阻，引起下肢水肿，皮肤发白，称"股白肿"。病变轻时无明显阳性体征，彩色多普勒超声检查可协助诊断。

6. 脓毒血症

感染血栓脱落进入血液循环可引起菌血症，继续发展可并发脓毒血症和迁徙性脓肿（肺脓肿、肾脓肿）。若病原体大量进入血液循环，繁殖并释放毒素，可形成严重脓毒血症、感染性休克及多器官功能衰竭，表现为持续高热、寒战、全身明显中毒症状，多器官受损，甚至危及生命。

（三）产褥感染的确诊

1. 询问病史

医生详细询问产妇的病史及分娩全过程，对产后发热者，首先考虑为产褥感染，再排除引起产褥病率的其他疾病。

2. 全身及局部检查

仔细检查腹部、盆腔及会阴伤口，确定感染部位和严重程度。

3. 辅助检查

超声检查、CT、MRI 等检查手段，能够对感染形成的炎性包块、脓肿等做出定位及定性诊断。血清 C-反应蛋白升高，有助于早期诊断。

4. 确定病原体

通过宫腔分泌物、脓肿穿刺物、后穹隆穿刺物做细菌培养和药物敏感试验，必要时须做血培养和厌氧菌培养。病原体抗原和特异性抗体检测可以作为快速确定病原体的方法。

(四)产褥感染的预防及治疗

加强孕期卫生宣传,临产前两个月避免性生活及盆浴,加强营养,增强体质。保持外阴清洁。及时治疗外阴阴道炎及宫颈炎症。避免胎膜早破、滞产、产道损伤与产后出血。接产严格无菌操作,正确掌握手术指征。消毒产妇的使用物品。必要时给予广谱抗生素预防感染。

1. 预防产褥感染

通常情况下,产褥感染是可以预防的。产前、产时、产后都需要加以注意。

(1)产前及早发现妊娠中毒症和其他并发症:预防和治疗阴道滴血病和真菌性阴道炎。孕期避免性生活,尤其是最后两个月内更应禁止,也不能盆浴。

(2)产时:保证充足时间休息,避免过度劳累,以免身体抵抗力降低。若饮食摄入不足,必须接受静脉补充。如果胎膜早破过久或产程过长,或者因胎盘胎膜残留行刮宫手术,则要严格预防感染。

(3)产后:产后汗多,又有恶露不断排出,因此必须注意身体的清洁卫生。要勤洗澡,还必须每日用温开水清洗外阴1~2次,尤其在大便后;卫生巾要勤换;产褥期禁止性生活;要加强营养,以增强身体的抗病能力。

产褥感染要及时治疗,产褥感染一开始会表现为急性外阴、阴道、宫颈炎症,严重者会导致子宫肌炎,继而发展成弥漫性腹膜炎,出现全身中毒症状,如高热、恶心、下腹部有明显压痛、反跳痛等,再严重者可发展成为脓毒血症及败血症,危及生命。所以,产后如果出现感染一定要重视,切不可拖延,及早控制能避免其进一步发展。

子宫感染及败血症等都属于比较严重的情况,一般很少见,只要护理得当,很少发生这种情况。刚刚经历过自然分娩或剖宫产术,产妇身体和心理都需要充分休养,但只要配合医生做好各项检查,产后及时下床活动,保持会阴部卫生,一切不适很快就会过去。

2. 产褥感染治疗

产褥感染原则上应给予广谱、足量、有效的抗生素治疗,并根据感染的病原体调整抗生素治疗方案。对脓肿形成或宫内残留感染组织者,应积极进行抗感染处理。

(1)支持疗法:加强营养并补充足够维生素,增强全身免疫力,纠正水、电解质失衡。病情严重或贫血者,多次少量输新鲜血或血浆。取半卧位,利于恶露引流或使炎症局限于盆腔。

(2)胎盘、胎膜残留处理:在有效抗感染的同时,清除宫腔内残留物。患者急性感染伴发高热,应有效控制感染,同时行宫内感染组织的钳夹术,在完全控制感染、体温正常后，再彻底清宫，避免因刮宫引起感染扩散、子宫内膜破坏及子宫穿孔。

（3）应用抗生素：未能确定病原体时，应根据临床表现及临床经验，选用广谱高效抗生素。然后依据细菌培养和药敏试验结果，调整抗生素种类和剂量，保持有效血药浓度。对于中毒症状严重者，短期加用适量的糖皮质激素，提高机体应激能力。

（4）抗凝治疗：血栓静脉炎时，应用大量抗生素的同时，可加用肝素钠，用药期间监测凝血功能，还可口服双香豆素、阿司匹林等其他抗凝药物。

（5）手术治疗：会阴伤口或腹部切口感染，应及时切开引流；盆腔脓肿可经腹部、后穹隆穿刺或切开引流；子宫严重感染者，经积极治疗无效，炎症继续扩散，出现不能控制的出血、脓毒血症或感染性休克时，应及时行子宫切除术，清除感染源，挽救患者生命。

（五）发生产褥感染后的护理

1. 注意休息、多饮水

如果产妇身体劳累无法负担，可以把照顾新生儿的任务交给家属。产妇每日应补充2000ml左右水。

2. 采取半卧位

不要平卧，平卧时炎性渗出液会聚集在盆腔底处，不利于康复，而且有可能扩散，造成感染。半卧位有利于子宫复原。此外，还要定时测量体温、脉搏、呼吸、血压，并做好记录。

3. 注意卫生

产妇产后恶露会持续一段时间，要勤换内裤，会阴有伤口的产妇，大小便后最好用温水冲洗会阴部，以防感染。同时要保持伤口干燥，观察恶露的色、量、味有无异常。

4. 补充营养

产妇产后哺乳和身体恢复都需要足够的营养支持，所以应加强营养补充，饮食应清淡，避免油腻。

二十一、产褥中暑

产褥期因高温环境使体内余热不能及时散发，引起中枢体温调节功能障碍的急性热病，称产褥中暑。产褥中暑是由于产后产妇体质虚弱但又处于高温高湿环境，致使中枢体温调节发生障碍而产生的急性热病。部分产褥期产妇受旧习惯影响，为了"避风"，夏季也紧闭门窗，穿厚衣帽，盖厚棉被，使体温不能发散，体内积热。体内过高的温度可加速体内新陈代谢，最后导致体温调节中枢功能衰竭，水电解质代谢紊乱，甚至意识丧失以及循环呼吸功能衰竭。

产褥中暑表现为高热、水电解质紊乱、循环衰竭和神经系统功能损害等。该病虽不多见，但起病急骤，发展迅速，若处理不当可发生严重后遗症，甚至死亡。常见原因是旧风俗习惯要求关门闭窗，使身体处于高温、高湿状态，导致体温调节中枢功能障碍。

（一）产褥中暑症状

1. 前驱症状

头晕无力、口渴多汗、皮肤湿冷等，是体温调节代偿过程。

2. 体热内积

体温升高，可达40~42℃、呼吸快，脉细数、面色潮红、无汗但出现汗疹。

3. 中枢神经系统症状

神志不清、谵妄、狂躁、呕吐、腹泻、面色苍白、血压下降、昏睡、昏迷、抽搐、瞳孔缩小、对光反射及膝反射消失，甚至出现呼吸循环衰竭。

（二）产褥中暑分类

1. 中暑先兆

发病前多有短暂的先兆症状，表现为口渴、多汗、心悸、恶心、胸闷、四肢无力。此时体温正常或低热。

2. 轻度中暑

产妇体温逐渐升高达38.5℃以上，随后出现面色潮红、胸闷、脉搏增快、呼吸急促、口渴、痱子满布全身。

3. 重度中暑

产妇体温继续升高达41~42℃，呈稽留热型，可出现面色苍白、呼吸急促、谵妄、抽搐、昏迷。若处理不及时，可在数小时内因呼吸衰竭、循环衰竭而死亡。幸存者也常遗留中枢神经系统后遗症。治疗原则是立即改善高温和不通风环境，迅速降温，及时纠正水、电解质紊乱及酸中毒，其中迅速降低体温是抢救成功的关键。正确识别产褥中暑对及时正确地处理十分重要。

（三）产褥中暑的护理方法

产妇体温调节障碍会引起体温过高，体温高、呼吸循环功能异常就会导致其生活舒适度降低，并可能有潜在并发症——休克、水电解质失衡的存在，同时针对产妇对产褥期体温调节知识缺乏也应着重护理。

1. 降温

尽快将体温降至38℃以下，当体温降至36℃时，立即停止一切降温措施，同时监测产妇生命体征状况。

（1）物理降温：保持环境的通风、凉爽，脱去产妇过多的衣物；用冰水及酒精擦浴全身至皮肤发红；头枕冰袋，戴冰帽，于颈部、腋窝、腹股沟等处置冰袋；冰水灌肠；刺激人中、内关、足三里、合谷等穴位。

（2）药物降温：高热有中枢神经系统症状者，或物理降温后体温复升者，采用冬眠一号加5%葡萄糖液500ml静脉滴注，琥珀氢化可的松或地塞米松静脉滴注。

（3）其他：服清热解毒的中药发汗，或者服绿豆汤、十滴水、藿香正气液等。

2. 纠正水电解质及酸碱失衡，防治休克

监测水电解质水平，及时补充钠盐及钾盐。补液时，输液速度宜缓慢，20~30滴/分，24小时输液量控制在2000ml以内，以免引起肺水肿。出现心力衰竭征象时，根据医嘱使用毛花苷C。

3. 预防为主

加强防暑知识和产后卫生保健的宣传，破除旧观念。为产褥期女性提供适宜的居住环境，室内温度保持在20~24℃，相对湿度在55%~65%。室内应通风良好，使空气清新。如果气温过高可以开空调，但是不可对着空调吹。

应保证产妇有足够的营养和睡眠。此外，产妇应了解其中暑先兆症状，每日监测体温等生命体征1次。若体温高于38℃，应加强观察，查找原因。一旦察觉有中暑症状，可自行对症处理，如口服绿豆汤等消暑，尽量饮用含食盐的凉开水，同时服用避暑药如十滴水等。若发生呕吐和腹泻，可口服藿香正气丸，必要时到医院进行检查，同时也要保证产妇每日的液体摄入。产后开始几天应该多吃一些较为清淡的食物，注意摄取维生素和矿物质。过几天后再适当增加富含蛋白质、碳水化合物、脂肪等食物，同时注意多吃蔬菜和水果。产妇应穿着宽松、舒适、透气的衣服，便于自身热量的发散，降低自身温度。

夏季是最容易发生这种情况的季节，因此产妇须特别注意，切记多喝水，及时补充水分，尤其是盐水。

二十二、晚期产后出血

胎盘、胎膜残留是产后出血最常见的原因，子宫切口愈合不良是剖宫产术后出血的常见原因。主要临床表现为产褥期发生阴道出血，常伴有感染。临床处理

包括抗感染、促进子宫收缩等，大量出血时须手术或介入治疗。

分娩 24 小时后，在产褥期内发生的子宫大量出血，称晚期产后出血。以产后 1~2 周发病最常见，亦有延迟至产后两月余发病者。阴道出血多为少量或中等量，持续或间断；也可表现为大量出血，同时有血凝块排出。产妇可伴有寒战、低热，且常因失血过多导致贫血或失血性休克。

（一）诱发晚期产后出血的因素

1. 胎盘、胎膜残留

胎盘、胎膜残留为阴道分娩后晚期产后出血最常见的原因，多发生于产后 10 天左右。黏附在宫腔内的残留胎盘组织发生变性、坏死、机化，当坏死组织脱落时，暴露基底部血管，引起大量出血。临床表现为血性恶露持续时间延长，以后反复出血或突然大量流血。检查发现子宫复旧不全，宫口松，有时可见有残留组织。

2. 蜕膜残留

蜕膜多在产后 1 周内脱落，并随恶露排出。若蜕膜剥离不全且长时间残留，会影响子宫复旧，继发子宫内膜炎，引起晚期产后出血。临床表现与胎盘残留不易鉴别，宫腔刮出物病理检查可见坏死膜，混以纤维素、玻璃样变的蜕膜细胞及红细胞，但不见绒毛。

3. 子宫胎盘附着面复旧不全

胎盘娩出后，其附着面迅速缩小，附着部位血管即有形成，继而血栓机化，出现玻璃样变，血管上皮增厚，管腔变窄、堵塞。胎盘附着边缘内膜又向内生长，底蜕膜深层残留腺体和内膜重新生长，子宫内膜修复，此过程需 6~8 周。若胎盘附着面复旧不全，可引起血栓脱落，血窦重新开放，导致子宫出血。胎盘附着面复旧不全多发生在产后 2 周左右，表现为突然大量阴道流血，检查发现子宫大而软，宫口松弛，阴道及宫口有血凝块。

4. 感染

感染以子宫内膜炎症多见。感染引起胎盘附着面复旧不良和子宫收缩欠佳，血窦关闭不全导致子宫出血。

5. 剖宫产术后子宫切口愈合不良

剖宫产引起切口愈合不良造成出血的原因主要有以下几点。

（1）子宫下段横切口两端切断子宫动脉向下斜行分支，造成局部供血不足。术中止血不良，形成局部血肿或局部感染组织坏死，致使切口不愈合。多次剖宫产切口处较薄，瘢痕组织多造成局部供血不足，影响切口愈合。因胎头位置过低，取胎头时造成切口向下延伸撕裂，伤口对合不好进而影响愈合。

（2）横切口选择过低或过高：①横切口过低，宫颈侧以结缔组织为主，血供较差，组织愈合能力差，且靠近阴道，增加感染机会；②横切口过高，切口上缘宫体肌组织与切口下缘子宫下段肌组织厚薄相差大，缝合时不易对齐，愈合不良。

（3）缝合不当：组织对位不佳，手术操作粗暴，出血血管缝扎不紧，切口两侧角部未将回缩血管缝扎形成血肿，缝扎组织过多过密，切口血液循环供应不良，等等，均可导致切口愈合不良。

（4）切口感染：因子宫下段横切口与阴道靠近，术前有胎膜早破、产程延长、多次阴道检查前置胎盘、术中出血多或贫血，易发生切口感染。

上述因素均可导致子宫切口愈合不良，缝线溶解脱落后血窦重新开放，出现大量阴道流血，甚至休克。

6. 其他

子宫滋养细胞肿瘤、子宫黏膜下肌瘤、子宫颈癌等，均可引起晚期产后出血。

（二）晚期产后出血的症状

若为自然分娩，应注意产程进展及产后恶露变化，有无反复或突然阴道出血病史；若为剖宫产，应了解手术指征、术式及术后恢复情况。

1. 阴道出血

胎盘胎膜残留、蜕膜残留引起的阴道出血多在产后10天内发生。胎盘附着部位复旧不良常发生在产后2周左右，可以反复多次阴道出血，也可突然大量阴道流血。因剖宫产术后子宫切口裂开或愈合不良所致的阴道流血，多在术后2~3周发生，常是子宫突然大量出血，可导致失血性休克。

2. 腹痛和发热

腹痛和发热常合并感染，伴发恶露增加，恶臭。

3. 全身症状

全身症状有继发性贫血，严重者因失血性休克危及生命。

4. 体征

子宫复旧不良可扪及子宫增大、变软，宫口松弛，有时可触及残留组织和血块，伴有感染者子宫有明显压痛。

5. 确诊方法

血常规检查了解贫血和感染情况，超声检查了解子宫大小、宫腔有无残留物、子宫切口愈合及切口周围血肿等情况。检测病原体和药敏试验进行宫腔分泌物培养，发热时进行血培养，选择有效广谱抗生素。同时进行血HCG测定，有助于排除胎盘残留及绒毛膜癌。

（三）晚期产后出血的治疗

晚期产后出血的治疗原则是促进子宫收缩、防治感染、输血补液，住院观察。

1. 少量或中量阴道出血

少量或中量阴道出血应给予足量广谱抗生素及子宫收缩剂，以及支持疗法、中药治疗，也可使用益母草或缩宫素，促进子宫收缩。

2. 疑有胎盘、胎膜、蜕膜残留或胎盘附着部位复旧不全

疑有胎盘、胎膜、蜕膜残留或胎盘附着部位复旧不全者，在备血、建立静脉通道及做好开腹手术术前准备的条件下，行清宫术。刮出物送病理检查，以明确诊断。术后继续给予抗生素及子宫收缩剂，并加用雌激素或孕激素促进子宫内膜再生，防止宫腔粘连。

3. 疑剖宫产子宫切口裂开

疑剖宫产子宫切口裂开者，即使表现为少量阴道出血也应住院，给予广谱抗生素及支持治疗，密切观察病情变化；若阴道出血量多，可行剖腹探查或腹腔镜检查。若切口周围组织坏死范围小、炎症反应轻微，可行清创缝合及髂内动脉、子宫动脉结扎止血；若切口假性动脉瘤形成，常首选髂内动脉或子宫动脉栓塞术；若组织坏死范围大，酌情行次全子宫切除术或全子宫切除术。

4. 因肿瘤引起的阴道流血

因肿瘤引起的阴道流血，应做相应处理。

（四）晚期产后出血的预防与护理方法

1. 晚期产后出血应首先明确

（1）产妇既往有刮宫史尤其是多次刮宫者：不仅可导致子宫内膜功能不全，发生胎盘粘连，甚至导致胎盘植入，进而引发晚期产后出血。

（2）产后出血未彻底治疗：发生产后出血后，仔细查明原因。未及时发现残留的胎盘、胎膜，可导致胎盘、胎膜残留而继发晚期产后出血。

（3）剖宫产：近年来，剖宫产率逐渐升高，且多为子宫下段切口，所以，剖宫产后晚期产后出血已非常常见。

（4）产妇全身情况：伤口愈合及子宫复旧情况，评估宫底高度、硬度及有无压痛及其疼痛程度。观察恶露或阴道流血的量、颜色、性状、气味及持续时间等。了解产妇情绪及心理状态，是否存在沮丧、烦躁与焦虑情绪。

（5）妇科检查：视诊会阴部，了解伤口情况并用窥器检查阴道、宫颈情况。双合诊或腹部触诊了解子宫复旧情况。

（6）其他：血常规和血 β-HCG 检查，B超检查了解宫内有无胎盘胎膜残留及子宫口愈合情况。

2. 晚期产后出血的预防

（1）产后应仔细检查胎盘、胎膜是否完整，若有残缺，应及时取出。在不能排除胎盘残留时，应行宫腔探查。

（2）剖宫产时合理选择切口位置，避免子宫下段横切口，以免导致两侧角部撕裂。

（3）严格无菌操作，术后应用抗生素预防感染。

3. 护理方法

（1）预防晚期产后出血：鼓励孕产妇自然分娩，降低剖宫产率。对试产的产妇，应严密观察产程，尽量在宫口扩张的活跃期内做出头盆关系的正确判断，防止产程过长。产后或术后，仔细检查胎盘、胎膜完整性。产后积极使用缩宫剂，根据产妇情况使用抗生素预防感染。

（2）配合治疗：根据医嘱给予产妇支持治疗，增加蛋白质、维生素的摄入。根据医嘱使用抗生素及缩宫剂，注意抗生素使用的间隔时间，维持血液中的有效浓度。观察缩宫剂使用效果，配合做好清宫术、剖腹探查术等的术前准备及护理。

（3）一般护理：加强营养，增强体质。鼓励产妇进食营养丰富且易消化的食物，多进食富含铁、蛋白质、维生素的食物。为产妇提供舒适、安静的休息环境，注意产褥期卫生，保持外阴清洁。

（4）失血性休克的护理：对失血过多但尚未有休克征象者，应及时补充血容量；对失血过多，甚至休克者应输血。为产妇提供安静的休息环境，吸氧，保暖。观察子宫收缩情况及恶露的量、色、气味等，观察腹部切口及会阴伤口的情况，按医嘱使用抗生素预防感染，使用缩宫剂促进子宫复旧。

（5）心理护理与健康教育：主动给予产妇关心，使其增加安全感，鼓励产妇说出自己内心的感受。针对产妇情况制订合理的活动方案，使其逐步增加活动量，恢复体力。

（6）指导产妇：出院后继续观察产妇子宫复旧及恶露情况；观察产妇皮肤颜色等，判断有无贫血。

（7）活动：以休息为主，逐步增加活动量。

（8）清洁卫生：穿棉质衣物，勤换内衣、内裤。保持会阴部清洁卫生，大小便后应清洗会阴部。产褥期禁止盆浴，禁止性生活。

（9）复查：如无异常，产后42天返回医院复查，若阴道出血量再次增加（超过月经量），应及时到医院检查。

二十三、产后贫血

分娩过程失血过多,很容易造成产妇贫血,贫血严重会影响到产妇的身体恢复及婴儿的营养健康。

产后贫血会使人全身乏力、食欲缺乏、抵抗力下降,严重时还可以引起胸闷、心慌等症状,并可能产生许多并发症,所以一旦被确诊贫血,应及时治疗。产后贫血的发生与产妇的体质及产后出血过多关系密切。产妇贫血严重时会影响自身恢复,不利于母乳喂养,所以,产后贫血要早发现、早防治。

轻度产后贫血是指血红蛋白存在90~110g/L,一般可以通过饮食来加以改善。患者平时应多食一些含铁及叶酸较多的食物,如鱼、虾、蛋及绿色蔬菜、谷类等;中度产后贫血是指血红蛋白在60~90g/L,患者除了注意改善饮食外,还需根据医生建议服用一些药物;严重贫血是指血红蛋白低于60g/L,此类患者需要进行输血治疗。

很多自然分娩的产妇,体内多余的水分被排出,血红蛋白浓度会上升,可以达到正常的水平。只有少数产妇由于产时出血较多,如剖宫产、产后出血等,可引起失血性贫血。孕前就患有慢性贫血的产妇,产后贫血可能会加重。

产后贫血可不仅是起床时会头晕、眼黑,或者身体乏力等问题,贫血问题若不及时解决,还可能引发一系列的并发症,如感染、出血等。症状严重者,须及时寻求医生帮助,通过治疗改善贫血症状,减轻体内缺氧的问题。如果是失血过多导致的贫血,首先应恢复血容量。

(一)诱发贫血的因素

导致产妇贫血的主要原因如下:

(1)孕期已贫血,在孕期没有治愈,也未能得到及时改善,从而延续到了产后,变成了产后贫血;孕前就患有慢性贫血的产妇,产后不同程度的失血使贫血程度加重。

(2)孕妇在孕期各项血液指标都正常,而产妇在产时大量出血引起失血性贫血,产后没有得到及对、合理的营养补充,从而造成产后贫血。

(二)贫血的症状

产妇分娩时,无论是自然分娩还是剖宫产分娩,都会大量出血,而出血量多少对不同体质的人造成的影响也不同。产后出血会减慢人体气血的新陈代谢,造成贫血。这类贫血会使得末梢血液循环不良,常会有头晕、劳累、胃口不佳等情况;如果在冬季,手脚也容易冰凉、麻木,而且怕冷;严重时会出现面色发白、头晕、疲惫,再严重者,就会出现水肿、心悸等症状。

(三)产后贫血的危害

产后贫血会使身体虚弱和营养不良,对产妇和新生儿的健康均不利。

1. 不利于哺乳

新生儿营养的摄入主要靠母乳,如果产妇贫血,比较虚弱,就很难有足够的乳汁去喂哺新生儿。如果产妇贫血严重,单纯的母乳喂养可能会对新生儿造成不利影响,会导致新生儿营养不良,抵抗力低下,容易患上腹泻及其他感染性疾病,对新生儿身体发育和智力发育均不利。

2. 不利于恢复

由于分娩过程时间较长,难度较大,所以会大量消耗产妇的能量,造成产后身体虚弱。如果此时又有贫血症状的话,产后恢复的时间就会变长,身体不能较快地恢复,抵抗力就会下降,容易出现感染、发热等症状;产后贫血还会引发一系列的严重症状,如子宫脱垂、内分泌失调等。

(四)产后贫血的治疗

产妇要避免贫血,最好从孕期开始预防。如果产妇在怀孕时被检查出贫血,应及时找医生咨询治疗。产妇在孕期如果发生贫血,可以适当服用红枣,有助于孕期能量的摄取和铁的补充。为预防或减轻贫血,在早孕阶段,产妇就应该多吃些流质食物或半流质食物,如猪肝汤、豆腐、水蒸蛋、蔬菜汤等,少食多餐,多吃营养丰富的食品,千万不能偏食、挑食。如果产妇的贫血特别严重,应该及时去医院就诊,防止并发症。

导致贫血的病因并非只有一种,所以治疗贫血要对症下药,不能简单认为输血就能解决问题,如果输血的次数较多,则可能出现并发症。

产后贫血一般以缺铁性贫血多见,此时要及时补铁,并且要查出是何种原因导致身体缺铁,然后进行相应的治疗。其他还有:

1. 巨幼细胞性贫血

巨幼细胞性贫血多用叶酸和维生素 B_2 来纠正和治疗。

2. 自身免疫性溶血性贫血

自身免疫性溶血性贫血一般会采用糖皮质激素来治疗。

3. 范可尼贫血

范可尼贫血可以通过移植造血干细胞来治疗。

(五)产后贫血的护理

1. 生活护理

贫血会使人眩晕,所以产妇第一次下床前应先在床上坐5分钟,确定没有不舒服的感觉再起身，身边最好有人。下床前要先吃东西恢复体力。起床动作要慢，若有头晕现象，要立刻坐下来，把头向前放低，在原地休息，然后喝点热水，不要突然站起来。

2. 饮食调理

无论哪一种贫血，治疗的同时都少不了饮食的配合。药物都有一定的副作用，如果长期服用，会对人体造成伤害，如消化功能损伤，所以应该优先选择食补来调理贫血。特别是缺铁性贫血，与饮食关系密切，饮食调理有时比药物治疗更有效。可以选择一些富含铁质的食物，如黑木耳、荠菜、黑芝麻、紫菜、胡萝卜等。

调查发现，偏食的人患贫血的概率较常人高，所以，产妇在产后应多食不同种类的食物，使自己得到全面的营养。但是，食物的摄入必须安排合理，如铁不能和草酸、鞣酸一起摄入。产妇在产后可以通过以下几种方式进行饮食调理。

（1）木耳红枣汤：取30g黑木耳放在水中浸泡，半小时后捞出，放入锅中与20枚大枣和红糖一起煮。喝汤，每日1次。

（2）当归炖羊肉：食材为去脂羊肉400g，再放入当归10g和生姜50g一起炖。吃肉喝汤，每日1次，不仅能治疗贫血，还能治疗产后腹痛。

（3）桂圆桑葚汤：将桂圆肉15g和桑葚子30g放入水中一起煮熟，倒掉残渣，留下汤汁，在汤汁中加入蜂蜜调味，喝汤，每日1次，连用2周。

（4）海参炖猪肝：取海参60g在水中泡发，捞出与猪肝60g炖熟，吃肝喝汤，每日1次，连用2周。

（5）大枣炖鹌鹑：将鹌鹑洗干净，加入大枣10颗、黄芪9g及猪肝50g和水一起炖熟，吃肉喝汤，每日1次，7~10天为一疗程。

（6）蒸花生桂圆：花生15g和桂圆15g加水蒸熟，喝汤，每日1次，7~10天为一疗程。

（张晋芳）

第六章 产妇的心理健康管理

一、产后情绪不良

很多产妇在产后某个时间段内都会感觉心情不佳。例如，产后一段时间总是自我感觉心情不如产前那么好，往日内心平静的状态莫名其妙地消失了，情绪总是起起伏伏，还有点想发脾气。这种情况持续时间并不长，仅仅几日就过去了；或者这种状况出现几日，然后有一段时间好转，但过后又会再次出现。

1. 产后情绪不良的发生率

产后情绪不良是产后1周内发生的轻度和短暂的心理障碍，一般于产后第3天急性起病，常见的症状有哭泣、心情波动、抑郁、失眠、焦虑等，症状持续3~5天后可自行消失。产妇情绪不好是大多数产妇在产后都会经历的一种短暂的身心状态：产妇有几日会感觉身体非常疲惫或不舒适，情绪低落，对任何事情都没有兴致。这是一种非常正常的产后生理现象，可以说几乎每个产妇都经历过这种情况。有调查研究发现，出现这种产后情绪不良的概率高达90%。

2. 产后情绪不良的原因

产后情绪不良的发生与产后内分泌激素改变，特别是雌激素和黄体酮急骤下降有关。产后情绪不良是否为独特的状态或是产后抑郁疾病谱中最轻的类型尚有争议，其抑郁程度极轻，持续短暂，预后良好，但有16%~20%的产妇发展成产后抑郁。

3. 产后情绪不良的处理方法

几乎每位产妇都经历了从数小时的短暂性阵痛发展为持续性疼痛直至最终分娩。期间长达十余小时的疼痛足以让产妇感觉疲惫不堪，大多数产妇都会感觉像是经历过一道"鬼门关"。即便是剖宫产分娩的产妇，也会经历较长时间的术后疼痛。因此，产妇产后急需时间来恢复身体，以较好的精神状态和体能来迎接和照顾新生儿。如果睡眠不足，产妇无法在短时间内恢复良好的身心状态，使得产妇逐渐感觉到身体越来越疲惫，心里越来越焦躁，情绪也越来越低落。许多产妇会以为是自己的心理或身体出现了问题。因此，产妇和家属要知道，产后产妇情绪不良很常见。出现这种情况后，产妇和家属不必疑惑，更不必担心和害怕。但是，当产妇意识到自己的心身状况不佳时，一定要及时和家属（尤其是丈夫）沟通，告诉他们自己现在的状态和感受，并请他们协助自己一起来照顾婴儿，以便自己有足够的恢复时间。

产后情绪不良是可以通过自我调节很快好转的。例如，充分的睡眠，向家属、朋友倾诉，在身体条件允许的情况下外出散步或慢走，转换环境，做自己喜欢的事情转移注意力等，都是有利于自己从不良的情绪状态中恢复过来的措施。但是，如果情绪不良的程度超过了平时生活中出现的程度，而且，这种状况持续时间更久，就需要引起注意了。出现这种情况时一定要寻求专业帮助，以免让自己陷入更糟糕、更持久的情绪低谷。

二、产后抑郁

1. 产后抑郁出现的时间

有些产妇在产后 3 周时就开始出现情绪低落，有些产妇大约在产后 3 个月左右会感觉自己情绪开始低落，而且这种状况越来越糟糕，时间越来越长，产妇自己运用多种方法也无法减轻或消除当前的情绪低落的问题，这就提示产妇当前可能已经患有产后抑郁。

2. 重视产后抑郁

产后抑郁持续的时间越长，症状越严重，其影响就越广泛。它会影响到产妇生活的方方面面，包括产妇的身体健康和婴儿的心身健康，若处理不及时，会威胁到产妇和婴儿的生命安全。因此，一旦产妇确诊为产后抑郁，就应重视，及时寻求专业性的干预，阻止产妇抑郁情绪的发展，改善产妇的情绪，帮助其恢复到最佳的身心状态。

3. 产后抑郁可以治疗和治愈

有些产妇可能会非常担心和恐惧："如果我真的患了产后抑郁，我还有救吗？"产后抑郁是近年来女性在产后越来越多见的问题，对于大多数人来说，这是可以治疗并且预后良好的产后问题。但前提条件是产妇愿意与他人分享自己内心的痛苦感受和低落的情绪，愿意接受他人的建议积极开始治疗，配合医生建议的治疗措施。

4. 转变对待产后抑郁的态度

尽管产后抑郁一直以来都有发生，其对家庭和社会的严重危害性也屡见报道。但是有学者开展相关的调查研究后发现，不少社区居民对待产妇产后抑郁常表现出歧视的态度；产妇的家属如公公婆婆及丈夫则是消极对待，认为这是产妇自己太过矫情，是逃避照顾家庭和婴儿的借口而已；产妇自身不敢也不愿意公开承认自己的问题，甚至刻意隐瞒自己的真实状况。这些消极的态度和回避、逃避的行为，对于早期识别和帮助患有产后抑郁的产妇，阻止产后抑郁的进一步发展是非常不利的。在科学技术日益进步的今天，我们应该转变对待产后抑郁的态度：产后抑郁是产妇常见的心理状态，它的发生不是令人感到耻辱和不安的事情。只要及时发现，早期诊断，早期干预，它是可以治疗和治愈的疾病。

5. 寻找专业帮助的重要性

经常会有产妇诉说："当我感觉心情非常糟糕、疲乏和精力不济时，我感觉自己好像哪里出了问题，我自己在网上咨询过，网上的医生建议我去药店买一些药吃，可是，我有点担心和不安，我想我应该去医院的，我怎么样才能获得更加专业性的帮助呢？"

在我国现有的就医状况下，大多数患者都会选择去综合医院诊治疾病，说明患者确实非常重视自己当下的身心健康并且愿意寻求帮助。虽然很多医生可以诊断抑郁症，但大多数医生对类似产后抑郁的心理疾病的治疗并不专业。所以，产妇应该询问医生是否同时具备诊断和治疗抑郁症方面的经验，如果不具备这两方面经验的话，就一定要去找心理医生、心理健康专家或者精神科医生。与全科医生相比，他们更熟悉抑郁症的表现、药物治疗的疗效观察和不良反应的应对措施、心理治疗的方法和疗效等。因此，患有产后抑郁的产妇应该向这些专业人员寻求帮助，避免自己在处理相应问题时走弯路。

三、产后抑郁的原因和危害

1. 产后抑郁的发生率

产后抑郁是一种很常见的疾病，它涉及产妇本人和婴儿的心身健康，以及产妇家庭关系的和谐。针对产后不同时期的调查研究发现，我国产后抑郁的发生率为18%~37%不等，国外的产后抑郁发生率为17%~50%。可以说，产后抑郁是一种女性常见的产后心理障碍，如果得不到及时的干预，极易造成非常严重的影响。

2. 生物遗传学因素导致的产后抑郁

很多产妇会有疑惑："我的家庭成员中除了个别人患有高血压、心脏病或糖尿病之类的躯体疾病，没有人患有抑郁症，我怎么会患产后抑郁呢？到底是什么原因使得我出现产后抑郁症状呢？"

大量的调查研究发现，引起抑郁症的因素中有一定的生物遗传倾向。例如，在询问产妇的家族史中，有产妇回忆到其家族成员中有直系或旁系家属可能患有抑郁症或其他类型的心理障碍。当然，如果父母亲有一方或双方有抑郁症病史的话，其子女在他们以后的生活中患有抑郁症的可能性更大。这里也包括原生家庭的生活环境和被抚养长大的方式。由于原生家庭环境中有一些特殊的因素，加上成长过程中父母对待子女的养育方式和态度，如父母对待孩子过于严厉苛责或宠溺，或者常使其在矛盾和焦虑不安的状态中度过童年，这些有过不良经历的儿童在其成长过程中内心常缺乏安全感，充满焦虑、恐惧。这些都很容易使得那些本身抵抗力就低的女性出现抑郁症状。

3. 躯体疾病导致的产后抑郁

在主动寻求治疗产后抑郁时，首先要排除躯体疾病引起的抑郁症。有许多躯体健康问题，如甲状腺功能紊乱、体内多种激素水平失调或代谢失衡，都可以产生与抑郁症类似或更严重的症状，如情绪低落、悲观、失望等。

4. 药物导致的产后抑郁

一些特别的药物可以产生与抑郁症类似的症状，有些药物甚至可以使抑郁症状更严重，如酒精、成瘾性精神活性物质（毒品）、某些中草药、某些处方或非处方药物等。例如，有些产妇用饮酒来缓解抑郁症状，有些产妇则使用成瘾性精神活性物质来减轻抑郁症状，还有些产妇自行到药店购买中草药来提升情绪。酒精有中枢神经抑制作用，成瘾性精神活性物质可能是中枢神经系统镇静剂或兴奋剂，中草药的成分就更加复杂了，在使用过后可能会使情绪更加糟糕，它们都很难帮助患者从抑郁症状里走出来。因此，患有产后抑郁的女性需要坦诚地和医生详细说明目前都在使用的药物，包括所使用的药物名称、剂量、使用方法、使用时间和频率等详细信息，以便医生进一步判断和治疗。

5. 化学因素导致的产后抑郁

有研究发现，抑郁症与大脑内某些"化学物质"密切相关。当大脑内的神经递质如5-羟色胺、去甲肾上腺素或多巴胺等物质的浓度上升时，情绪就会好转，而这些物质浓度下降或缺乏时会出现情绪低落、悲观难过等症状。因此，平衡脑内相应物质的浓度会有助于患者改善情绪。

6. 社会心理因素导致的产后抑郁

有大量调查研究发现，与产后抑郁密切相关的心理因素有很多，通常与应激性生活事件、压力大、社会支持不足和人际交往障碍等方面的问题有关。在面临应激事件、生活压力和人际矛盾下的负面情绪时，负性自动思维和消极认知都会导致产妇出现情绪低落等抑郁症状。生活中的应激事件如亲人离世，配偶出轨、夫妻关系破裂导致分居或者离婚，婆媳关系不好，生活压力过大，人际关系不良，缺乏有效的社会支持等，都会使产妇出现很大的心理压力。

抑郁症与负性自动思维的密切关联已经得到研究证实。当遭遇生活应激的时候，大多数人都会积极地采取分析问题、解决问题的办法来应对。然而，抑郁症患者在面临应激性生活事件的时候，总是会首先想到应激性事件可能会导致的不良影响，进而出现不良的情绪反应。

抑郁症与负性归因方式紧密相关，这一点也已经得到研究证实。例如，抑郁症患者通常为一些原本不是自己的原因导致的错误而责备自己。即使事后多方面的结果都能够证实其最初的想法是错误的，也无法使其彻底转变这种负性归因方式。而且，在下次出现类似事件时，其第一反应还是会为自己感到难过、羞愧、不安，并不断责备自己。

有研究显示，患产后抑郁的产妇主客观支持及支持利用度评分均显著偏低，提示产妇的社会支持力度明显不够，而社会支持力度不够是产后抑郁的一个显著性预测因素，有效地社会支持可以提高产妇的耐受能力和应付能力。有相关研究显示，患产后抑郁的产妇社会支持匮乏，尤其在信息支持、评价支持方面更是如此。此外，产妇家庭亲密度低下、适应性弱、婚姻不完整或夫妻关系不和等，均属于产后抑郁发生的重要危险因素。

7. 人格因素导致的产后抑郁

在生活中，个体应对方式的差异会导致个体出现不同程度的健康偏差。有的人在解决问题的时候会倾向于采用理性的、积极的应对策略，有的人会倾向于采用情绪化的、消极的应对策略。相比那些倾向于采用解决问题的方式应对应激的人而言，这些倾向于采用情绪化方式来应对压力的人在处理生活压力的时候就变得尤为困难。他们无法适应和处理这些压力，不会寻求社会支持资源来解决问题。他们甚至会认为目前的状况是自己造成的，处于这种困境是自己"罪有应得"，即使有些问题根本不是或者不全是自己的原因。

8. 产后抑郁的危害

因为抑郁症状会影响到生活的许多方面，包括对母婴的身体健康，母婴关系，婴幼儿的身体发育、情绪、行为、智力及认知能力的发展，以及对产妇的思维方式、工作及社会关系等都有严重的影响。抑郁症患者还可能因病受伤或因病死亡，导致更多的医疗支出，同时也会失去很多从事工作以及其他活动的机会。更严重的是，在极端思维方式的影响下，这些患者会做出危害自己和婴幼儿生命安全的极端行为，造成不可逆的损害。

产后抑郁还给夫妻感情和家庭关系造成了非常不利的影响。产妇在产后非常依赖他人，心理上渴望得到他人的支持和帮助，然而，产妇的低落情绪会影响其他人，行为上表现为冷淡和拒绝，使得彼此之间的关系越来越僵化，加大了心理距离和隔阂，加剧了家属和朋友对产妇的误解。当然，这些人际关系问题既可能是引起产后抑郁的原因，也可能是产后抑郁的后果。而且，这些问题在产妇患上抑郁症后会进一步加重。

产后抑郁不同于其他的躯体疾病，它无法通过血液检测某种生化指标来确诊。产后抑郁最严重的问题在于它可以使患者感觉自己虚弱无力，但是，这种虚弱无力感却无法找到生理原因。因而，产妇会觉得被诊断为抑郁症是一件羞于向他人启齿的事情，通常会隐瞒自己的低落情绪，会让自己在他人面前的表现与常人没有太大差异。然而，其一个人独处的时候才是最真实的自我。所以他们不仅不愿意接受治疗，反而会隐瞒自己的真实情况。这样的状况不仅让产妇的抑郁症难以识别，还会让产妇的抑郁症状不断恶化。甚至有些患者会变得极度抑郁，以至于他们无法想象生活已经获得改善的样子，最终走向不归路。

四、产后抑郁的评估和诊断

1. 区别悲伤和抑郁

有时候会出现一些意想不到的不幸事件，或者心爱的人在自己最需要的时候去世或离开了，这种感觉是非常痛苦的，且常常会持续很长一段时间，这是抑郁吗？

这种悲伤的感受是个体对失去心爱的人再正常不过的反应，这种感觉和抑郁非常接近。但是，悲伤和抑郁是不同的，它们之间最大的区别在于悲伤是为失去心爱的人，为发生的不幸事件造成的伤害而悲伤和难过，而抑郁则不同，它是抑郁症患者为自己而感到悲哀。当我们逐渐学会在没有心爱的人陪伴后也能独立生活时，这种悲伤的感觉就会逐渐消失。然而，抑郁很难自我消除，而且还会蔓延，它会影响睡眠、食欲、注意力和思维过程，甚至是看待问题和思考问题的方式，它远比单纯的悲伤情绪要复杂。

2. 产后抑郁的筛查评估

评价抑郁症状的量表通常有爱丁堡产后抑郁量表、产后抑郁筛查量表、贝克抑郁量表、流调中心抑郁量表等。目前应用最为普遍的量表为爱丁堡产后抑郁量表，这是一个有效的产后抑郁自评筛选工具，于1987年由英国学者Cox等研发。

该量表共有心境、乐趣、自责、焦虑、恐惧、失眠、能力、悲伤、哭泣和自伤 10 个因子，按频率分 0（从未）、1（偶尔）、2（经常）、3（总是）等级，得分范围 0~30 分，5 分钟即可完成。彭涛和 Lee 等人将其翻译为中文版，中文版爱丁堡产后抑郁量表的灵敏度为 82%，特异度为 97.87%，信度和效度值分别为 0.6 及 0.7。彭涛等人以 EPDS 分数 ≥ 13 分为有抑郁症状的阳性临界值；但 Lee 等人认为 EPDS 分数 ≥ 10 分的阳性临界值比 EPDS 分数 ≥ 13 分的阳性临界值更能降低假阴性率。

产后抑郁筛查量表于 2000 年由美国康涅狄格大学的 Beck 和 Gable 教授共同编订，该量表包含 35 个条目，可计算总分和 7 个维度（睡眠和饮食失调、焦虑和不安、情绪不稳、认知损伤、自多否定、负罪和羞愧、自残），用于筛查产后抑郁。产妇以过去 2 周的感受来填写各条目，选择每个条目不同意或同意的强烈程度，分为 1~5 级，要求在 5~10 分钟内完成，评分范围为 35~175 分。一般以 ≥ 60 分为筛查产后抑郁的临界值，以 ≥ 80 分为筛查重度产后抑郁的临界值。

贝克抑郁量表由 Beck 等人研发，该量表共有 21 个条目，要求用 4 个（0 分，1 分，2 分和 3 分）级别评定症状出现的频率，总分为 0~63 分。贝克抑郁量表已经在世界上广为应用于产后抑郁症状的筛查，测评产妇在产后 2 周内的情况。

流调中心抑郁量表是特别为评价当前抑郁症状的频度而设计的，着重于抑郁情感或心境。测量内容包含抑郁情绪、积极情绪、躯体症状与活动迟滞以及人际关系共 4 个因素。要求被评估者用 0~3 级评定最近 1 周内症状出现的频度，共有 20 个条目，总分为 0~60 分。

3. 正确诊断产后抑郁的重要性

产妇如果产后情绪低落持续了一段时间，并且高度怀疑自己患有抑郁症，那么，做出准确的诊断是至关重要的，只有正确诊断后才能制订个体化的治疗方案。因此，诊断准确与否，治疗结果和预后会大不相同。

4. 产后抑郁的诊断程序

（1）健康检查：诊断抑郁症，需要先做医疗检查以排除其他有类似症状的疾病。有很多原因都可能影响到一个人的精力、睡眠和食欲等。从临床实践来看，很多疾病都可能出现抑郁症状，如甲状腺功能减退、恶性肿瘤、糖尿病、肝炎后肝硬化、梅毒或睡眠障碍等。排除身体健康问题是准确诊断抑郁症的必经之路。另外，诊断健康问题和产后抑郁并不相互排斥，换言之，一个人既有可能患有抑郁症，同时也患有其他疾病。

（2）询问情绪低落的相关信息：在做出诊断之前，医生会要求患者提供一些关于情绪状况的信息。如出现情绪低落的时间，这种情况是每日都有还是隔日出现,每日会出现的频率,情绪低落对睡眠和饮食造成的影响,体重变化,饮食变化,低落情绪对日常生活的影响,有无想哭泣的情况,与异性接触的感觉,自己在低落情绪影响下思考事情和做出决定的难易程度,生活有无意义,是否感觉做任何事情都提不起精神,精力不济,或者是否觉得自己活得没有价值,是否有时候会想到结束生命等非常详细而具体的内容。

（3）询问最近的用药情况：医生会询问一些最近的用药及药物用量的信息,包括处方药、非处方药或中草药,使用的方法、剂量和频率。以及获取药物的方式或者途径（自行网上购买或药店购买,他人提供还是自行到野外等地方获取）。目的是排除由于药物的影响使得情绪发生改变等问题。

（4）询问其他的症状或者问题：抑郁症状常伴随着其他问题出现,如焦虑症,或者一些身体健康问题。由于某些身体健康问题常会使得情绪受到影响,因此,医生会询问关于身体健康问题的其他方面信息,如是否患有糖尿病、高血压、甲状腺疾病等,目的是排除身体健康问题对情绪的影响,进而影响医生做出准确的诊断。

（5）询问家族病史：医生会询问家族既往精神病史,如爷爷奶奶、姥爷姥姥、父母亲、舅舅阿姨、叔叔姑姑等是否有过抑郁症或者其他精神疾病的病史,包括疾病的诊断、发病经过和治疗经历、预后等信息。

（6）酒和毒品：医生会询问就诊者是否饮酒,以及饮酒的频率和酒量。同样,如果就诊者还使用过某些非法成瘾性药物（毒品）,也需要将使用的药物名称、用量和频率、使用方式等信息如实告诉医生。多数情况下,抑郁症患者会滥用药物以达到快速减轻不适或提升情绪,但是长期滥用会产生更严重的不良影响,对帮助解决抑郁症状非常不利。但是,由于涉及非法成瘾性药物,人们一般都害怕医生会把自己的成瘾性药物使用情况告诉他人而影响自己的声誉和职业,从而拒绝谈及这些违法的药物滥用。因此,关于使用酒或非法成瘾性药物的这些信息对于正确诊断抑郁症或其他心理病症是非常重要的,所以,一定要对医生坦白饮酒和使用非法成瘾性药物的事实。

5. 产后抑郁的临床表现

产后抑郁的表现较为多样,具体如下：

（1）情绪低落。大多数产妇一开始都注意到自己的心情比平时更糟糕,尽管这期间偶尔也会有一两天感觉心情还不错,但真正患有抑郁症的产妇会经常感到悲哀甚至空虚,周围的任何事情不能让他们感觉开心,即便与她们喜欢的人共处,或者是正在做之前很喜欢的事情,患有产后抑郁的产妇也会觉得悲哀。

（2）兴趣丧失。抑郁症患者很容易对以往感觉快乐的事物失去兴趣。在此之前，患者很喜欢与自己的女性朋友如闺蜜或家属聊天，喜欢听音乐或追电视剧等。但当患有抑郁症时，产妇就感觉不再喜欢像从前那样，甚至感觉和朋友聊天或听音乐是很无聊、无意义的事情，回避社会交往和日常工作。就在全家人都沉浸在婴儿出生后带来的喜悦中，产妇对于婴儿的到来没有任何的开心和幸福，反倒觉得痛苦，非常煎熬。因而不愿意面对自己的孩子，连抱起来亲吻婴儿的欲望都没有。

（3）精力减退。患了产后抑郁的产妇会感到开始日常工作都很困难。到了该起床的时候却没有起床的欲望和动力，宁愿整日都躺在床上。由于缺乏动力，她们不愿意照顾婴儿，甚至都不愿意看一眼。其他人会觉得是因为产妇很疲惫，很迟钝或解决问题的能力在减弱。

（4）思维迟缓。伴随精力下降，患有产后抑郁的产妇还会出现大脑思维和联想的速度减慢，反应迟钝，思路闭塞。在遇到需要自己独立思考和解决问题的情况时，表现为犹豫不决，甚至面对一些最基本的问题也会不知所措。患者会自觉"脑子好像是生了锈的机器"，或者"脑子像涂了一层糨糊一样"，经常可见的表现有主动言语减少，语速明显减慢，声音低沉，对答困难，严重者无法顺利进行交流。

（5）自我评价低，有内疚感和负罪感。患者感觉自己糟糕的程度超过了实际的情况。患者会为自己当前的状态感觉难过而失望、内疚，认为自己有罪而应当受到惩罚，感觉自己负有全部的责任，她们努力使自己摆脱糟糕的状态，但是效果很差。当没有看到任何转变的迹象后，患者会责备自己的懒惰和无能。更有甚者，有时会因为一些和自己没有任何关系，或者其实完全是他人错误的一些事情而责怪自己。与正常人不同的是，对于当前正在做的事情或准备要做的事情，患有抑郁症的人总倾向于认为自己做不好，而且会找到很多支持的证据来证实自己的想法是正确的。即便他人与之辩论，想帮助其纠正这些观点，也会遭到患者的极力否认和辩解。

（6）有自杀的想法和企图。通常，患有抑郁症的患者看待周围人和事物的态度都是消极和悲观的，更严重的是，有很多患者或多或少都会有结束自己生命的想法。由于患者感觉自己没有存在的价值，难过悲伤、自责自罪、失望、绝望等想法而让自己感到无法承受生命之重，因而执拗地认为，只有自杀才是自己唯一的出路。有些患者在这些想法的支配下会采取非常决绝的方式来结束自己的生命以摆脱痛苦，这是抑郁症最危险的症状。尽管不是所有的抑郁症患者都会失去生命，但很多自杀的人都患有抑郁症或其他的心理疾病。当患者出现这些极端的想法和企图时，往往都比较隐秘，不为外人所知。她们会做出缜密的计划和准备，在没有他人在场的情况下实施预期的计划，从而导致无法控制的悲剧性结果。因此，认真而谨慎地评估抑郁症患者的想法，早发现，早预防和有效应对。

（7）意志活动减退。患有产后抑郁的产妇会表现为意志活动呈显著持久的抑制。经常可见的行为表现有行动迟缓、生活被动、疏懒、不想做事、常独坐一旁、或整日卧床、闭门独居。严重时连吃、喝、大小便等生理需要和个人卫生都不顾，蓬头垢面、不修边幅，甚至发展为不语、不动、不食，此为"抑郁性木僵"，但经过仔细的精神检查，患者仍流露出痛苦的抑郁情绪。

（8）回避社交。患有产后抑郁的产妇常回避与他人的正常社会交往，她们不仅不会主动联系别人，甚至还拒绝亲人的联络和邀请。这是因为与家人、朋友的相处不仅不再使她们感觉心情愉悦，反而成为一种心理压力和负担，或者担心自己的状态会影响他人，担心被他人发现自己的状况后受到歧视或排斥，久而久之，便会与社会脱节。回避社交不仅仅会加重患者的其他症状，还使得患者的这些症状更加难以被发现和得到及时有效的干预。

（9）食欲改变。患了产后抑郁的产妇都慢慢觉得自己面前的食物不如以前那么诱人，变得不思饮食，体重下降。体重减轻与食欲缺乏不一定成比例，少数患者可出现食欲过盛、体重增加。也就是说，部分患有产后抑郁的产妇会吃得比产前多很多，出现这种情况并不是因为她们觉得食物有多么美味，而是因为觉得把肚子填饱可以消除心理消极的感觉。

（10）睡眠障碍。睡眠改变主要表现为早醒，患者会比平时早醒 2~3 小时，醒后久久不能再入睡。有的表现为入睡困难，睡眠不深。总的来说，患者的睡眠质量不高。少数患者表现为睡眠过多，睡眠时间较长。

6. 产后抑郁的诊断分类

当出现抑郁症状时，医生会将症状达到的临床标准时间记作抑郁发作。一次抑郁发作持续时间少则数周，多则数年不等，单次抑郁发作的平均持续时间为 5 个月。当第一次出现抑郁发作时，医疗诊断为"单次抑郁发作"，单次发作经过治疗好转一段时间后再次出现抑郁症状时，此时的诊断会变更为"抑郁症，再次发作"。经过治疗后，抑郁症状消失，进入"缓解期"。进入缓解期后 6 个月内再次出现抑郁症状则诊断为"复发性抑郁症"。经过治疗，症状缓解时间长达 6 个月以上，又再次出现抑郁症状，此时的诊断应为"复燃性抑郁症"。少部分的产后抑郁患者会出现幻听、幻嗅、幻味、幻触和妄想体验等精神症状，完全脱离了现实，这种抑郁症通常都很严重，需要进入精神专科机构进行系统治疗和严密观察，待症状缓解后才能转入社区医院进行治疗。

五、产后抑郁的治疗措施

有产妇回忆起自己在出现情绪低落一段时间后,曾经告诉过家人和朋友,而他们也给了自己很多建议,包括参加迷信活动、网络咨询到药店咨询药师后买药、去看医生等,她们自己也很疑惑,不知道到底该怎么办才好。

1. 采用迷信的方法不可靠

有很多女性在情绪低落后,会听家里老人或一些朋友的建议,寄托于一些迷信来缓解自己的情绪。有时候甚至会反复去找某个会"法术"的人或反复寻找"法术"更好地人来解决自己的问题,其实这样的方法不仅会耽误病情,还会令自己陷入更糟糕的困境。

2. 按照网络咨询意见执行不可靠

有些患者认为,在网络发达的今天,任何问题都可以依赖网络来解决,如购物、看书学习、人际交往、看电影、发送邮件等,甚至通过网络来购买医疗服务和治疗疾病。但是,医疗服务和其他的网络服务有很大的区别。我国的传统医学《黄帝内经》曾提出"望、闻、问、切"是医生治疗疾病的重要手段,西方医学也认为"收集病史和体格检查"是正确诊断和治疗疾病的重要前提。通过网络来购买医疗服务和治疗疾病是跳过这些重要的基本步骤直接实施治疗措施的方法,这是非常危险的。任何医疗行为都应该是谨慎和反复验证的,不能忽略任一步骤而随意用药或提出医疗处理意见。然而,对于患者和家属而言,他们忽略这些重要内容会使自己处于危险境地,更不可能知道这样做会给自己带来危险。因而,选择正规和专业的途径是保障自己获得可靠而有效地诊断、治疗疾病的最佳方法。

3. 咨询药师用药的方法不可靠

有些患者或家属认为到药店咨询一下药师就可以买药给自己治病了,其实不然。药师仅仅是具备执业药师资格的从业人员,他们非但没有经历过严谨、系统的医疗从业培训,而且缺乏专业的疾病诊断和治疗知识,无法为患者提供相应的医疗服务。患者和家属仅仅依赖药师提供的建议去购买药物,是非常危险的行为。这是由于在患者服药治疗的过程中,药师无法判断疗效的任何变化,在出现任何不良反应时不能及时观察和有效应对。

4. 寻求精神专科医生的帮助最正确

专科医生是指经过多年系统、严谨的专业医疗卫生知识培训,并且有着多年丰富的临床经验,可以为有相应疾病的患者提供诊断、治疗和预防指导等相应医疗保健服务的专业人员。由于分工越来越细化,疾病的诊断、治疗也越来越专业化,不同病种也由更加专业化的医护人员提供相应的卫生保健服务。产后抑郁属于精神健康类别的障碍，应由精神专科医生提供专业化的服务。

5. 产后抑郁的治疗方式

抗抑郁治疗的方法主要有药物治疗、个体心理治疗、社区康复、自助团体、家庭治疗及婚姻治疗等。一般来说，症状较轻的产后抑郁患者可单纯采用心理治疗；症状较为严重的产后抑郁患者可采用药物联合心理治疗的方法；对于症状趋于稳定或处于缓解期的产后抑郁者，药物维持治疗的基础上，联合心理治疗、社区康复或参加自助团体；对于主要与家庭或夫妻关系等因素密切相关的产后抑郁患者，主要采用家庭治疗或婚姻治疗的方法。

六、产后抑郁的药物治疗

1. 关于抗抑郁药物治疗的疑问

有产后抑郁的女性患者对于应用抗抑郁药物治疗有很多的疑问，例如："医生给我做出明确诊断后开了一些药让我吃，我对吃药心里没有底，不知道我应该吃多长时间？这药物有什么作用？间隔多久吃一次？吃了多久以后才能见效，我应该会看到哪些变化？通常会有哪些副作用？是否有一些副作用出现以后，我需要马上去看医生？我应该什么时候去和医生讨论药物治疗效果？在起效后我还需要坚持吃多长时间的药还是可以很快就停药了？关于抗抑郁的药物治疗我有很多的疑问，但是又担心如果都让医生回答的话，是否会让医生很烦，我该不该问医生？"

确实，针对抑郁症进行药物治疗是非常谨慎的事情，患者有这些想法非常正常。而且，如果还在哺乳期的话，这些问题就更加重要了，因为有些药物会透过乳汁传递给婴儿，对婴儿的身体发育造成不良影响。因此，在必要的时候，需要与精神科医生或心理治疗师沟通抗抑郁药物治疗的问题，充分了解药物治疗的相关知识和疗效观察，以消除对药物治疗的担心和恐惧心理。不要害怕提问题，任何一名负责任的医生都应该欢迎患者提问，并有责任将关于应用抗抑郁药物治疗的知识和相关信息全部告诉患者。

2. 抗抑郁药物治疗的重要性

对于较为严重的患产后抑郁的产妇，应用抗抑郁药物治疗是必要的措施。由于患者无法区分现实和思维困境，如果患者持续处于抑郁情绪的控制下，就会以为自己大脑中的所思所想即为现实。这种情况下，使得单独心理治疗无法达到治疗目的。只有在控制抑郁症状的前提下，才能让心理治疗发挥最大疗效。

3. 对待药物治疗的正确态度

有些患者在应用抗抑郁药物治疗时会有很多疑虑和担忧，会认为长期依靠药物表明自己无力应对问题，或者认为长期依赖抗抑郁药物会让自己更加糟糕而难以自拔。于是，她们不按时服药，或者自行停药。需要强调的是，对于抑郁症及抗抑郁药物治疗的有关想法，一定要及时与医生沟通，要相信医生并且遵循医嘱，规律服药。

4. 药物治疗的起效时间

抗抑郁药物的作用是平衡大脑的化学物质，从而改善疲乏和睡眠状况，恢复食欲，优化情绪，减轻抑郁症状等。很多人都期待药物很快就能在体内尽快发挥治疗效果，但服用抗抑郁药物的起效时间和其他的药物不同。抗抑郁药物的起效时间一般需要连续服药1个月才能达到百分之百的效用，知晓这一点对于抑郁症患者而言至关重要。由于患者对药物治疗有很高的期待，以为只要服用药物就能很快达到预期目的，如果不能如期起效，就自行换药或停药，这样一来，反而影响了药物治疗的效果。

5. 疗效监督

在抗抑郁治疗期间，要注意自我观察治疗效果的进展情况。通常每隔1~2周就要评估抑郁症状，如这些症状的严重程度是否改善，发生的频率有无改变，对自我生活的影响是否降低等。通过评估，可以发现已经获得了显著改善的症状有哪些，依然存在的问题有哪些；通过评估，可以给予我们继续努力的希望和方向，同时也验证我们的治疗方式是否正确以及是否需要做一些适当的调整。这样就可以确保对治疗大方向的评判不会出现大偏差。对于治疗效果的监督频率不宜过于密切，如每隔数日评估一次，太过密切的评估意义并不大，了解长期的、动态的趋势才更有意义。但是，当大脑出现了自我伤害甚至有自杀倾向时，一定要向医生或心理治疗师寻求紧急帮助。

6. 观察和积极应对不良反应

如果在服抗抑郁药物期间出现了之前没有过的某种躯体不适感觉，那就表明在抗抑郁药物完全发挥疗效前，已经出现了一些药物不良反应，但患者仍需要继续坚持服药才能达到预期的治疗效应。由于不同的抗抑郁药物有不同的不良反应，因此，并不是每个患者都会出现相同的不良反应或者有相同的躯体不适感觉。这是由于个体的复杂性和差异性较大引起的，即便是服用相同的治疗药物，不同的人会出现不同程度的不良反应或不同程度的躯体不适感觉。通常情况下，患者或家属需要咨询治疗医生，正在服用的这些药物可能会出现的不良反应，以及处理这些不良反应的有效措施。有些药物也可能会出现很严重甚至是需要紧急处理的不良反应，一定要及时向医生询问出现这些紧急情况的应急处理措施。

还有的患者会因为不希望出现药物不良反应而间断服药或自行停药。对于开始接受抗抑郁药物治疗的患者而言，了解药物可能发生的不良反应是非常重要的。由于人体是一个非常复杂的生命体，而药物的作用机制非常复杂，就目前的科学技术发展的程度也无法完全了解药物作用于不同个体后的不良反应。因此，任何药物治疗都有可能会出现某种潜在的不良反应。在准备开始药物治疗时，一定要与医生讨论该药物可能存在的潜在的不良反应，这些副作用会持续多长时间，以及出现某种不良反应的应对措施。积极准备并采取预防措施可以最大限度降低不良反应。

7. 规律服药

在评估患者的治疗效果时会发现，很多患者都会在接受抗抑郁药物治疗后明显好转。然而，少数患者在接受治疗后依旧没有明显的疗效。尽管如此，我们不要轻易放弃，要对于这些没有明显疗效的患者考虑是否有其他的影响因素干扰治疗效应，如患者是否按时服药？服药的剂量是否根据医嘱调整？在服用抗抑郁药物的患者中，有半数患者无法坚持连续服药两个月以上，或者是没有遵循医生的指导规律服药，等到症状严重或医生询问原因时她们才回忆起来自己的服药情况，这就使得患者未达到预期治疗效果。因此，坚持规律服药是发挥疗效的重要途径。只要确认了开始接受药物治疗，就一定要遵医嘱坚持规律服药。

8. 遵医嘱调整用药

如果患者接受了某种抗抑郁药物治疗1个月后仍未改善任何症状，就一定要向医生说明，完全没有必要因此而伤心、难过甚至绝望，因为治疗抑郁的药物种类有很多，不同类别的治疗药物其作用机制也不同。当服用一种药物无效时，医生会根据实际情况调整用药量，或者在现有药物的基础上再联合应用其他药物，或者更换其他类别的抗抑郁药物。但是，在与医生会面之前，患者不能擅自停用或者改变抗抑郁药物，否则会引发严重的后果。

9. 药物维持治疗

由于个体的生物差异性很大，症状持续时间和严重程度不同，导致抑郁症状的原因也都不尽相同，因此，药物维持治疗的时间也不可能完全一致。但是考虑到在痊愈后第1年抑郁症复发的风险很大，大多数精神科医生都会建议继续服药1年时间。对有些患者而言，坚持长时间服用药物维持治疗是非常不容易甚至是有困难的。如果一个抑郁症患者在痊愈后的第1年里又复发了，复发后的症状会更加严重，持续时间会更长。所以，为了防止抑郁症复发，最好坚持较长时间服用抗抑郁药物维持治疗。也有些患者会担心长时间服用药物维持治疗会不会导致成瘾或身体依赖，其实，当患者已经服用规定时间的药物后，医生会考虑以一种最好的方式停药。通常医生会给出明确的建议，告诉患者如何逐步地减量直至停药,而非突然性地停药,而且,在减量过程中,依然需要定期去见医生或者密切关注自我症状变化等。尽管很多抗抑郁药物都有非常明确地的治疗效果,但是如果突然停药的话,也会造成很大的不良反应或者反跳。对于患者而言,遵循医生的建议是非常重要的,而不是自我感觉症状改善就自行减量或直接停药,否则,有可能陷入非常危险的处境。

10. 停止饮酒

饮酒会对产后抑郁的药物治疗造成不利的影响。患有产后抑郁的女性会感觉自己精力不够、疲乏、迟缓、反应慢、心情不好。酒精作为一种中枢神经抑制剂,会使大脑神经活动受到抑制,思考和反应速度降低,心跳变慢,呼吸减缓,肌肉松弛。如果在应用抗抑郁药物治疗期间每日饮酒或间断饮酒,会使患产后抑郁的产妇感觉更难走出来。而且,在服用抗抑郁药物治疗时饮酒,两者会相互增强彼此的效应,也使得身体的不良反应更加强烈。因此,在治疗期间不宜饮酒。如果此前一直在饮酒,在应用抗抑郁药物治疗期间也应停止饮酒。

七、产后抑郁的心理治疗

1. 心理治疗的重要性

由于抑郁症的发生既有生物遗传方面的原因,又有家庭成长环境、人格因素、应激性生活事件、个体应对方式、心理归因等方面的原因,单纯的药物治疗仅仅能够控制抑郁症状,但无法从心理层面改变个体的应对方式、心理归因等问题,因此需要联合心理治疗才能达到更好的治疗效果。对于患产后抑郁的女性来说,心理治疗是治疗抑郁症至关重要的措施。

2. 选择心理治疗师

产后抑郁属于精神卫生领域的问题,接受心理治疗的患者一定要选择经验丰富的心理治疗执业人员。心理医生是从心理学角度来诊断和治疗精神及行为问题的专业人士。当然,除了心理医生,其他如精神科医生、心理咨询师、社会工作者等也都可以专门提供长期、深度的心理咨询或心理治疗。这些专业人士基本都接受过系统的训练或学习且必须获得相关证书。精神科医生是接受过精神医学诊断和治疗等专业培训的人员。有些精神科医生是以开处方药治疗精神类疾病为主,有些则以心理治疗为主,有些则是兼而有之。当选择精神科医生进行心理治疗时,需要明确表达期望获得什么服务,或者询问医生除了开处方药,是否还提供心理治疗。如果抑郁症状严重到既需要药物治疗又需要心理治疗时,最恰当的选择应该是同时提供抗抑郁药物治疗和心理治疗的精神科医生。如果患者选择心理治疗和药物治疗的医生为同一人,就可以在心理治疗的同时应用抗抑郁药物治疗;如果心理治疗和开处方药的医生不是同一人,那就一定要让他们都能够充分了解患者的病情。

3. 对心理治疗的正确态度

心理治疗是治疗师和患者之间的深度谈话,谈话的目的是帮助患者更好地认识自己,转变自己。在与治疗师会面的最初阶段,会面的频率为每周1~3次。治疗师需要了解患者寻求治疗的原因,抑郁症状的表现及开始的时间和病程、家族史、患者对治疗的期待和目标等信息,在全面了解信息的情况下,治疗师和患者共同商讨制订一份计划。治疗抑郁症的心理疗法多样且复杂,也许适合某个人的心理疗法并不适合另外一个人。在最初的几次会面中,心理治疗师大都不会直接提供建议。目前的研究表明,抑郁症的病因非常复杂,通常都不是仅由一个或两个问题引起的。与其花大量的时间去挖掘个体发生抑郁症的根源,不如化更多的时间来探寻维持抑郁症的原因,着重于改善当下的生活。

有人认为,接受心理治疗后不知道如何与心理治疗师沟通。这种情况下,患者可以尝试开始与治疗师会面,并告知治疗师自己的感觉,这样做的目的是让治疗师更好地评估患者病情。处理与治疗师的关系能让患者学会与人互动的沟通技巧。同时,良好的治疗关系是成功治疗的重要前提,而糟糕的治疗关系则会阻碍治疗的正常进展。

4. 心理治疗的程序和要求

首次与心理医生的会面可能需要45~90分钟。心理医生需要收集一些关于个人的详细信息,如寻求治疗的原因、症状的表现和持续时间、治疗的经历、最终的治疗目标、维持抑郁状态的原因,以及除了抑郁症之外的其他情况,包括家庭状况和家庭关系、工作状况和人际关系以及身体健康状况等。经过数次见面,充分获取了关于健康状况的信息,心理医生才能确定患者的核心问题,此后才会开始心理治疗。而且,患者也开始逐渐明白问题的本质。心理医生会与患者共同制订出明确的治疗计划。患者也应清楚地知道,心理治疗不是在初次会面之后就能立即开始,并且这些问题也不会通过几次会面就会快速解决掉,健康状况也不会得到迅速改善。在这个过程中,患者要对心理医生做到完全坦白和诚实,信任你的治疗师,这是心理治疗可以循序渐进的重要保障。如果在数次会面后与心理医生之间无法建立信任、坦诚的关系,那就要把这个问题提出来;或者更换一位更加合适的治疗师。

有些治疗师会通过患者思考问题的方式来开始治疗,促使其反思自己,并且以一种新的视角来重新审视自我。如果是人际关系问题导致的抑郁,治疗师可能会就其人际关系问题做个规划。患者也可以与治疗师讨论，是什么原因导致自己抑郁，在这个问题上充分讨论后共同制订治疗计划。接下来治疗师会讨论治疗期间会面的频率，下次讨论的主题，制订总体目标和分阶段目标，定期收集反馈信息，评估疗效的进展等。

5. 心理治疗的时长

目前，针对抑郁症的心理疗法有很多，不同的心理疗法需要的时间也不同。一般情况下，心理治疗在至少3个月以后出现疗效，少数患者需要的治疗时间会更长。由于抑郁症存在复发的风险，需要维持治疗以预防复发，所以，在抑郁症状消失后的第1年里，患者应每个月与心理治疗师见一次面，这样可以有效降低抑郁症复发的风险，同时也可以巩固前期的疗效。

6. 治疗效果不理想的应对

通常情况下，如果心理治疗陷入僵局或效果不明显，可能是因为没有制订明确的治疗目标。患者在与治疗师讨论治疗效果之前，要清楚地知道自己想要询问的问题，例如，与心理医生见面次数的多少，每次会面时间的长短，怎样设定每次会面讨论的主题，对讨论内容的想法，每次出现抑郁症状的严重程度和时间，服用抗抑郁药物的感觉，导致自己出现抑郁症状的原因，问题的解决办法等。这样就可以在自己与治疗师会面时对自己的想法或需求有非常清晰的思路，并且可以帮助自己从抱怨疗效的负性情绪转为积极准备会面讨论的正性情绪。

如果已经接受了治疗但是效果并不明显，应考虑诊断和治疗是否正确。如果确实已经得到了正确的诊断和治疗，但是情况依然没有好转，说明需要和治疗师探讨是否需要更换其他的治疗方法。

7. 认知疗法

研究表明，认知疗法对治疗抑郁症有肯定的疗效。认知疗法主要关注个体的思维方式。抑郁症的表现不仅是情绪低落，还有患者看待自己世界的消极、悲观的思维方式。因此，治疗师采用认知疗法是要帮助患者转变看待事物的观点、角度和思维方式。

抑郁症患者常以一种特别的角度看待周围的世界。换言之，当一个人抑郁时，如果某件事情并未出现其预期的满意结果，他会觉得是自己的问题，是必然的结果，而不会觉得这个结果可能是外界的某些无法控制的因素引起的，更不会认为这仅仅是一个偶然性事件。患者会觉得这个问题并非如当前现状那么简单，还会沿着更坏的方向发展，从而出现更多不可预测的、更糟糕的结局。

心理治疗师应引导产妇寻找很多生活中的事例来证明自己其实有很多优点和品质，是非常值得他人尊重和被爱的，还应引导产妇寻找现实生活自己受到他人尊重和被爱的事例,回忆自己受到他人尊重和被爱的积极感受和正性体验。心理治疗师应指导产妇自我观察其在思考问题过程中是否经常出现负性自动思维,并对这些负性自动思维进行自我辩驳。负性自动思维在正常人中也会经常出现,但抑郁症患者更容易出现,且没有意识到负性自动思维带来的不良影响。例如,有一种常见的认知错误"非黑即白",即有时候会觉得事情要么特别好,要么特别坏,没有意识到其实现实中很多情况是处于中间地带的;以偏概全,非此即彼等都是描述这些类似的负性自动思维模式。还有一种常见的认知错误就是人们常会不自觉地认为,出现预期的结局是由于运气好,是偶然性的,发生了不利的结局是自己的问题,是必然的结局。正是这些负性自动思维,才使患者常处于不良情绪状态,如自责、自卑、自我否定、负性自我暗示、焦虑、羞愧、抑郁和恐慌。这些负性情绪会进一步强化负性自动思维,使得患者对待人和世界的观点消极悲观,形成恶性循环。

当然,发现问题只是开始治疗的第一步,最终的目标是要以理性的、有效的想法来替代那些非理性的、无效的想法,以更加理性的思维方式代替非理性的思维方式。整个分析和认知矫正过程看似非常简单,但要做到自我监测负性自动思维和自我纠偏的运作过程确实非常困难,需要花费很多努力。只有坚持下去,才可以逐步消除抑郁症带给我们的"负性"想法。

8. 正念认知疗法

(1)正念及由此衍生的治疗方法:正念目前已经成为心理治疗中非常重要的概念和方法之一,主要是通过唤醒内在的专注力,感知当下的身心状态和变化而不加以主观评论。经过数十年的探索和研究,心理治疗专家先后创立了正念减压疗法、正念认知疗法和辩证行为疗法。正念减压疗法是指导患者或亚健康人群运用自身的身心力量培育正念,为自己的身心健康积极地做一些他人无法替代的事情,从而减轻心理压力。该疗法主要解决头痛、胸痛胸闷、睡眠失调、焦虑及恐慌症等问题。正念认知疗法是通过改变思维方式、行为方法来改变不良认知,消除不良情绪和行为。该疗法主要预防抑郁症的复发及其相关的心理疾病的预防与治疗。辩证行为疗法是运用观察、用语言描述事件和个人反应、不带自我意识地参与等技巧帮助患者平衡心理和心情,主要帮助边缘型人格障碍者。

(2)正念认知疗法的作用机制:正念认知疗法主要包括全身扫描、行走冥想、静坐冥想、三分钟呼吸空间注意运动等,重点强调对日常活动的关注。这种正念练习可帮助形成一种有意识的觉醒模式,而不是一种自动化、习惯化的模式。

正念认知疗法能够在早期就觉察到引起抑郁复发的消极思维模式,从而达到消除抑郁复发的目的。正念认知疗法还有额外的行为元素,包括鼓励参加者用心完成提高幸福感的活动，如洗澡、散步、听音乐等。绝大多数患者在进行一段时间的干预后，身心症状有所改善，不好的行为也随之减少或消失。另外，正念认知疗法能够有效减少危险或不健康的行为，包括药物滥用、自杀行为、多动症、病理性赌博。乔·卡巴金博士创立的"正念减压疗法"已被医疗机构、学校、社区、企业、监狱等单位或机构应用，主要用于解决人们的心理压力和日常心理问题。已有研究显示，正念认知疗法可以有效提高希望、乐观、同情、生活满意度、自尊、自主性、活力、谨慎性等积极心理健康要素和幸福感。

有研究发现，长期的正念认知疗法甚至可以改变大脑的实质结构，尤其是右侧大脑前额叶和右侧大脑前边缘系统的皮质区，这些区域主要负责调节情绪、注意力、记忆力，减少产生的自动化负性情绪反应。我国多位学者通过对正念认知疗法的脑机制研究也发现：正念认知疗法对感觉敏感性的变化及注意、记忆和情绪的改善均有重要的促进作用，正念认知疗法还能促进左侧前额叶脑区激活增强，通过改善前额叶对边缘系统反应的调节实现对情绪的调控。

（3）正念认知疗法的应用领域：正念认知疗法是由心理学家 Jon D. Teasdale（英国）、J. Mark G.Williams（英国）和 Zindel V. Segal（加拿大）为解决抑郁症复发而共同创立的。正念认知疗法是结合了东方的正念技术和西方的认知行为疗法发展起来的，最早应用于解决以长期抑郁症复发问题为主的一种心理治疗方法。近年来，正念认知疗法被广泛应用于治疗各种心理疾病和精神疾病，如焦虑症、抑郁症、边缘型人格障碍、强迫症、创伤和创伤后应激障碍及进食障碍等，以及各种身心疾病的情绪障碍和心理问题，如改善癌症患者的负性情绪，缓解风湿性关节炎患者的心理症状。自正念认知疗法引进中国以来，国内正念干预的研究逐渐增多，目前在临床医学、临床心理治疗、体育运动及军队等多个领域应用，并且成效显著。

（4）正念认知疗法的目标和疗效：正念认知疗法是引导重症抑郁患者在抑郁症状缓解阶段觉察自身的思维、情绪和躯体知觉，并改变自身与这三者之间的关联。例如，将思维和情绪看成是头脑中稍纵即逝的内心活动，而不再把它们看作是现实世界的真实写照。该疗法还引导抑郁症患者如何摆脱习惯性、自动化的功能失调性认知模式，尤其是与抑郁相关的沉思型思维模式，以此作为降低抑郁复发风险的有效方式。正念认知疗法主要针对的是重复发作的抑郁症患者，它的主要功能是预防抑郁症的重复发作及抑郁症相关的心理疾病。

八、防范产后抑郁自杀

自杀是以极端的方式来结束自己生命的态度和行为。虽然这种态度和行为非常不可取,但自杀确实经常发生,尤其是在产后抑郁患者中。世界卫生组织的研究表明,每年因为抑郁症而自杀且成功的患者高达到 100 万人。严重的产后抑郁已经危及产妇和新生儿的健康。因此,认真对待产后抑郁问题,采取积极的态度参与治疗,控制症状发展,是当前应对产后抑郁的关键。

1. 及时发现自杀前兆及危险因素

自杀是抑郁症患者的致命危害,但是,只要细心观察,在自杀发生之前,是可以发现一些自杀前兆及危险因素的。及时发现自杀前兆和危险因素,制止危险进一步发生,避免自杀行为继续发展,可以挽救一条鲜活的生命和一个完整的家庭。

(1)日常生活中常见的自杀危险因素:患有抑郁症和其他严重心理疾病;既往自杀未遂;有自杀企图(曾经有过自杀计划但未付诸行动者,一直有自杀想法且准备行动者);有模糊的自杀念头;家族中曾有人有自杀史;拒绝治疗或者不规律服药治疗,随意停药或减量;治疗期间常有酗酒和/或滥用毒品的行为;常独处,拒绝与他人交往;生活中有较大的压力或出现重大应激性事件等。

(2)自杀的前兆:最近频繁与他人谈论自杀或死亡的方式;突然写一些财产分配,照料家人等内容的遗嘱,并有意给他人看;把自己的财产分给别人,或者无缘无故说出自己的一些心愿;最近突然情绪较高,让他人以为自己病好了,其实是提示患者已经做出自杀的决定,并且这个决定使其感觉非常轻松;近期出现大量饮酒、滥用毒品、自暴自弃、完全不管不顾的表现;生活中突然出现重大事件,如失业、失恋、分居或离异、出轨、亲朋好友离世、个人遭受暴力伤害或由于意外事件使得个人容貌出现改变,身体健康严重受损等。

2. 应对自杀

产后抑郁患者有一种非常严重的情况:自杀的想法、企图或者行为。当然,并非每个抑郁症患者都会自杀,但是,抑郁症患者中确实存在着很高的自杀风险。临床研究发现,很多自杀的人都有着心理疾病,而且大多都是抑郁症。这是因为抑郁症能引起人非常强烈的自我否定、负罪感、绝望感,加上社会支持匮乏等原因,使患者觉得失去了继续生活的希望,但又找不到可以减轻伤痛的方法,再活下去没有任何意义,从而决绝地结束自己的生命。因此,采取积极的治疗手段,是降低抑郁症自杀风险的重要内容。

了解清楚目前患者的自杀想法所处的阶段,采取相应的预防策略应对自杀想法是非常重要的。不管是处在最初期只有非常模糊的自杀念头,还是已经有了非常清晰的自杀想法但还没做任何自杀的计划，也没有真心自杀的打算，都有足够的时间来降低风险，同时提高其自我保护能力。此时，患者一定要与医生或心理治疗师沟通，探讨这些想法的来源和真实意图，这样，才可以在风险较低时提供有帮助的建议。如果已经有了非常坚定的自杀想法而且正在准备相关用物，此时最重要的事情就是尽快联系医生或心理治疗师，告诉他们自己当前的想法，这样才可以获得有效的帮助。此外，与信任的朋友、家属谈论自杀的想法也会让情况有所好转，而且他们还会帮助自己处理这些想法。当前，有很多临床机构开设了防范自杀的咨询电话，也可以打电话寻求帮助。患者可以采取降低自杀风险的措施如下：

（1）规律服用治疗药物，切勿随意加量或减量。足量的治疗药物是保障疗效的必要手段，随意改变治疗药物的剂量是极其危险的行为。如果确实需要更改剂量或更换药物，则一定是在医生或治疗师的指导下进行，更改后，也需要经常和医生会面，以便医生及时观察疗效变化。

（2）积极参与治疗，保持和医生或者治疗师的联系，坦诚地讨论关于病情的任何想法。积极参与治疗在任何时候都是治疗抑郁症的关键。

（3）不囤药，不嗑药，不嗜酒，维持规律、健康的生活方式。不管是烟酒，还是成瘾性药物，对个体的心身健康都会产生负面影响。因此，要远离这些不健康的物质。

（4）保持和家属、朋友的联系，交流情感，寻找资源，获取社会支持，在必要的时候获取有益的帮助。其实，我们每个人都生活在一个相互依存、相互联系的世界当中。任何个体都不可能单独存在于这个社会中，而是彼此之间发生着千丝万缕的直接或间接的联系。这些联系是必要的，是人们之间交流情感、分享感受的途径。没有了这些联系，人与人之间便缺乏情感交流，个体生存于大自然中会感觉到非常困惑、焦虑、孤独等，而人与人之间缺乏社会资源共享，也会使得个体之间无法获得和共享更多的社会资源。保持与家属、朋友的联系可以促使家属、朋友在必要的时候帮助自己，与家属、朋友分享情感有助于提高自己的正性体验。

（5）将家中有高自杀风险的物品全部收起来，并定期检查和清理家中的高风险物品，由家属或信任的朋友帮忙保管。

（6）列一个安全计划清单，安全计划里有值得自己信任的人的联系方式，可以在紧急时刻提供帮助，并将这份安全计划也告知他们，以备对方可以在必要和紧急关头提供有效的帮助。

（7）紧要关头一定要把自己即将打算采取的自杀行动告知信任的家属、朋友，或者把自杀的想法与他们分享。只有这样，才能避免危险行为进一步发生、发展下去。告诉朋家属、朋友，自己的自杀倾向到底有多强烈，是压得喘不过气还是仅是轻微的自杀念头。自杀倾向越是强烈，情况就越严重，越要与家属、朋友沟通，这样才可以确保他们可以及时帮助自己。

九、产后抑郁复发的预防

1. 复发是产后抑郁的正常现象

有些产妇虽然积极主动寻求治疗，但还是很担心产后抑郁会复发。产后抑郁和上呼吸道病毒性感染一样，单次发作治好了以后下次还会再发病，抑郁症状会反复出现，经过一段时间治疗后自我感觉非常好，认为自己的病症已经治愈了。但过了一段时间后，由于生活压力或是其他原因使得自己感觉不好，抑郁症状会再次出现，出现这种情况就说明抑郁症复发了。抑郁症对大多数人来说都有可能复发，如果早期正确治疗，可以降低抑郁状复发的概率。因此，积极主动寻求治疗对于减少抑郁症的复发非常重要。

2. 对待产后抑郁复发的正确态度

尽管抑郁症的复发现象很常见，但有些产妇在经历过多次抑郁症复发后内心很悲观、失望、无助，甚至想放弃治疗。这种感受可以理解，抑郁症是一种多因素交互作用导致的精神类问题，即使在缓解期、恢复期，都有可能因为某些因素导致其症状复发，给治疗增加很多的难度和影响。导致抑郁症复发的因素有很多，个体的差异性又非常大，需要患者根据自己的情况来逐一排查并在治疗过程中学习相应的管理技巧。而现代生活和工作的节奏如此快速，其个体面对的压力也是非常之大。如果患者没有习得相应的管理技巧，生活和工作中的任一因素都有可能成为抑郁症复发的诱因。复发正好提示治疗师和患者还有哪些致病因素尚未得到有效管理，使其采取积极的态度进行自我检查和反馈，并纠正患者对待这些致病因素的态度和观点，进一步提升自我管理能力，预防复发。另外，或许对待复发的这种悲观的心理就是抑郁症的表现。想要让这种消极思想自行缓解需要很长的时间，因此，我们需要对这种悲观心理和消极想法进行治疗，才能更好地预防复发。

3. 症状管理

当感觉疲惫或精神不佳时，提示患者需要调整一下当前的生活节奏，放慢脚步，让那些不太重要的事情暂且缓一缓，用现有的能量来做一些对自己来说更重要的事情，给自己留一些时间好好休息和调整。如果经过一段时间修整后精神状态有所好转，可以再做一些有挑战的事情，或者把前面暂缓的事情继续进行下去，这样逐步增加自我的适应能力和心理抗压能力，会更好地帮助自己以更好的状态来适应有压力的生活节奏。

4. 觉察和挑战消极的想法

通过研究发现，患抑郁症的产妇有非常多的负性认知，例如，"我现在糟糕透顶，我这样的状态没有人喜欢，我是一个失败的人，我彻底完蛋了……"在指导患者应对这些负性认知时，使患者可以记录日常出现了哪些负性认知，以及同时伴随而来的负性情绪体验，检查这些负性情绪和负性认知的关联程度，患者可能就会发现自己出现的某些想法是导致负性情绪的根本原因。例如，"很长时间以来好多事情我都不会做了，我感觉自己越来越笨，我自己都厌恶自己，更不要说别人了。"抑郁症患者常以这种极端的方式来思考问题。因此，对于患者而言，首要的事情是要有意识地自我监测，以及及时发现一些极端、消极的想法，在生活中注意发现这些负性想法的迹象。然后要尝试区分当前头脑中出现的某个极端、消极的想法是事实还是仅仅是想法、担忧或恐惧的念头而已。理清这些消极想法后，就可以对头脑中自动出现的一些极端想法进行挑战。例如，"有好多事情我很久都没有做了，我害怕自己不会做，害怕因为做不好遭人嫌弃和嘲笑，我确实很担忧这种情况。但实际上这种情况并未出现过，只是这个想法和恐惧一直困扰着我，使得我的心情变得糟糕了。事实上，生活中没有人讨厌我，不喜欢我。"患者需要做的事情就是开始做些准备以适应继续工作的状态。经过这样的调整，使得患者从糟糕的负性情绪和负性认知状态转向正性情绪和积极的思维模式，对患者走出抑郁状态有着非常积极和深远的影响。

5. 保持社交联系

对于抑郁症患者来说，与他人保持社交来往是非常困难的事情。因为患者认为进行社交联系是毫无意义的，有时还会觉得自己的沮丧心情会影响别人，而且当他人询问自己情绪时会感觉受到了冒犯。然而，保持必要的社会交往对于抑郁症患者而言是非常重要的。保持社会交往是需要制订目标，然后坚持实现这些目标。即便是患者本来就不喜欢参加大型社交聚会，但也要坚持至少每周约一些自己喜欢一起相处的朋友会面一次，这样可以保持最基本的社会交往而不会感觉自己受到排斥和孤立。当然，也没必要一定要与多少人保持这些社交活动，或者要参加一些特定目标的聚会，只需要让自己和外界社会保持接触即可。

6. 积极处理情绪

产后抑郁患者情绪低落或感到悲伤是抑郁症的核心症状，处理情绪低落的方法有很多，如接纳负性情绪、转移注意力、积极参加活动、尝试体验愉快的情绪等。

（1）尝试接纳和坦然面对当下的状态，不抱怨，不愤慨，不逃避，不抗拒。接纳当下的负性情绪，这样做并非表明自己是一个失败的人，也不意味着放弃所有的努力，而是表明了自己勇于担当的态度。

（2）转移注意力的方法也有很多，如看电影、听音乐、与朋友聊天、转换环境等，都是转移注意力的好方法。在心情非常糟糕的情况下，短时间使用转移注意力的方法是非常有效的，但在心情略有好转的情况下，还是要把注意力放在治疗抑郁症上，而且长时间使用转移注意力的方法实际上回避了问题。

（3）积极参加活动，会体验到与平常不一样的感受，同时，也会提升自己的活动能力，更主动和积极地参加这些活动。对于缓解期的患者而言，最好列出患者想要参与的或曾经喜欢的活动，并且开始这些活动，同时，记录下现在开始这些活动时患者的心情和感受。如果患者觉得参加某项活动对自己保持积极向上的心态和情绪有肯定的作用，就需要一直坚持下去，最好把这些活动发展成日常项目。如一个人独坐冥想、散步、逛街、与朋友聚会聊天、健身或者参加体育锻炼、练瑜伽、打游泳或其他健康的活动。

（4）尝试体验愉快的情绪是应对负性情绪的好方法。当一个人的大脑一直处于正性情绪状态中，负性情绪自然就失去了相应的存在位置。个体体验到的正性情绪越多，时间越长，其心身状态就越佳。因此，应鼓励患者回忆或向他人描述自己曾经经历的开心的愉悦的事情或状态，与他人相互分享彼此愉快的经历等。

7. 应对睡眠障碍

抑郁症患者通常都会有睡眠障碍，表现为入睡困难，睡眠过程中有噩梦，醒来后难以入睡，早醒等，或睡眠时间过长，睡醒后没有起床的动力。针对不同的睡眠障碍问题，处理的方法也不同。

（1）应对失眠的方法：失眠是抑郁症患者的常见问题。对于产后抑郁患者而言，持续保持规律的睡眠节律是很重要的。尽管保持睡眠节律非常困难，但还是要坚持下去。最好每日定时起床，起床后就开始工作，不管白天有多困，你都要保持活动状态而不是再回去卧床休息。午饭后可以小憩一会，但时间最好不要超过1小时。小憩后继续保持活动状态。可以每日早晚做适量的身体锻炼，这样有助于改善睡眠。睡觉前不喝茶，不饮酒，不喝咖啡，不宜进食过饱，不宜剧烈活动。不要躺在床上看书、看电视，在睡觉前用热水洗脚或冲热水澡，有助于睡眠。

（2）应对睡眠过多的办法：有少部分人会睡得比平时更多，但是醒来后还是觉得自己没睡够，于是躺在床上的时间更长，结果却发现这并没有让自己精力恢复。对于这部分患者而言，应该每日设定必要的睡眠时间，达到这个时间就应该起床活动或进行日常工作，而不是继续躺在床上休息或睡觉。

8. 应对食欲缺乏

很多抑郁症患者都会觉得没有食欲，比以前吃得少，体重也减轻很多。对他们来说，食物已经不能勾起任何欲望了，给自己做饭就更加困难了。此时，规律、健康的饮食安排是非常重要和必要的。对于缺乏食欲的患者，可以给自己设定一个规律的饮食日程表。这个饮食日程表是为了使患者可以有一定的方向可循，而不会失去方向。制订日程表的时候，需要考虑营养需求和荤素搭配，动物蛋白和植物蛋白均衡，多一些水果、蔬菜和豆制品类的食品。制订每日吃早饭、午饭、晚饭的时间，可以有一定的弹性，但弹性不宜太过宽泛。早饭的量可以少一点，但是要以高蛋白为主，午饭的量可以多于早餐的量，但是要荤素搭配，晚餐主要以低脂肪、低蛋白饮食或素食为主，要保证每日维生素摄入量。可以慢慢咀嚼，细细品尝，从色、香、味等方面感受，进一步激发食欲。

9. 放下压力

抑郁症的很多症状都会使患者的工作、学习、阅读及社交活动变得困难。抑郁症患者常会感觉内疚、羞愧、不安和愤怒，很容易因为生活中的一些小事而自责和羞愧，而不是宽容地对待自己在生活中的错误。这是因为在抑郁症患者心里，装了太多不合理的信念，如"我应该……我不应该……我不可以……"等。她们会认为"我不应该患病，我不应该做不好这些小事情，我不应该没能管理好自己的生活和工作，我应该是非常擅长人际交往的，我应该是非常健康的，我应该是非常有能力保护自己的……"。正是因为患者心里有很多这样那样的应该和不应该，患者常把自己的一言一行都套入到自己的信念中去，一旦出现不符合自己内心预期的结果时，就会归咎于自己的能力不足，从而导致自尊心大受挫折，进而出现内疚、自责、愤怒等负性情绪。

其实，当患有抑郁症时，在情绪低落、状态不好的情况下，接纳自己目前就是一位患者，需要好好调整再继续前进，是对自己负责，允许自己放下压力的态度，而不是更加严厉地责备自己，像上级要求下级一样对自己提出更高的要求。只有放下压力，放下要求，积极寻求治疗，才能更快地痊愈。

10. 应对"健忘症"

由于经常想不起来刚刚做过的事情、计划要做的事情等，抑郁症患者常会觉得自己的脑子混乱了，这些经历让患者感觉很沮丧。其实，生活中每个人都会有这样或那样的"健忘症"。应对这样的状态可以使用一个较为简单可行的办法：把要做的事情列出清单。例如，每日准备着手做事情之前，可以先想一想要做些什么，然后及时把这些计划写下来，带上这些清单开始工作，如果遗忘的话，可以把清单取出来再看一下，帮助自己回忆要做的事情。在一件事情结束后及时划掉，表明自己已经做好了此事。

十、产后自我健康管理

当一个人患病时，相较于健康时来说，需要更多的支持与帮助。患有产后抑郁的产妇更是如此。当然，并不是所有支持和帮助自己的人都能够及时发现并满足自己的需求。因此，在接受抑郁症治疗的过程中，患者需要清晰地识别自己的需求并有效地获取可及的资源来实现这些需求。

1. 识别并满足自我的需求

马斯洛理论提出，我们每个人都有最基本的需求：生理的需求，安全的需求，爱和归属的需求，尊重的需求和自我实现的需求。但是，每个人满足这些需求的方式都不一样。患者应先仔细审视自己内心的需求，然后寻找周边的资源一步一步地实现这些需求。

（1）生理的需求：满足生理需求是非常重要的，它可以让你感觉身体舒适或获得最基本的满足感。如果在患病期间无法满足自己最基本的生理需求，如睡眠障碍、食欲缺乏等，要思考解决这些障碍需要哪些资源，从哪些地方、哪些人那里可以获得这些资源？如何从这些地方或者人那里获得需求的资源等。例如，由于需要照顾婴儿，产妇的睡眠质量非常差，睡眠时间也不够，因此会感觉越来越疲惫不堪，此时，满足睡眠障碍就显得格外重要。而且患病期间无法获得可口的饭菜来满足自己的食欲，此时，产妇需要想一想，哪些人可以帮助自己解决这些问题，帮助自己照顾一下婴儿，为自己做饭？如果亲人中实在没有人可以提供帮助，可以考虑信赖的朋友帮助自己在短时间内照顾婴儿或者帮助自己做一些可口的饭菜，或者考虑请一个保姆。

（2）安全的需求：在产后，婴儿和产妇的安全是同等重要的。由于婴儿没有任何能力保障自己的安全，所以，产妇在保护好自己的同时也要照顾好婴儿，以保障其安全和健康成长。但是，在产妇患病期间，保障婴儿安全是非常困难的。在极端的情绪下，产妇还会产生消极的想法：带着婴儿一同离开这个令自己感觉痛苦的世界。因此，产妇如果无法保障自我安全，一定要思考在亲人、朋友和社区，有哪些可以利用的资源来保障自己和婴儿的安全。

（3）爱和归属的需求：每一个新生儿降临到人世中，都渴望得到妈妈所有的爱和照顾，每一个个体在漫长的成长过程中也都在寻找爱和归属感。产后面临身份和角色转换的产妇压力较大，需要在新的角色身份中找到归属感和被认同感，更需要亲人（丈夫、爸妈和公婆）的温柔呵护和耐心帮助。此时，亲人的关心和支持是对产妇极大的帮助。因而,产妇应知晓自己的需求,并且找到满足这些需求的资源。例如,当自己感觉压力很大时,一定要尽快告诉丈夫、爸妈或公婆,同时要清楚地说出自己存在的困难和需要获得的帮助,而不是一味地抱怨和表达愤怒,这样他们就可以及时地、有针对性地给予支持,而不是旁观者和情绪承接者。如果亲人的支持有限,无法从专业的角度提供帮助,就需要向一些专业机构或专业人员寻求帮助,如心理治疗师、社工、医生等。

(4)尊重的需求:如果一个人在社会上没能得到他人的尊重,其自信心就会降低,感觉自卑。在中国传统观念中,家族对于新生命的预期多是男孩而非女孩。如果新生儿符合了家族的预期,则皆大欢喜,如果是女孩,则家族成员普遍认为是产妇的原因导致家族的愿望未能如愿以偿。如果产妇由于分娩的是女婴而受到家庭成员尤其是公婆的歧视和不待见,丈夫也有可能受其父母的影响而歧视产妇,此时,产妇未能得到亲人的尊重、接纳和认可,其压力和心情可想而知。有些产妇由于未能扛住这些压力,最终采取结束生命的极端手段来应对压力,导致悲剧的发生。尽管大多数产妇最终能够扛得住这些压力,但是,由于她们长期艰难和孤独地应对这些来自家庭内部的压力和歧视,自我效能感低下,自卑,长期的心理压抑使其性格扭曲,孩子在成长过程中必然会受到产妇的压力和这些扭曲性格的负面影响,而使得其人格的健康发展困难重重。因此,产妇要能够识别自己的需求及影响实现这些需求的障碍,并寻求身边的资源解决这些障碍。例如,如果家族中确实存在重男轻女的现象,产妇要及时与丈夫沟通,让丈夫知晓,新生命的创造不是由某一个人单独决定的,而是由夫妻双方共同决定的事实,以尽可能地获得丈夫最大限度地支持;同时,请丈夫一起帮助改变公婆的看法和对待自己的态度,尊重并接纳现实。如果公婆实在不能也不愿意做出改变,自己则需要做出一些改变来远离这些态度和不良的情绪。如果无法获得家庭方面的资源支持,可以向社区等相关机构寻求帮助。

(5)自我实现的需求:产妇在产后需要花费大量的时间和精力来照顾婴儿和做家务劳动,用在工作上的时间和精力自然就减少了,与朋友的社交和聚会的时间也少了很多,还有些产妇自产后就一直当全职妈妈,完全脱离了职场。这样一来,产妇通过多方面获得的自我满足感和成就感降低了很多。尽管陪伴孩子成长也会带来成就感,但是,与产前获得的高成就感相比,产妇目前的成就感非常低,甚至是匮乏的。这种低成就感会使得个体的情绪越来越低落,心情更加糟糕。此时,产妇要有高度的警觉,警惕自己是否有这方面的问题,自己是否需要花更多的时间与挚友、家人或爱人共处来进一步提升成就感?如果无法工作,自己是否可以加入一些团队或组织,如产后保健方面,产后婴儿喂养与育儿组织,或者社会上的一些俱乐部等,这样既可以提高自己的育儿知识,也可以帮助产妇获得更高的成就感。

2. 保护隐私

对于患者来说,可能只愿意让身边的亲人和好朋友知道自己的病情。因此,患者需要考虑列一份愿意共享信息和不愿意共享信息的朋友或家人清单,并且与信任的、愿意共享信息的人分享这份清单,告知他们不要与这份清单以外的其他人共享自己的信息。在恢复期,患者非常需要亲人及好友的帮助,这种情况下,既要保护自己的隐私,又要维护与亲人朋友的关系,隐私保护就变得很困难。例如,以前你与亲人朋友间会定期聚会,但是,当前你需要短时间内与朋友分开,但如果直接告诉对方自己不想见面会让对方感情上难以接受或伤及彼此间的情感,可以尝试选择其他的词汇来描述自己的状况。"我现在感觉很疲惫,我需要一个人安安静静地休息一段时间。"类似这样的语言信息会更清晰地表达自己的需求。

如果无法确定有些朋友是否能够在自己需要的时候给予支持和帮助,患者需要谨慎地描述自己的情况,在确定对方的态度后再选择以合适的方式告知对方更多关于自己状况的细节信息。如果对方无法为你提供支持或者帮助,就不要说得太多。

十一、应对焦虑

1. 焦虑症

几乎每个人都经历过害怕、担心或紧张的感受,这是正常现象。但是,如果这些焦虑的感觉在某种程度上扰乱了我们的生活,使得我们难以集中注意力来做日常事情,就应认真考虑和对待了。

2. 引起产妇焦虑的因素

有研究发现,产妇在产后存在明显的紧张、焦虑、躯体不适等心理问题。而引起产妇出现焦虑和躯体不适等方面的心理反应,可能与产妇内分泌水平的变化、分娩过程中出血和产道损伤、产后的伤口疼痛、产妇的身体健康状况、对新生儿性别的认可、新生儿的身体健康状况、母乳喂养、添加辅食、夫妻关系及产妇与其他家庭成员的关系、家庭支持水平、经济状况、产妇的职业发展等都有关系。还有研究者认为,影响产妇心理健康,容易出现焦虑的因素还有产妇的年龄、学历、职业、产次、服药史、家庭史、既往史以及配偶的职业、嗜好、饮酒、吸烟等。

产妇在产后内分泌水平再次发生急剧的变化、分娩过程中出血和产道损伤、产后的伤口疼痛等,都提示产妇需要有足够的休息时间和充足的营养以尽快恢复身体健康。如果缺乏家庭支持,经济状况又不允许,产妇既要照顾新生儿又要尽快外出工作,就会对其自身的身体康复不利,最终导致产妇的压力增大,从而出现焦虑和担忧。

在我国数千年的传统文化影响下，大多数家庭都希望下一代是男孩而不是女孩。这样一来，如果新生儿的性别不符合家庭成员的期待和认可，就会对产妇造成很大的心理压力，每日忧心忡忡，观察家庭成员的脸色，小心翼翼地做事情，这种状况会对产妇造成很大的心理压力，会一直很内疚、羞愧、不安和耻辱，直至抑郁。如果新生儿的身体健康状况不好，出现了家族遗传性疾病；或者是由于孕前或孕期的某些因素导致新生儿发生了遗传变异性发育异常，使得新生儿的健康在一出生就处于健康受损状态；或者是由于病毒性或细菌性感染等因素，导致新生儿出生后出现健康受损等因素，使得产妇因担心、忧虑新生儿的身体健康而心理压力增大，焦虑不安。

近年来，不管是从有利于产妇身体恢复的角度，还是从婴儿心身健康发育的角度，都大力提倡母乳喂养。然而，有产妇担心母乳喂养会影响身材，或者担心母乳喂养会导致婴儿过度依赖母乳，自己无法安心工作而早早断乳，但是，与此同时，又担心过早断乳会影响婴儿的身心发育，因此感到焦虑和烦恼。

产妇在产后特别需要他人的支持，如丈夫、婆婆或妈妈方面的支持。然而，夫妻关系不好、婆媳关系不良、产妇和妈妈的关系较差等，都会使其从重要亲属获得的家庭支持不足。有研究发现，家庭支持不足是导致产妇产后抑郁的重要原因。

家庭经济状况和自身职业发展是产妇在产后面临的重要问题。随着新生儿的降临，养育孩子、购买婴儿用品和营养品等家庭支出必然也相应增加。如果家庭经济状况不好，甚至难以满足家庭最基本的生活需求，产妇为了提升家庭的经济收入不得不处于全力以赴奔赴职场但又要照顾婴儿的两难困境。这样会使得产妇非常苦恼和焦虑不安。

有些产妇的家庭成员中有某些遗传性疾病，如糖尿病、高血压、冠心病、哮喘等，均会促使产妇担心婴儿在出生后也出现类似的遗传性疾病；有些产妇自身患有某些身体疾病，在孕前和孕期都一直在用药，产妇非常担心产后婴儿的健康发育出现异常等。这些因素都会使产妇在产后发生焦虑。

3. 应对焦虑

（1）面对焦虑的态度：一般而言，适当的焦虑可以提高机体的应激能力，而过度焦虑则是一种病态心理。对于产妇来说，焦虑是常伴随的现象。应对焦虑情绪，大多数人的第一反应是一定要管理好它，不能让自己受到影响。然而，这样的做法无形中却延长或者加重了这些情绪，难以达到预期的目的。在多次控制失败后，有人以逃避的方式来应对焦虑情绪。逃避在很大程度上可以让人觉得安全而且被保护，但是逃避也剥夺了正确有效管理焦虑情绪的机会。更糟糕的是，如果相信逃避可以保护自己，当焦虑再次来临时，就会反复多次选择以逃避来应对。结果，加重了长期的焦虑。例如，对于恐惧狗的人来说，远离狗是他们感觉安全且常会选择的方式；对于孤独的人来说，远离人群也是他们感觉安全且常选择的方式。然而，他们没有想过，这种方式真的可以消除内心的恐惧感或孤独感吗？还是加重了这种感觉？

（2）应对焦虑的方式：产妇产后内分泌水平的改变、分娩导致的损伤、产后的伤口疼痛，会导致产妇非常疲惫，此时，产妇丈夫、妈妈、婆婆或者关系密切的亲人，如果能够给予有力的家庭支持，对于有效减轻产妇的压力和促进身体康复是非常有益的。因此，产妇的亲人应在产后尽早为产妇提供必要的帮助和支持。例如，轮流照顾婴儿，以保障产妇充足的休息时间，为产妇提供可口的饭菜，协助产妇保护和处理伤口，为产妇提供必要的帮助。产妇自己也应及时寻找相关的资源，并清晰地说出自己的困难和需求，以获得准确的帮助。在此阶段，获取必要的资源进行自我保护才是最恰当的策略。

有些事实是无法改变的，如婴儿的性别，但是，可以改变我们对待现状的态度。社会的发展进步，是不能也不应该对性别、种族有歧视。因此，作为产妇，首先要非常有爱心地接纳自己的婴儿，认可其性别。其实，当代社会的文明和发展程度已经表明，无论婴儿是男还是女，都是同等重要和平等的。因此，产妇要主动与丈夫、公婆沟通，通过讲道理、摆事实的方式让他们知晓，生男生女，是夫妻双方共同决定的，而非自己一个人可以决定，以获取他们最大限度地宽容和接纳。

在现实中，确实有不少婴儿在出生后由于某些因素而患有疾病，使得健康状况较同龄婴儿差很多，并始终处于落后状态。出现这种情况，是每一个家庭都不愿意看到的。如果属于可以治疗的疾病，产妇及其家属应尽一切可能寻找相应的医疗资源和社会资源，通过相关的途径获取最大程度的帮助，保护婴儿的健康。某些疾病尽管以目前的医疗技术而言尚无法治愈，但可以控制症状，产妇及其家属也应尽一切力量帮助和保护婴儿。同时，产妇及其家庭在应对类似问题时，应积极寻求社会资源，如民政局、社会保障局、红十字会、医疗保障局和商业保险等。

关于产妇对是否坚持母乳喂养婴儿的焦虑其实是可以解决的。科学的喂养婴儿知识已经明确表明，母乳的营养成分对婴儿的消化和吸食能力是最合适的，母乳的喂养方式对婴儿的心身健康发育、连接紧密的母婴情感非常重要。一个生命体在早期如果缺乏与母亲的情感联结，容易导致其内心缺乏安全感，出现焦虑不安、恐惧和自卑等心理问题。母乳喂养婴儿也有利于产妇的子宫恢复、排出恶露、畅通乳管等躯体健康，因此，为婴儿提供母乳喂养是必要且有益的。实施母乳喂养的产妇完全不必担心身材问题，这是因为，实施母乳喂养的产妇，适量增加脂肪、蛋白质和碳水化合物的摄入，其身体内的部分营养成分已经通过乳汁的形式传递给了婴儿，自身不存在过多的营养成分堆积。

适量且全面的营养需求是婴儿心身健康发育的必备元素。然而，对于没有任何经验的初产妇而言，如何给婴儿添加辅食却是较大的难题。如果掌握不好，会导致婴儿出现消化、吸食能力受损，甚至出现胃肠炎等。对于如何给婴儿添加营养丰富且易于消化吸收的辅食，产妇完全可以通过阅读、参考和借鉴相关专业的资料，以充实自己养育孩子的经验，从而少走弯路，避免犯错。如果产妇确实非常忙碌的话，可以选择阅读那些专业性较强、权威、篇幅较、内容浓缩的专业性书籍，或者订阅一些专业性较强的、可以定期发送相关信息的微信号，高效快速地获取知识。

有大量的调查研究表明，产妇缺乏家庭支持是导致产妇在产后出现如焦虑、抑郁等心理问题的重要原因。亲密、包容、理解和支持的夫妻关系是有效减轻产妇心理压力的利器，尽管丈夫不能亲自照料产妇和婴儿，但也应每日抽出时间来关心、问候产妇，表达对产妇的爱与支持以及对婴儿的爱，尽可能地帮助产妇寻找资源和获取资源的途径，让产妇能够感受到来自丈夫坚定的支持和爱。丈夫也应注意，不应将自己在职场上的负性情绪带回家，发泄到产妇及婴儿的身上，要知晓，她们现在处于特殊时期，迫切需要自己的关心。古语云"恶语六月寒，良言三冬暖"，哪怕是丈夫一句温暖的关心，都足以消除产妇的疲惫和压力。丈夫还应该从自身做起，引导产妇从积极的角度看待和处理事情。要让产妇知道，目前的困难和境况都是暂时的，很快就可以渡过难关，一切都会随着时间的推移而逐渐好转。

如果产妇由于工作和事业发展的原因确实无法亲自全力照顾婴儿，也应为婴儿选择一个有爱心、有责任心、善良且愿意全力照顾婴儿的人，在自己不能陪伴婴儿的时候能够尽心尽力地保护和照管婴儿。这个人可以是自己的爸妈、公婆或者其他有近亲属关系的亲属。如果实在缺乏照顾婴儿的近亲属，产妇也不必担忧，可以聘用一些接受过相关专业培训的、能够照顾婴儿的月嫂或保姆。尽管有近亲属或保姆来帮助照顾婴儿，产妇还是要保证每日能够看到婴儿，或者和婴儿拥抱、陪伴，以维持最基本的母婴联结。

高龄、学历较低、职业压力较大且为初产妇者，常担心由于高龄生育会给婴儿造成遗传变异性疾病而出现紧张焦虑。但是，产妇要知晓，这是一个概率事件，并非表明这个事件一定会发生。产妇大可不必为某些概率事件而过度焦虑，而是应该能够准确减少危险因素，增加保护性因素。随着社会的进步，正确养育婴幼儿的科学知识大量普及，防病治病的医学科普文化信息渠道广为传播，预防婴幼儿的身心发育障碍的营养食品大量可及。在以循证依据为根本的大量的国内和国际社会科学研究已经表明，按照科学的方法来养育婴幼儿的做法最为可取的。产妇只要仔细、认真阅读这些关于养育婴幼儿的科普知识，便足以丰富自己的经验，武装自己的头脑，做一个非常优秀的产妇。

一般来说，对那些经历反复、多次分娩失败或出现不良事件的产妇而言，尽管本次分娩的新生儿暂时没有身体健康的问题，她们对于婴幼儿的每一点动静都是极端紧张和担忧的，非常担心产后婴幼儿的健康发育出现异常，造成终生无法挽回的遗憾。这就要求存在某些高危风险的产妇在孕前或孕期要排除致畸的危险因素，如停止程度不等的用药，戒除饮酒和吸烟，终止滥用非法成瘾性物质，脱离有放射性物质或污染元素的环境，如果产妇本人和/或其丈夫有过上述的用药史或放射性物质、污染环境接触史，产妇及其丈夫都应该度过一段安全的"洗脱期"后再考虑开始受孕。所谓"洗脱期"，是指不再接触某种会威胁身体健康的危险因素的时期。一般而言，对于长期饮酒、吸烟者，只要其终止该行为3个月后，此类物质对身体的影响自然而然就消失了。但是有长期滥用非法成瘾性物质的产妇或其丈夫，"洗脱期"至少需要6个月。

十二、恢复期的生活与健康管理

1. 预防复发或复燃

大多数曾经患有抑郁症的患者都会在以后多次经历抑郁。如果在上一次抑郁症结束后6个月内又出现了抑郁症，此时为复发。复发是指上一次的抑郁并未完全结束。如果上一次抑郁症结束的6个月之后又出现抑郁症，此时为复燃。复燃是指上一次的抑郁症已经结束，本次是另一次不同的、新的抑郁症状发生。抑郁症状复燃的概率很高。很多时候，复发和复燃的界限在实际生活中不是很清晰，而且6个月的分界线也并非通用规律，因此，对于患者而言，最为重要的事情是要知晓抑郁症是可能再次出现的，自己要做而且能够做的事情是有效的防范和管理。

2. 继续治疗

很多患者经过药物治疗和心理治疗后效果明显，基本消除了抑郁症状，患者认为自己就已经好了，可以停止服药或不再接受心理治疗了。其实这是错误的想法，由于抑郁症结束后的6~9个月是复发或复燃的高发期。为了防止抑郁症复发或复燃，在治疗有效并且基本消除症状后，还需要在本次抑郁症结束后几个月内继续接受药物或心理治疗，此时为继续治疗。

3. 维持治疗

有些患者在完成继续治疗阶段后，认为自己已经有效控制了抑郁症状，并且继续治疗了一段时间，可以停止治疗了，其内心也非常想停止目前所有的治疗措施。出现这种想法是正常现象，也是可以理解的。但是，在停止所有治疗措施之前，一定要咨询医生，自己目前的情况是否可以停止所有治疗措施。如果不可以，下一步该如何处理。一般情况下，医生会与患者探讨目前的症状控制情况，患者的应对能力和心理状态。对于大多数患者而言，医生会建议其维持抗抑郁药物治疗和继续维持心理治疗。患者有可能对于医生建议其维持抗抑郁药物治疗这一点非常困惑和难以接受。对于那些高复发风险的患者，最好是维持药物治疗1年以上。对于部分有极高复发风险的患者，则需要终身维持药物治疗，尤其是对于那些有过三次以上抑郁症发生的患者，终身服药维持治疗是非常有必要的。尽管终身服药会令人沮丧或难过，但是，相比简单地维持药物治疗而言，再次发生的抑郁症持续时间更长、更严重，更加难治。药物治疗仅仅是帮助患者控制抑郁症状，不会指导患者处理人际交往的压力、应对技巧和管理生活应激。而维持心理治疗是可以帮助患者管理这些问题的有效措施，确实，心理治疗中的认知行为疗法和正念认知疗法对于预防抑郁症复发是有效的。维持心理治疗是为了帮助患者更好地应对恢复期的生活，管理那些可能引发抑郁症复发的压力。

4. 参与社会活动

在恢复期，如果可以的话，患者应经常参加一些社会活动，这对防止抑郁症复发是有效的。参与社会活动，成为团队的成员，可以获得他人的尊重和接纳，而通过团体活动贡献自己的力量，可以体会到价值感和存在感，也更能帮助自己寻找和发现人生的意义。如果可以的话，与恢复期的患者组成互助小组，定期会面。在这个小组中，成员可以彼此分享自己的体验和感受，相互安慰对方，支持他人并获得他人的支持和肯定。当然，如果出于交通便利等因素考虑经常会面不现实的话，通过网络与同样处于抑郁症恢复期的患者保持联系也是一个不错的方法，这样一来，彼此间可以分享信息，交流情感，获得支持。

5. 规律的作息方式，建立平衡的健康行为

对于抑郁症恢复期的患者而言，病情得到有效控制表明已经进入正常的生活节奏而不被抑郁症控制。尽管如此，患者必须要有规律的作息方式，按时睡觉，健康饮食，适当运动。

（1）规律和高质量的睡眠对维护心身健康非常重要，对正处于抑郁症恢复期患者就更重要了。一般情况下，每日保证7~8小时的睡眠对于减少抑郁症复发是很重要的。充足的睡眠可以促使相应的神经内分泌功能维持正常，因此，要规律作息，保障必要的睡眠时间，同时，采取适合自己的措施来提升睡眠质量。

（2）健康饮食不仅仅是摄入高营养的物质，更重要的是要根据自身的健康状况，平衡生活方式，均衡营养，采用富含多种维生素、纤维素和适量植物蛋白、动物蛋白的饮食。要避免暴饮暴食、不规律进食或高糖、高脂、高蛋白食物。

（3）适当的运动不仅可以提高身体素质，还可以减轻抑郁症状，对预防抑郁症复发有很重要的作用。一般情况下，每周保持2~3次有氧运动的患者，会在运动后感受到身体的活力，情绪改善，食欲增加，睡眠更好，整体的精神状态就会有明显的提升，因而，抑郁症复发的可能性就会更低。

6. 警惕复发

在抑郁症恢复期，还要注意自我观察和感知，警惕抑郁症状再次出现，一旦出现既往的症状，而且这些症状已经干扰了自己的生活，就应尽快寻求专业帮助。判断是复发还是正常现象，可以通过感知自己的情绪、饮食、睡眠及日常活动状态来评估，留意这些症状出现的次数、严重性和持续的时间，以及它们对自己的日常生活造成的影响。如果出现好几个症状，而且这些症状持续时间比以往出现的时间更长，程度更严重，而且对自己的生活造成了不良影响，就需要及时向专科医生寻找帮助。

（潘淑均　李彩瑞　罗英姿）

第七章 产后性生活与健康管理

一、产后性生活宜相互理解、配合

女性生育后，因怀孕、分娩引起的全身及生殖系统的变化，对性欲会产生一定的抑制作用。调查显示，产后一年之内，女性的性欲往往都是偏低的。产后不能过性生活，最常见的原因是性交疼痛，可能是会阴伤口愈合不佳，或是愈合时间较短，或是产妇担心再怀孕、照顾孩子过于劳累等；也有人觉得腹部松弛，不想被丈夫瞧见，因此排斥性生活。另外，也可能因为夫妻两人太久没有性生活，配合不默契所致；还有的是因为性生活经常被婴儿打断，时间长了以后，也就没有兴致了。所以，刚恢复性生活时，一定要注意两个人的和谐。

二、产后性生活的时间规划

产后性生活不宜过早进行。如果产妇的身体还未恢复，过早开始性生活，不仅会损害产妇的身体，还易导致妇科疾病。

1. 细菌侵入母体

产妇产后子宫会不断收缩，排出宫腔内的分泌物即恶露。而此时产妇的生殖道抵抗力下降，子宫恢复不好，细菌很容易趁机侵入子宫，再侵入母体，从而引起生殖道炎症，如子宫炎、子宫内膜炎、急性盆腔结缔组织炎、急性输卵管炎或败血症等，如果这些炎症没有及时得到治疗，就会迁延形成慢性炎症，使下腹、盆腔出现疼痛不适等症状，严重者甚至危及生命。

2. 损伤阴道壁

由于体内性激素代谢的变化，产妇产后阴道壁黏膜比较薄弱，若过早开始性生活，容易撕裂阴道，甚至发生大出血。而此时细菌也会"乘虚而入"，引起子宫感染、产褥热等疾病。

3. 影响伤口愈合

如果产妇在产时出现了子宫颈裂伤、会阴撕裂，或实施了会阴侧切手术，过早开始性生活，不仅会影响伤口愈合，还容易撕裂伤口，甚至造成伤口感染、加重产妇伤口疼痛。

三、产后多久恢复性生活合适

一般情况下，子宫颈在产后 6 周恢复闭合状态，此时子宫、盆腔、阴道的伤口也基本愈合。产妇需要在产后 42 天进行全面检查，检查身体的恢复情况。如果恢复良好，咨询医生后，可以开始性生活。产妇一定要注意，产后 4 周内必须禁止性生活。

自然分娩的产妇产后 8 周后，生殖器官基本恢复正常，阴道黏膜变厚，这时开始性生活不容易损伤阴道黏膜。而剖宫产的产妇由于腹部有伤口，专家建议最好等到产后 3 个月后，腹部伤口完全愈合再恢复性生活。如果过早开始性生活，易使瘢痕处受伤，危害产妇健康。

四、产后性生活与避孕常识

1. 不要把哺乳期当作安全期

很多产妇认为哺乳期比较"安全"，因此进行性生活时不采取任何避孕措施。其实，这种观念是错误的，哺乳期并非绝对安全期。据统计，约 1/3 不采取避孕措施的产妇会在哺乳期内怀孕。

产妇产后脑垂体会释放大量催乳素，催乳素能在一定程度上抑制促性腺激素的分泌，从而在某种程度上起到避孕的作用。但是，如果产妇泌乳量减少或停止哺乳，催乳素对促性腺激素的抑制作用减弱，而卵巢从哺乳期间的静止状态会开始恢复功能，排出成熟的卵子。研究发现，约有 50% 的产妇在产后 2 个月内就恢复了排卵，甚至有的产妇在产后 14 天就恢复了排卵。如果不采取避孕措施，很容易再次怀孕。因此，哺乳期并非完全避孕期，产妇在哺乳期内进行性生活一定要做好避孕措施。

2. 哺乳期不慎怀孕危害大

产妇如果在哺乳期内不注意避孕，导致再次怀孕，很容易影响产妇和婴儿的健康。产妇产后全身器官和组织大约需要 6 周才能恢复正常，如果此时怀孕，易造成子宫恢复不良，引起胎盘粘连、前置胎盘等并发症。产妇在产后身体虚弱，再次怀孕容易出现贫血、免疫力降低等情况，增加了产后出血和感染的可能，也不利于婴儿成长。剖宫产的产妇由于腹部有伤口，此时怀孕须进行人工流产，对产妇的身体损害也是非常严重的。

产妇在哺乳期内怀孕，体内的激素会发生变化，孕激素、雌激素上升，影响泌乳素的分泌，进而导致奶水减少，影响哺乳婴儿。如果产妇坚持哺乳婴儿，则容易使婴儿缺乏营养。

因此，自然分娩的产妇最好在产后1年后再怀孕，而剖宫产的产妇最好在2年后再怀孕。

五、产后常用的避孕方法

产后6个月内，无论是否哺乳，产妇都应采取有效的避孕措施。应该了解不同避孕工具的避孕原理和方法，选择最佳的避孕方式，避免意外怀孕。产后避孕的方式较多，以下介绍了几种常见的避孕方式，产妇及其丈夫可根据自身情况选择合适的避孕方式。

1. 避孕套

避孕套是公认的安全无不良反应的避孕方式，既能达到良好的避孕效果，又能避免产妇产褥感染。避孕套可在任何时期使用，是产妇产后3个月内首选的避孕方式，且使用简便。产后6个月内，产妇体内处于内分泌系统不稳定、子宫恢复不完全的状态，最好使用避孕套。

在性生活时，使用避孕套可以防止细菌被带入阴道，还有预防性病传播的作用。缺点是避孕套可能会出现裂缝或滑落；含有杀精剂的避孕套还可能刺激阴道；必须是在男性愿意使用的情况下才能起到避孕作用。

2. 节育器

在子宫内放置节育器，是一种安全有效、经济简便的避孕措施，有持久的避孕效果。在子宫内安置一个塑料或铜质节育器，可以提供方便、长期的避孕效果。取出宫内节育器后，又可使女性恢复生育能力。目前还有一种黄体酮节育器，可恒定缓慢释放黄体酮，产生长效避孕作用，每个节育器可使用1年，并且有缓解月经痛以及减少月经血量的效果。产妇想要再次怀孕时，将节育器取出即可，是备受产妇青睐的避孕方式。但是宫内节育器对人体而言毕竟属于异物，也会有一些产妇不能适应。宫内节育器的避孕方式也不是万无一失的，由于子宫的排异功能会使子宫肌肉收缩，试图将节育器排出体外，若节育器脱落，很容易导致避孕失败。

产妇产后早期，子宫较大，放置节育器容易脱落，且易造成感染。因此，自然分娩的产妇一般在产后 3 个月后放置节育器，剖宫产的产妇在产后 6 个月后放置节育器。产妇放置节育器之前，一定要排除怀孕的情况，还要检查子宫是否畸形、有无生殖道炎症和妇科肿瘤等。此外，患有严重内科疾病的产妇放置节育器应谨慎。

节育器放置后，会摩擦子宫内膜，导致少量出血，出血量一般不会超过月经量，持续数日后就可恢复正常。另外，子宫为排出"异物"会产生收缩，引起宫缩痛，表现为腰痛和下腹坠痛。宫缩痛通常发生在放置节育器初期，一般对症处理后，症状几个月后就会消失。放置节育器可能会感觉到轻微不适，铜质的节育器还可能导致某些女性大出血或者月经痛，而且该方式无法预防性病。已经患有性病的女性或未生育的女性不宜采用。

3. 节育手术

节育手术是在不打算生育时实施的手术，包括输精管结扎和输卵管结扎手术。这种方法虽然避孕成功率高，但是想要再次怀孕时，必须实施复原手术，因此需要慎重考虑。如果产妇及其丈夫还想生育，则不宜选用这种方式。

自然分娩的产妇在产后 6~48 小时内子宫位置较高，可以进行输卵管结扎。而剖宫产的产妇在剖宫产时就可以进行结扎手术。

男性实施的是输精管结扎，要比女性的输卵管结扎简单，而且任何时候能做。若以后想要生育，再恢复通畅也不困难。

4. 哺乳期产妇不宜服用避孕药

避孕药的优点有安全、正确服用后避孕效果好，停药后生育能力很快恢复，以及能预防和减少缺铁性贫血，减少经期出血量，缩短经期，治疗月经失调，使痛经减轻。避孕药虽然是常见的避孕方式，但是哺乳期产妇尽量避免采用这种方式。因为产后身体正处于调整状态，此时服用避孕药会影响乳汁质量，对新生儿健康不利。避孕药中含有睾酮、黄体酮、雌激素类衍生物等物质，进入产妇体内会抑制催乳素的分泌，使乳汁减少，导致婴儿缺乏营养。避孕药中的成分还会通过乳汁进入婴儿体内，影响婴儿健康。因此，哺乳期的产妇应禁止服用避孕药。

5. 避孕隔膜

避孕隔膜是一种简单易行的避孕方法，能够迅速恢复生育能力，而无须改变激素的分泌状态。在使用前要去医院定制适合自己子宫颈直径的避孕隔膜；之后，可以自己按照需要放入或取出隔膜。这种方法可阻止精子进入子宫颈，在它的底部还涂有杀精剂，能够杀死任何接触到它的精子。放入后一般效果可长达 6 小时。缺点是许多人不会正确使用避孕隔膜，因此失败率相对较高。女性生育后子宫颈直径有变化，在开始性生活之前要重新定制新的避孕隔膜。在放入隔膜时可能会感觉到不方便或较困难。

六、产后性生活注意事项

那么如何开始产后第一次性生活呢，又应注意哪些问题呢？

1. 身体状况

产妇至少要等到产后 6 周后再开始产后第 1 次性生活，此前应确认产妇的身体已经恢复良好，并确保恶露已经排出干净，会阴表面组织已经愈合，无贫血、营养不良或阴道炎症。除了身体情况外，第一次性生活也最好在夫妻双方精神状态良好的情况下进行，第一次的成功，也会影响以后的性生活状态。如果产妇产后对性生活有排斥心理、担心或性冷淡，丈夫应耐心地开导产妇，帮助其调整心态。产妇虽然还没有来月经，但是一定不能掉以轻心，产后第一次性生活一定不要忘记做好避孕措施。

2. 用润滑剂

一般产后的产妇外阴会比较干燥，会影响性生活。此时丈夫一定不要强行进行，以免造成产妇身体疼痛或身体损伤，影响日后性生活的质量。因此，产妇最好在产后第一次性生活时加点润滑剂使性生活顺利进行。

3. 动作轻柔

产后第一次性生活时，产妇的阴道壁还比较薄弱，如果动作过于激烈，容易使阴道裂伤，影响产妇的身体健康和心理。因此，产后第一次性生活时，丈夫动作应轻柔、缓慢，对产妇也要多一些温柔和耐心。

4. 何时停止

如果产妇感觉身体不适，如侧切伤口疼痛加重或阴道过紧等，应立即停止性生活，千万不能勉强，以免影响身心健康。如果产妇感觉身体异常情况严重，应及时到医院进行诊治。

七、怎样使产后性生活更和谐

经历了孕育的过程后，除了产妇的身体变化外，夫妻角色升级为父母，心理也发生了较大的变化，而且事隔较久，如何在产后找回"性"福生活呢？

1. 相互理解、配合

产妇生育后，因怀孕、分娩所引起的全身及生殖系统的变化，对性欲会产生一定的抑制作用。调查显示，产后一年之内，女性的性欲往往都是偏低的。丈夫要理解产妇，尊重产妇的意愿，关心、体贴产妇，切忌急于求成、我行我素。强人所难难免会让产妇产生对抗情绪与逆反心理。除性生活以外，要让产妇得到更多的温暖和情爱。也可主动与产妇分居或分床一段时间，激起产妇对丈夫的思念之情，所谓"小别胜新婚"。要理解产妇对婴儿的情感，主动承担管理婴儿的责任，甚至比产妇照料得更仔细、更体贴，这样会重新唤起夫妻生活的兴趣，这对融合感情、激发性欲很有帮助。

产妇也应当努力调整自己，将自己的感受与丈夫分享；多体谅丈夫对恢复性生活的要求，只要身体许可，就要尽力与丈夫配合。夫妻双方全身心地投入，既可达到性生活和谐，又可增加夫妻感情。这一点非常重要，如果处理得不恰当，很容易出现夫妻裂痕。

2. 动作宜轻柔、缓慢

会阴切开术是许多产妇在分娩过程中都会经历的一项小手术。会阴的伤口一般会在产后两周内愈合。有的产妇担心性生活会使伤口撕裂，从而对性生活感到恐惧。这种担心实际上是不必要的，性生活不会使正常愈合的伤口再次裂开。只是产后在开始性生活时，丈夫的动作应该轻柔、温和。

丈夫长时间没有性生活，"第一次"难免会比较激烈，但不能为了自己的欲望而不顾及产妇的感受。产后"第一次"一定不要过于激烈，动作应轻柔、缓慢，否则容易造成阴道裂伤。另外，当产妇在生理、心理上排斥性生活时，丈夫要理解、体贴，并一起讨论如何解决这个问题。丈夫可以营造一个温馨浪漫的环境，动作温柔，多爱抚产妇，让产妇感觉到满满的爱意。

3. 二人世界

丈夫和产妇最好创造二人世界，可以先将婴儿交给家属照料，使夫妻拥有一段不被打扰的时间。

4. 换个环境

夫妻双方如果在原来的环境中进行性生活，难免会唤起熟悉的感觉，不免乏味，降低"性"趣。因此，丈夫和产妇不妨换个环境，还可起到助"性"的效果。

5. 放松身心

产后进行性生活，夫妻双方难免会紧张，而紧张、担心等情绪则不利于进入性生活的状态。因此，夫妻双方可听听音乐或洗热水澡，使身心放松下来。

6. 亲密时光

产后夫妻生活大多被婴儿填满，夫妻间的亲密感也会降低。因此，每次性生活前，产妇和丈夫应该放下所有烦恼，将注意力都放在对方身上，一起聊聊天，谈谈心，唤起夫妻间的亲密感。

八、会阴侧切是否影响性生活

自然分娩的产妇在分娩过程中，为娩出胎儿，会阴部会发生不同程度的撕裂，严重的还会在产后留下后遗症，如果及时实施会阴侧切手术，能避免后遗症的发生。自然分娩的产妇产后阴道会发生松弛，会阴侧切手术也会对外阴的肌肉群造成损伤，使阴道的弹性减弱，从而在某种程度上影响性生活质量。其实，只要产妇产后细心护理侧切口，使侧切口能够良好地愈合；并且注意锻炼身体，尤其要加强会阴部肌肉的锻炼，都会使外阴肌肉的弹性和阴道的紧致恢复。研究表明，分娩方式与产后性生活质量并没有直接影响，伤口虽然会在短时间内影响性生活，但是只要精心护理，调整好心态，就能恢复孕前的"性福"。

九、产后为何害怕性生活

大多数产妇在产后对性生活失去兴趣，甚至害怕发生性生活，这是为什么呢？

1. 生理原因

怀孕、分娩等过程会引起产妇生殖系统和全身的变化，对性欲会一定的抑制作用。一般在产后2个月，随着各器官的恢复正常，产妇的性欲才会逐步恢复到孕前状态。如果过早进行性生活，不仅会影响身体恢复，也易加重产妇对性生活的反感。

2. 身体疼痛

产妇产后雌激素水平降低，生殖道分泌物减少，阴道不够润滑，黏膜也较薄，加上伤口的疼痛，产妇在性生活中容易感觉疼痛。部分产妇有生殖系统感染，也会在性生活时感觉不适。

3. 担心感染

有的产妇担心在性生活时发生感染，而对性生活产生抵触心理。其实只要产妇平时注意阴部和伤口的清洁，进行性生活前后注意清洁双方生殖器官，就能大大降低生殖系统感染的可能性。

4. 产后自卑

有的产妇产后会对自己的身材不满意，担心丈夫不像孕前那样喜欢自己，产生自卑心理，给自己设置了不必要的心理障碍。

5. 过度疲劳

产妇产后身体虚弱，加上承担着照顾婴儿的重任，精力和体力过度透支。因此产妇担心性生活之后身心会更加疲惫。

十、产后性生活温情提示

产妇产后的身心状况与孕前相比发生了很大变化,需要格外关照,因此产后性生活应注意以下几点。

1. 忌过早开始性生活

在产后 6 周即 42 天后,产妇应该先去医院进行全面检查,特别是对生殖系统进行较为细致的检查。如果医生认为生殖器官恢原良好,即恶露全部排出干净,会阴部、阴道及宫颈的伤口已经完全愈合;同时产妇也感到自己准备好了,这时就是恢复性生活的最佳时机。剖宫产的产妇一般产后 3 个月才能开始性生活。因为剖宫产除了腹部的切口外,子宫上的伤口也需要一段时间的愈合,所需要的复原时间会比自然分娩的产妇更长一些。产后过早开始性生活容易引起以下情况。

(1)生殖器官感染:产妇产后的子宫颈充血、水肿,宫颈壁变薄,宫颈管变宽,直到产后 10 天左右宫颈口才开始关闭;胎盘附着处的子宫内膜正常情况下需要 6~8 周才能完全愈合;加之产时体力消耗大,身体虚弱,抵抗力下降。因此,过早开始性生活容易将细菌带入,影响子宫内膜创面的愈合,延长恶露的排出时间,导致发生阴道炎、子宫内膜炎、输卵管炎、盆腔结缔组织炎及月经不调等妇科疾病。每次性生活前后,夫妻双方都应清洗生殖器官,保持生殖器官的清洁干燥,以免产妇生殖系统发生感染。

(2)阴道损伤:产妇体内的雄激素水平低,阴道黏膜平坦,皱襞少,性兴奋启动慢。因此,阴道分泌物较少,阴道内干涩而且弹性差,过早开始性生活容易损伤阴道,甚至造成撕裂,引起出血。

2. 忌性生活时间过长

为了保证产妇的休息,建议每次性生活时间不要超过 30 分钟,更不要试图创新,尽量配合产妇的感觉,以产妇感觉舒服的方式进行。当然,丈夫也可以提出自己的要求,但不能强求。产妇产后虽然身体已经恢复,但是还要保证充足的休息。因此,性生活的频率不要过多,时间不宜过长,每周不宜超过 4 次,以产妇不感觉疲惫为宜,否则容易导致产妇身体乏力、心悸等不良状况。

3. 忌强力挤压乳房

乳房受外力挤压有两大弊端:一是乳房内部软组织易受到挫伤,或使内部引起增生等;二是受外力挤压后,较易改变外部形状,使上耸的双乳下垂等。因此,丈夫抚摸产妇的乳房时,动作一定要轻柔。

4. 忌排便不畅

女性达到性高潮时,阴道会出现不同程度的收缩抽动,同时女性还会感觉肛门周围也会出现有规律的收缩，这种收缩随着性高潮的强弱起伏而加剧或减弱，说明女性性高潮的来临伴随着肛门的运动，而这是耻骨尾骨肌作用的结果。因此，保持排便顺畅并促进阴道紧致，会使夫妻性生活更加和谐健康。

有些产妇常因痛经、阴道痉挛、性冷淡到医院求医，追问病史往往发现，她们中有不少人存在着程度不同的慢性便秘。这是因为人的排便反射是在大脑皮质控制下进行的，排便是一个全身性的运动。在便秘时，平滑肌和骨骼肌的状态会受到影响，肌肉的收缩能力受到限制，肌群就会出现供血相对不足及过度松弛的现象。而且在便秘的状态下，肠蠕动会下降，肠蠕动的下降会影响人的情绪，导致便秘者的情绪处于抑郁状态，所有的注意力往往集中在自己的肠道系统通畅上，大脑皮质的兴奋传导因此受到抑制。在这种情况下，性生活质量很难有保障。而当慢性便秘减轻或消失时，与性生活有关的障碍和问题也会随之减轻或消失。

5. 忌无避孕措施

哺乳对排卵有一定的抑制作用，这种抑制可能会造成月经推迟、不规律等情况，但不代表没有排卵。研究显示，产妇产后无论是否哺乳，发生怀孕的概率都很高。因此，产后6个月内采取有效的避孕措施是非常必要的。

有人认为，产后哺乳期就是安全期，过性生活可以不用采取任何避孕措施。这是不科学的。据调查统计，约有1/3的哺乳产妇会在月经恢复之前怀孕。这说明，哺乳期不是绝对安全期，利用哺乳期避孕是不可靠的。能否怀孕，在女方来说取决于有无排卵。排卵的恢复不一定是与月经的恢复同步，特别是在月经刚恢复的几个周期，常是无排卵的月经周期；但也有不少人在月经恢复之前就已开始排卵，尤其是不哺乳的产妇，排卵往往恢复较早。因此，产妇在哺乳期间开始性生活，随时都可能因已恢复排卵而怀孕。此时怀孕，产妇的身体刚经过怀孕分娩，还没有完全恢复到最佳的身体状态，不利于胎儿的孕育生长；而如果做人工流产，子宫壁比较薄，容易造成子宫穿孔，引发大出血，对身体非常不利。若剖宫产的产妇怀孕，再做人工流产难度就更大，对身体的危害也更大。

6. 疲劳后忌性生活

产妇产后在照顾婴儿的同时，还要承担一定的家务；加上身体虚弱，产妇往往缺乏充足的精力和体力来满足丈夫的需求。产妇身体疲惫时不仅难以进入良好的性生活状态，还容易对性生活反感，甚至出现性冷淡。

7. 空腹时忌性生活

饥饿时，人的体力下降，若此时进行性生活，会透支产妇的体力，影响产后身体恢复。但人有饱腹感后，血液流向肠胃，大脑和其他器官相对供血不足，此时进行性生活，也不容易"性"福。

8. 沐浴后忌性生活

产妇洗热水澡后，会加速身体的血液循环，使皮肤血管扩张，加上性生活时会使性器官充血，加重身体血液循环的负担，容易导致产妇出现心脑供血不足或缺血的状态。

9. 早晨避免性生活

早晨进行性生活后，随后就要开始一天紧张忙碌的生活，不能使身体得到足够的休息，还容易打破机体平衡，降低身体免疫力。

10. 警惕阴道出血

产后性生活期间，丈夫动作应尽量轻柔。一旦发生阴道出血的情况，应即停止性生活，并及时就医。

十一、产后性冷淡与健康管理

产后性冷淡是正常的生理变化，一般只要丈夫和产妇共同努力，就能重燃"性"福。具体的措施包括产妇和丈夫的健康管理。

（一）产妇的健康管理

1. 恢复自我

产妇产后大多数的时间和精力都被婴儿占据，与丈夫的亲密接触减少。产妇可以在婴儿睡着后，自己读读书、散散步，或与丈夫聊聊天，从母亲的角色中恢复自我生活。

2. 相信自己

很多产妇会担心自己产后身材不如孕前，丈夫会不喜欢。其实，产妇身上增添了母性的光彩，有特别的吸引力。有的产妇担心产后性生活影响身体健康，因而对性生活产生恐惧。其实只要产后检查身体恢复良好，注意性生活过程中动作轻柔即可。

3. 放松身心

有些产妇可能因为产后第一次性生活受挫，而出现性冷淡。这时，产妇在开始性生活前，应调整身心状态，通过听音乐或跳舞等来放松身心，消除心理不适感。

4. 锻炼私处

产妇产后可以有意识地锻炼私处，如收缩尿道、肛门及阴道括约肌，有利于产妇增加对性的敏感度。

5. 使用润滑剂

产妇阴道比较干燥，是导致产后性冷淡的原因之一。因此，产后性冷淡的产妇可以通过使用润滑剂来改善阴道干燥。

（二）丈夫的健康管理

1. 帮助减压

性冷淡会给产后产妇带来更大的心理压力，性生活前产妇更易出现紧张、恐惧、不安等情绪。丈夫应理解并调适产妇的情绪，帮助产妇打开心扉，放松身体。丈夫应做好性生活前的准备工作，尽量减轻产妇的心理压力。丈夫可以配合产妇给婴儿哺乳，帮助婴儿早点入睡；准备好避孕套，以避免产妇感染。总之，丈夫的体贴，能让产妇动心。

2. 照顾宝宝

丈夫帮助产妇分担照顾婴儿的重任，不仅可以减轻产妇的负担，还能让产妇感觉到来自丈夫的温情和爱意，使产妇更易动情。

3. 加强性诱导

丈夫进行性生活时，宜适当加强性生活的感情引导，语言和行动上的爱抚可以让产妇进入谈情说爱的状态。丈夫还可以加强对产妇敏感区的刺激，唤起产妇的情欲。

十二、产后阴道松弛与健康管理

自然分娩后，阴道会有不同程度的变化，完全恢复前会对性生活的质量有一定的影响。但只要注意锻炼，一般产后3个月阴道即可恢复到孕前状态。

1. 随时随地收肌练习

站立，双腿微分开，收缩两侧臀部肌肉，使大腿部靠拢、膝部外转，然后收缩尿道括约肌，使阴道向上提。阴道恢复速度较快，大约在分娩1周后宽度就会大大缩小，接近孕前状态，虽然最终会比孕前略微宽一些，但不会特别松弛，因此无须担心。

2. 收紧阴道练习

产妇可以将收缩的动作专注在阴道、尿道上，持续重复一缩一放的频率，每天练习1~2次，每次10分钟。在产后第2天即可开始练习，当持续练习6~8周时，不但阴道肌肉会呈现较为紧绷的状态，阴道的敏感度也会有所增强。

3. 排尿中断练习

小便时进行排尿中断练习是排尿一半时忍着不排让尿液中断，稍停后再继续排尿，如此反复。经过一段时间的锻炼后，阴道周围肌肉张力会提高，阴道就会随之变窄。

4. 缩肛练习

每日早晚在空气清新的地方深吸气后闭气,同时如忍大小便状收缩肛门,如此反复练习100次以上。当习惯以后,平时生活中有时间就可以进行练习。经过一段时间的练习,盆腔肌肉的张力就会大大改善,阴道周围肌肉也会变得丰实、有力,阴道松弛就可以不药而愈了。

5. 举腿缩阴操

产妇仰卧床上,双腿伸直,慢慢合拢,向上举起,向上身靠拢。当双腿举至身躯的上方时,双手扶住双腿,使之靠向腹部,然后慢慢地放下,双腿恢复原来姿势。如此反复6次,每日1组。在恶露排出干净以后练习,可常年坚持。

如果阴道的确变得很松弛,无法通过锻炼恢复,或者阴道壁有膨出现象,可以到正规医院施行阴道紧缩术。这种手术痛苦较小,恢复也较快,但术前3天不能有性生活,术后要严格遵医嘱,保持伤口清洁预防感染。

(朴海善　张晋芳)

第八章 产后社区家庭访视与健康管理

随着卫生体制改革及新型城市卫生服务体系构建的需要,以提供公共卫生服务和基本医疗服务为主的社区卫生服务得到迅速发展,社区护理应运而生,产后访视护理得到迅速发展。随着社会的发展、观念的更新及独生子女的不断增多,居民保健意识也提高到了一个全新的水平。医疗制度的改革,产科技术的不断提高,使产妇的住院时间明显缩短,无法在住院期间得到完整的产后护理支持,出院时产妇正处于需要产后相关知识的健康教育和产后护理支持阶段。产后社区家庭访视可有效地满足产妇的需求,从而能明显减少一些产褥期常见疾病,使产妇得到较好的身心支持,提升产妇的自我保护能力,提高母乳喂养率,保证母婴健康,进而提高产后社区家庭访视护理服务质量。

一、产后社区家庭访视与健康管理概念

健康管理是近些年才提出的一个新概念。健康管理是对个体和群体的健康危险因素进行全面管理的过程,目的是调动管理对象的自觉性和主动性,有效利用有限的资源,从而使健康状况得到最大限度的改善。在女性生命全程中,特别是一些特殊生理时期,常会遇到各种各样的危险因素,发生诸多健康问题。应用健康管理法则,对特殊人群、特殊阶段进行健康管理,可以有效地提高女性保健工作的服务效率和质量。

产后社区家庭访视作为健康管理的一种形式,是孕产期保健的重要内容之一,也是整体护理的一部分,访视的内容及质量直接影响产妇和新生儿的健康。在产后访视过程中,评估产妇的生理、心理、哺乳情况及新生儿的健康状况,及时发现问题,给予产妇主动且全面的连续性健康指导,是女性保健工作的重要组成部分。我国产后社区家庭访视的时间是出院后 3 天、产后 14 天和产后 28 天,共进行 3 次访视,访视时密切观察产妇和新生儿的各项体征变化,协助产妇顺利恢复

到孕前状态，并及早发现新生儿的异常情况，以便给予及时指导和处理。总之，产后社区家庭访视是以家庭为单位，以提供预防、医疗、计划生育指导、康复于一体的综合服务，通过产后访视进行一对一保健服务，可及时发现母婴疾病并尽快处理和干预，从而减少产妇及新生儿疾病的发病率，降低产妇及新生儿死亡率，促进母婴健康。

二、产后社区家庭访视内容

产后社区家庭访视是妇幼保健工作的重要内容之一，是产前、产时保健服务的延续。产后社区家庭访视对早期诊断、预防产妇及新生儿常见病、保障产后母婴的健康起到了积极作用。据国内有关研究报道显示，产褥期是产妇死亡的高发时期，其死亡率达8.4‰，新生儿早期（出生7天内）的婴儿死亡比例达2/3。因此，定期对产妇和新生儿进行健康检查，宣传科学育儿知识，指导产妇做好产褥期护理、新生儿喂养、疾病预防、早期发现异常和疾病，及时处理和转诊，有利于降低新生儿疾病的发病率和死亡率，促进新生儿的健康成长，并有利于产妇康复，可使产妇安全度过产褥期。

产后社区家庭访视的对象是辖区内居住的产妇和新生儿，因此产后社区家庭访视的内容包括产妇访视和新生儿访视两个方面。①时间：社区卫生服务机构在接到"孕产期服务记录"，得知产妇和新生儿出院后，要求7天内到产妇家中进行产褥期的保健服务；②目的：做好产褥期保健，加强母乳喂养和新生儿护理指导，促使产妇顺利康复，新生儿健康成长；③服务内容与方式：卫生访视人员在与产妇及其家属进行沟通，取得信任，通过观察、询问和检查了解产妇和新生儿的情况，进行评估分类和处理指导。

（一）不同对象产后社区家庭访视内容

1. 产妇访视内容（图8-1）

（1）产妇一般状况评估

1）分娩和手术情况：有无产程异常、难产及产后出血；剖宫产的手术指征、麻醉方法、手术方式、腹部刀口及抗生素的应用。

2）休息和睡眠。

3）饮食：营养是否充足，能否满足哺乳需要，有无偏食。

4）大小便：有无尿潴留、尿失禁、尿瘘，大便是否通畅。

5）全身感觉及精神心理状态：情绪是否稳定，有无敏感、忧郁、多疑、多虑、多思等神经精神症状。

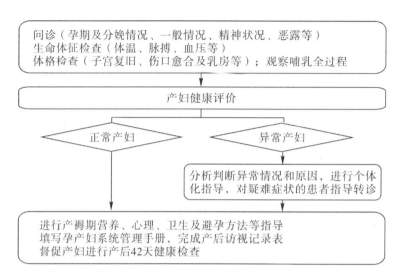

图 8-1　产妇访视内容

（2）体格检查

1）生命体征检查：通过测量血压、呼吸、脉搏、体温，及时发现产褥感染、产后出血、心力衰竭、亚急性心内膜炎等产褥期并发症。

2）重点检查：①检查乳房情况。乳房有无红肿、硬结，乳头有无皲裂，乳房是否充盈，泌乳是否通畅及乳汁分泌量。②检查子宫情况。检查宫底高度、子宫硬度，有无压痛，评估子宫缩复情况。③观察恶露的情况。恶露的性状、分泌量，有无恶臭，排出有无异常。④检查伤口情况。会阴或腹部伤口愈合情况，有无红肿、渗血、渗液、化脓，有无压痛。

（3）评估分类和处理指导：对康复正常的产妇和一般异常（存在母乳喂养问题、产后便秘、褥疮，以及会阴伤口问题等）的产妇要进行产褥期保健指导（包括产褥卫生、母乳喂养、营养、心理、丈夫及家庭参与），并对相关问题进行处理，发现有产后感染、产后出血、子宫复旧不佳、妊娠合并症未恢复、产后抑郁等心理问题的产妇，须转至上级医院治疗。

（4）指导产褥期卫生，防止产后并发症，推广产后保健操

1）产妇产褥期护理和生活指导：产褥期应禁止性生活，指导产妇进行产后康复训练。

2）计划生育指导：指导产妇避孕方法，进行健康教育。

3）宣传母乳喂养的优势，指导科学喂养。

4）提醒产妇产后 42 天复查。

5）原有妊娠并发症者，须对相关疾病进行复查、指导和处理：如孕期患高血压疾病，产妇血压升高，指导其产后严密观察及治疗，直至完全恢复正常；心脏

病产妇在产前、产时或产后曾发生心力衰竭者,应指导其定期到心血管内科随诊;肝炎或肝功能不良的产妇,应积极治疗。

2. 新生儿访视内容(图 8-2)

(1)新生儿一般情况评估

1)新生儿分娩史:有无胎儿窘迫、产程异常、难产、产伤及窒息,出生时体重,疫苗接种情况等。

2)精神有无烦躁、嗜睡、易激惹。

3)喂养后能否安睡 2~3 小时。

4)哭声是否响亮,有无沙哑。

5)喂养情况:新生儿吸吮能力,是否母乳喂养,每日喂乳量及喂乳次数,喂乳时有无呕吐。

6)大小便的颜色、性状、量及次数。

7)听力筛查情况:有无进行听力筛查,若无,则要督促父母带其到医院进行听力筛查;若第一次筛查未通过,则应指导父母带其于产后 42 天去医院复查。

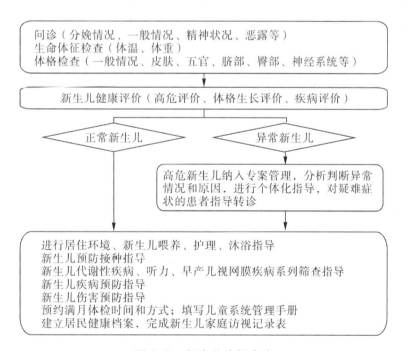

图 8-2 新生儿访视内容

(2)体格检查

1)测体温,称体重,了解其生长情况。

2)全身检查:头颅、前囟、皮肤、五官、心肺腹部、脐部、臀部、四肢、外生殖器。

3）重点检查：①呼吸是否平顺，有无呼吸急促或暂停。②面色是否红润、青紫或苍白，口周有无发绀。③皮肤色泽、弹性及厚度，有无黄疸，若有，了解其出现时间及消退情况。④前囟大小，是否平软，是饱满或凹陷。⑤脐带是否脱落，脐部有无红肿，有无渗血、渗液、流脓。⑥臀部有无红肿、皮肤破损，有无皮疹。

（3）评估和处理指导：对发育正常的新生儿或有一般异常问题（鹅口疮、红臀、生理性黄疸，有喂养问题和脐部问题）者，可以进行新生儿保健指导（喂养、护理、沐浴、预防接种），并对相关问题进行处理，30天后转至社区卫生服务机构儿童保健门诊继续随访。对早产儿和有先天性疾病如听力、视力筛查发现问题、苯丙酮尿症、甲状腺功能减退及病理性黄疸者，都应转至上一级医院儿科进行进一步的诊断和治疗。

（4）指导新生儿护理及新生儿计划免疫程序，推广科学育儿知识

1）询问母乳喂养情况，宣传母乳喂养的好处，同时指导母乳喂养的正确方法，对哺乳过程中存在的问题进行示教指导。

2）指导产妇及家属新生儿沐浴、抚触、按摩的方法。

3）指导产妇及其家属对新生儿家庭护理和常见疾病的预防，提醒家属对新生儿进行预防接种，告知预防接种的时间，指导科学育儿。

（二）不同阶段产后社区家庭访视内容

在访视时间安排上，国内对产后社区家庭访视的时间和次数有明确的规定，一般要求产后访视3次，分别为产妇出院后3天、产后14天后产后28天，但各省市具体执行情况不同，访视时间和访视次数存在差异。产后社区家庭访视的内容较多，每一次访视都应有不同的侧重点，这样既能保证产后访视内容的全面性，又能减轻产后家庭访视人员的工作量，同时还不影响产后社区家庭访视的服务质量。

1. 第1次产后访视内容

第1次产后访视内容主要是产妇和新生儿一般情况的询问及身体检查。产妇的检查主要包括伤口情况、子宫收缩情况及恶露排出情况，新生儿的检查主要包括新生儿反应、心肺功能、黄疸情况及大小便情况。产后家庭访视人员需要评估产妇及新生儿的身体、精神状况及家庭环境条件，列出现存的及可能存在的健康问题。

2. 第2次产后访视内容

第2次产后访视内容主要是关注产后的哺乳情况，并根据具体问题给出合理的建议，指导产妇及家属新生儿沐浴、抚触等操作方法。

3. 第3次产后访视内容

第3次产后访视内容主要是进行预防接种的健康教育，根据产妇的具体情况帮其做好产假结束后的育婴安排。首先要了解产妇的工作性质、工作单位和距离

家庭远近及单位的哺乳制度，以便制订适合产妇个人的哺乳计划。若单位距离家庭较远，则可事先将母乳挤出并正确储存，由他人代喂。访视人员需要提示产妇准备吸奶器及储奶用具，指导产妇熟练掌握吸（挤）、储奶的过程，还要指导家属掌握如何解冻母乳及正确喂哺方式。产后家庭访视人员要提醒产妇在非工作时间一定要坚持哺乳。

三、产后社区家庭访视流程

产后社区家庭访视包括产后访视前的计划、准备，访视中的具体工作，访视后的具体工作（图8-3）。

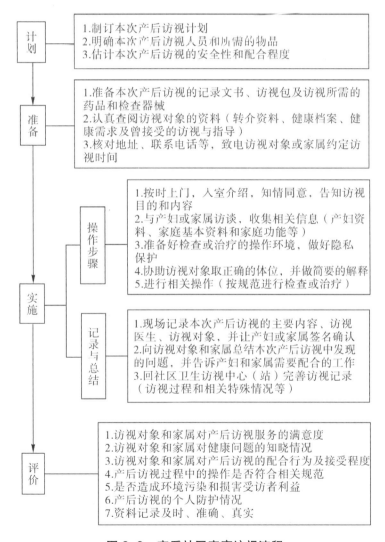

图8-3 产后社区家庭访视流程

(一) 访视前的准备

1. 确定产后社区家庭访视对象

卫生访视人员从多渠道获取新生儿的出生信息,提前整理访视名单,从而确定访视对象。随着科技的发展,现在产妇信息多通过网络系统传递。凡是在母婴保健机构住院分娩的常住或流动产妇,医院均在其产后 24 小时内将产妇及其家属姓名、产后休养地址、联系方式、新生儿基本情况等信息,通过医院出生信息系统上传至社区城乡居民健康档案管理系统,产后社区家庭访视人员可接收属于自己管辖范围内的信息,确定访视对象。

2. 确定产后社区家庭访视目的

明确产后社区家庭访视是社区卫生工作的重要组成部分,其目的是通过产后访视了解产妇的生理、心理、社会支持情况及新生儿的健康状况,为产妇及家属提供及时有效的卫生保健指导,降低母婴患病的概率,提高生活质量,保证母婴健康。同时做好产后保健服务,建立起医院与每个新生儿家庭之间的医疗衔接服务,避免在医疗改革中医院与家庭服务脱节,提高产妇和新生儿的健康水平。

3. 产后社区家庭访视人员要求和访视物品准备

产后社区家庭访视人员必须为专业培训合格、持证上岗的妇幼保健人员。访视时需携带产妇及新生儿信息档案、体温计、血压计、听诊器、一次性 PE 手套、经皮测胆红素仪、婴儿称重设备、软尺、2% 碘酊、75% 乙醇、消毒棉签等。访视人员提前准备访视物品,且临走前应再次清点核对。

4. 联络被访家庭

原则上需要提前与访视对象预约具体访视时间,产后社区家庭访视人员提前打电话核实访视时间、地点,并询问近期母婴情况,提前做好随访准备同时告知访视对象访视人员的人数、姓名、大致访视时间。

5. 访视线路安排

原则上应该提前 1~2 天安排家庭访视路线,确认地址,准备简单的地图。产后社区家庭访视人员应在访视机构留下访问目的、出发时间、预计回归时间、被访家庭地址、访视线路及联络方式等信息。

(二) 访视中的工作

1. 确定关系

按门铃或敲门,进行自我介绍,说明产后社区家庭访视人员姓名、所属单位、来访目的,与产妇及时沟通,建立信任、友好、合作的关系。

2. 评估和检查

（1）评估生活环境：产妇和新生儿居住的房间要安静、舒适、清洁，空气要流通，室温、湿度要适宜。

（2）产妇和新生儿检查：进入产妇家庭后，在接触母婴之前要先洗手，后检查。检查的顺序为先新生儿，后产妇。访视人员要尊重每一位访视对象，仔细评估母婴生理、心理状况，提供健康教育指导，若发现异常情况，及时给予处理或指导。

（三）访视后的工作

1. 消毒及物品的补充

访视后要对手进行消毒，对温度计等物品进行消毒，并补充消耗的访视用品。

2. 记录和总结

规范填写产后产妇访视记录表、新生儿家庭访视记录表等，并及时将相关信息归入居民健康档案，做好信息统计上报工作。

3. 修改护理计划

根据收集的家庭资料和新出现的问题，修改并完善护理计划。若访视对象的健康问题已解决，即可停止访视。

4. 协调合作

与其他社区工作人员交流访视对象的情况，商讨解决措施，如个案讨论、汇报等。若现有资源不能解决访视家庭的问题，而且该问题在该社区医护人员的职权范围内无法解决时，应与其他服务机构、医生、设备供应商取得联系，为访视对象做出转诊建议或提供帮助。

四、产后社区家庭访视的意义

（一）产后社区家庭访视对产妇健康的积极影响

无论是进行干预前后对照研究，还是实验组与观察组对照研究，许多临床研究都表明，产后社区家庭访视是产褥期产妇保健的重要组成部分，可以改善产妇产后的卫生习惯，明显降低产妇贫血、乳头皲裂、乳腺炎、母乳量不足、伤口愈合不良、晚期产后出血、产褥感染的发生率，有效提高产妇的健康水平。产后社区家庭访视对产妇情绪的稳定也有着重要的作用，能够协调产妇产后的精神心理状况，减少产后抑郁的发生率，进而促进婴儿的健康成长及家庭和睦。

（二）产后社区家庭访视对新生儿健康的积极影响

新生儿是脆弱的生命体，其生理调节及适应能力不够成熟，较容易发生窒息、感染等危险，病死率较高，尤其是新生儿早期。产后社区家庭访视与健康管理可及早发现新生儿病情，控制病情，并及时安排就诊治疗，可使新生儿口腔黏膜感染、脐部感染、黄疸、红臀、湿疹等发病率明显降低，保障新生儿的健康成长。

（三）产后社区家庭访视有利于提高新生儿母乳喂养率

母乳是婴儿尤其是6个月以下婴儿最适宜的营养来源。母乳喂养是喂养婴儿最自然、最科学、最安全有效的方法。社区产后访视与健康管理可明显提高母乳喂养率。有研究者对203名产妇进行研究组与观察组的对照研究，结果显示，接受产后社区家庭访视的研究组产后纯母乳喂养率明显高于未接受产后社区家庭访视的观察组。

（四）产后社区家庭访视有利于产褥期保健知识的普及

产后社区家庭访视可以提高社区居民对母婴保健知识的知晓率，提高居民的母婴保健知识，提高产妇自我护理的正确率，有利于产妇采用正确的方式喂养新生儿，降低自身与新生儿的患病风险。有研究者对282名初产妇实施产后访视的结果表明，产后社区家庭访视的运用提高了产妇对产褥期卫生、母乳喂养、添加辅食、脐部护理、预防接种的知晓率，提高了产妇及新生儿的健康保障。

（五）产后社区家庭访视的社会效益

首先，产后社区家庭访视有利于减轻产妇及家庭的负担，在进行产后社区家庭访视时，常见的有关产妇、新生儿的问题均可由访视人员上门讲解，使产妇及新生儿在家中直接得到全方位的优质服务，减少外出就诊的困难。另外，产后家庭访视的形式也可在一定程度上减轻产妇家庭的经济负担。访视人员通过产后社区家庭访视工作，还能及时了解产妇对社区卫生服务机构开展相关工作的意见和建议，及时采取有效的措施进行沟通、补救和改进，拉近了居民与社区卫生服务机构的距离，从而提升了居民对社区卫生服务机构的满意度，提高了社区卫生服务机构的社会效益。

五、国内外产后社区家庭访视与健康管理的研究进展

（一）国外产后社区家庭访视与健康管理的研究进展

国外针对产后社区家庭访视与健康管理的研究起步较早，特别是在发达国家已形成了较为成熟的产后家庭访视工作体系。美国家庭访视在1996年已被定为护理常规工作，成为相对独立的护理系统，有一套明确、科学、严密的程序，产妇和新生儿的家庭访视是其产后常规护理工作的重要组成部分。在英国，只

有健康访视护士才有权进行产后家庭访视工作。随着西方医学的引进和发展，护士从医院走向社会、家庭，承担产褥期母婴护理工作，产后家庭访视为此应运而生。

1. 产后家庭访视的现状

（1）产后家庭访视人员的构成和素养要求：国外从事产后家庭访视的工作人员需具备丰富的专业知识及处理问题的能力，主要为注册护士，但执行过程略有差异。如美国产后家庭访视就是挑选经验丰富的社区护士，其具有本科以上学历，有母婴护士资格证书和母乳喂养教育资格证书，同时具备多年的临床护理经验。他们负责评估产妇和婴儿的身体和心理状况，为产妇和新生儿提供全方位的护理和健康指导。英国则要求必须是健康访视护士才可承担产后家庭访视工作，他们必须具备母婴体格检查、识别母婴异常症状、母乳喂养指导、识别家庭暴力及虐童征象的能力。日本的产后家庭访视工作由医生和护士共同完成，访视医生需具备妇产科相关的知识和临床专业技能，可为产妇开具针对性的医嘱；访视护士则必须具备功能障碍评估、预后预测、实施康复计划和协调各方面的能力。加拿大产后家庭访视实施主体为社区护士。澳大利亚的产后家庭访视实施主体则为社区健康服务中心护士。国外的产后社区家庭访视护士扮演了7个重要角色：①产妇、婴儿的健康评估者；②医疗措施、护理常规和干预措施的执行者；③产妇家庭的健康咨询者；④健康教育者；⑤纠正不健康行为的建议者；⑥健康促进者；⑦健康和健康关系的管理者。

（2）产后家庭访视的模式：国外产后家庭访视模式为综合家庭访视模式。在美国，社区护士应用奥马哈居家护理系统，评估产妇和婴儿的身体和心理状况，并提供全面的护理和健康指导。在此基础上，针对高风险家庭，美国还存在不同的访视模式，如健康家庭帮助计划，这是一个以基于循证的预防计划，目标人群为准父母与不到3个月龄的婴儿，以及被确认为高危虐待儿童或忽视婴儿的父母。家庭护士合作伙伴关系模式中，护士以家庭伙伴的身份进行家庭访视，是由国家经费支持、由护士引导、基于循证的家庭访视项目，针对低收入初产妇，实施主体为受过专门训练的注册护士，每个注册护士负责不超过25个家庭，在孕妇怀孕期间经常进行家庭访视，直到婴儿出生后的第2个生日为止。亲子家庭项目模式是一个基于循证的家庭访视模型，主要针对2~3岁的贫困儿童，以及教育水平低（文盲）、无家可归或单亲的父母，每周给予家庭访视，共2年时间，目的是提高儿童的语言和读写能力，为成功入学做准备，加强儿童的社会性发展。

（3）产后家庭访视的内容：内容涉及范围较广，如心理护理、知识咨询、技能指导、家庭（产妇）风险评估等。主要的产后访视护理有对母婴进行体格检查、母乳喂养技巧、新生儿沐浴、新生儿抚触等操作。在美国，产后家庭访视非常普遍，一般是出院后 1~10 天内进行，主要工作内容包括：①产妇和婴儿的体格检查；②评估产妇和婴儿的身体状况、精神心理状况及家庭环境条件，列出现存问题和潜在问题；③健康教育和技能指导。在英国，产后访视护理有三大工作内容：①在尊重产妇的意愿和需求的情况下，访视人员与产妇共同制订健康计划；②全面评估母婴身体健康状况，详细解答产妇问题、询问产妇家庭、身心、社会及情感状况，并制订后续随访计划；③访视人员每次与产褥期母婴接触时，应对产妇进行健康指导，评估产妇身体健康状况、心理情感状态，识别产妇的疾病征象和家庭暴力征象，评估婴儿喂养情况、亲子依恋关系、生长发育情况。日本的产后访视以《母子保健手册》为依据，对产妇与新生儿进行一体化管理，工作手册内容包括母婴的身体与心理方面的护理，其还可用于记录产妇怀孕、分娩、育儿状况、婴幼儿成长过程、保健指导及健康检查结果等。在澳大利亚，产后访视重点关注母乳喂养、产后恢复与心理护理。

国外产后访视把产后抑郁作为重点关注的项目之一。据统计，国外大约 20% 的产妇于产后第 1 年患有严重的抑郁症，低收入女性产后抑郁的风险较高，产后抑郁的症状（如疲劳、认知障碍、失去兴趣和动力）不仅减弱产妇的育儿能力，而且为新生儿的成长带来负面影响。研究表明，以护士为主导的产后家庭访视有助于促进产妇和婴儿之间的互动，可显著减少产后抑郁的发生，说明产后心理访视对降低产妇产后抑郁的发生率具有重要意义。

（4）产后家庭访视的信息管理：国外先进的妇幼保健管理系统隶属于国家医疗卫生体系的一体化信息管理系统。产后家庭访视被列入国家卫生信息化管理的范畴，与产后家庭访视相关的各级医护人员、产后访视护士和产后访视对象均有准入或确认机制，保证了产后家庭访视工作的合法性、真实性、科学性。美国产后家庭访视工作采用与医疗救治一体化的网络，建立理想的健康家庭访视系统，如纽约健康家庭工作网，将产前、分娩、产后医疗保健及儿童入学前的家庭教育融为一体，提供综合家庭访视服务，建有数据系统，接受的捐赠用于支持健康家庭访视工作，不仅综合了所有不同层级医疗卫生、心理治疗、社会机构的家庭访视资源，也融合了政府、地方、社会力量及保险公司等的资金保障力量。澳大利亚使用全国统一的卫生信息管理系统和网络服务平台，产妇出院时，产妇及新生儿的信息通过网络服务平台反馈给其归属的产后访视执行机构，并纳入全国范围内个人唯一的电子病例档案，提高了家庭访视的及时性和产后访视率。

2. 产后家庭访视中存在的问题

产后家庭访视在发展中也存在一些问题，例如美国访视护理研究者警告，家庭照顾的能力和家庭设备不足，也可能使出院后并发症和再住院率增加，这与产后家庭访视护士的经验水平有直接关系。因此，对参加产后家庭访视的护士的挑选和培训是至关重要的。我国则存在产后访视护士的理论培养、基础技能、经费资助等问题。这说明现在开展的一些社区服务中的产后家庭访视工作仍处于经验期，还有待于科学化的管理。

（二）我国产后社区家庭访视与健康管理研究进展

1. 国内产后家庭访视与健康管理的现状

（1）推动我国产后家庭访视与健康管理发展的主要因素

1）经济与社会的快速发展：产后家庭访视是社会经济发展到一定阶段的重要产物，并与经济社会发展程度呈正相关。在欧美国家，产后家庭访视在19世纪初得到了快速发展。20世纪60年代，我国产后健康管理开始走入家庭，但由于经济落后，产后家庭访视一直没有形成规模。改革开放以来，我国社会分工更加精细，包括产后家庭访视在内的新兴职业不断诞生发展，如月嫂、健康管理师等，使护理进入家庭成为可能。

2）观念的变化：随着社会经济的发展，人们的思想观念也发生了深刻的变化，追求生活质量和生命健康正在成为大家的共识。对于发展较快的行业和人群，聘用自己的护理师提供卫生指导，已经成为迫切的需要。同时，普通市民也期望享受更温馨和人性化的卫生服务。有些医院开展了家庭"月子"服务，由专业护士进入服务对象家庭，提供孕产期保健、母乳喂养、婴儿教育等方面的指导，取得了较好的经济效益和社会效益。

（2）我国产后家庭访视与健康管理的主要内容：在我国，产后家庭访视与健康管理的主要工作包括产妇保健和婴儿保健两部分。对于产妇，应评估一般情况、乳房、恶露、子宫及伤口恢复情况；对母乳喂养困难、产后便秘、痔疮、会阴或腹部伤口等问题进行处理；识别产褥期并发症征象，如产褥感染、晚期产后出血等，并及时转诊处理。对于婴儿，产后家庭访视人员应询问婴儿的一般情况、预防接种及先天性疾病筛查情况，重点了解婴儿喂养、睡眠、大小便、黄疸、脐部情况、口腔发育等情况，进行婴儿体格检查。观察居家环境，指导产妇进行新生儿护理和母乳喂养。

2. 我国产后家庭访视与健康管理发展中存在的问题

（1）产后社区家庭访视人员专业素质需进一步加强

1）社区产后访视工作缺乏专业化团队：目前卫生行政部门并未对产后家庭访

视人员做出明确要求或规定，通常由访视机构结合自身情况决定人选。因此，国内访视人员队伍参差不齐，但多由临床医生（妇产科医生）、助产士、护理人员、公卫医生组成。例如，深圳市要求上岗培训取得上岗证，但对专业、学历、工作经验等没有统一的规定；上海市各区县根据具体情况分派人员担任访视医生，可能有来自各个岗位的医护人员，对岗前培训的要求也各有不同。在农村，访视医生可能由村医担任，学历结构不稳定，年龄层次也各有不同，整体收入低，这些对访视队伍的积极性、稳定性均造成不同程度的影响。

2）社区产后访视人员岗位培训不到位：产后家庭访视人员作为社区妇幼保健工作的具体执行者，是保证妇幼健康的核心力量。但有研究显示，产后社区家庭访视人员的岗位培训率、接受岗位培训的年平均次数、年度理论和技术考核合格率均为零，产后访视人员的专业水平明显不足。有研究结果也表明，目前妇幼专业人员不足，多由护理人员或其他专业人员承担妇幼保健工作，社区卫生服务工作缺乏全面、合理、有针对性的产后家庭访视岗位培训及相关考核制度，导致产后家庭访视人员的知识水平较低、服务质量较差，难以得到社区居民的信任。在经费投入方面，虽有产后社区家庭访视专项经费的支持，但经费投入不足的现状一直未得到解决，导致进行岗位培训所需的条件受限，在一定程度上阻碍了产后社区家庭访视护理质量的提升。

（2）产后社区家庭访视缺乏标准化、规范化的内容：目前国内产后社区家庭访视的内容要求大同小异，主要包括询问和检查，并进行科学的宣教和指导，即"一看、二问、三听、四查、五指导"。其主要内容如下：一看，即孕期、产时的第一手资料有无高危情况，现为产后多少天；产妇的一般情况、精神面貌、情绪状态是否良好，有无贫血面容，休养环境如何，产妇和新生儿的被褥是否合适，新生儿的一般情况、精神状况、吸吮能力评估等；二问，即生活起居、饮食、睡眠、大小便及一般情况，并按访视卡内容询问产妇及新生儿相关情况，上次访视后、本次访视前有无异常情况或疾病发生等；三听，即对产妇及家属提出的有关问题给予解答；四查，即新生儿体温、体重测量，面容是否红润、黄疸有无消退，有无湿疹，脐带有无出血、有无分泌物，有无红臀，大小便是否正常，母乳喂养的体位、含接姿势是否正确等；产妇乳房有无红肿、硬结，乳头有无裂伤，乳汁量的多少，身体恢复情况；五指导，即指导产妇及家属开展新生儿抚触，并对其进行产褥期卫生保健知识、母乳喂养知识、平衡膳食知识、避孕知识、心理调节知识、形体康复知识等的健康宣教。

虽有科学的理论作为导向，但在实际访视中，由于访视人员业务素质不高、访视时间短、访视工作缺乏规范化管理，使访视内容与要求有所偏差，从而影响产后访视的服务质量,不能很好地将母婴保健工作落到实处。对不同地区产后访视质量的调查发现,对产后社区家庭访视内容落实较好的是产妇和新生儿一般情况的询问和母乳喂养的宣传,在查体中落实较好的是查看产妇伤口、检查新生儿脐带和测量体重,仅80%的产妇接受了子宫复旧检查和乳房的检查,仅80%的新生儿接受了心肺听诊检查。因此,产后社区家庭访视工作有待加强管理与实施。

目前,从全国范围来说产后社区家庭访视率仍处于较低水平,在某些城市产后社区家庭访视率虽然比较高,但是产后访视内容相对较简单,且访视人员保健知识宣教和解答孕产妇及家属疑惑的能力较低。因此,现行的传统产后访视服务模式已不能完全满足新时期产妇的需求,应不断更新和拓展。产后社区家庭访视的内容有待进一步规范改进,社区卫生服务机构需要加快产后访视人员对产褥期保健知识的更新。

(3)产后社区家庭访视服务机构尚未统一:目前国内访视机构尚未统一,访视机构主要有妇幼保健院(所)、社区卫生服务中心、镇卫生院等,由这些机构安排相关医生或护士担任访视人员。还有些机构也进行产后家庭访视服务,如"月子中心",这些机构有些隶属于医院,有些为商业机构,"月子中心"有经过培训的工作人员进行家庭式的护理,但价格昂贵,一般家庭难以接受。

(4)社区居民对产后家庭访视知晓率较低:有研究者调查研究发现,产妇对产后家庭访视服务的信息知晓率并不高,尤其是外来人口的知晓率更低且知晓的途径也很有限,主要依托于社区建册医生的宣教、接产机构医护人员的宣教及孕妇学校的宣教,而书籍、报刊、宣传折页及网络媒体的宣传并无太大作用。

(5)不同地区访视率存在较大差异:由于我国的社区护理产后访视起步较晚,各地区的工作进展参差不齐,部分地区仍存在拒绝访视的现象。由于各地区的发展水平各异,产后访视的工作仍存在较大差异。

(6)产后访视质量和服务满意度较低:社区家庭访视健康管理服务的主要目的是满足产妇、婴儿的健康保健需求,居民的满意程度是护理质量评价的出发点和归宿点。有研究结果显示,产妇对产后社区家庭访视的时间、次数、内容的平均满意度最低,为73.20%。社区卫生服务机构进行产后家庭访视的次数多为1~2次,访视次数的减少导致服务内容不能满足产妇及家属的需求,因而满意度较低。有研究结果表明,增加产后访视的次数不仅可以降低新生儿红臀、脐炎等问题的发生率,也可以提高母乳喂养率,提升产妇护理新生儿的能力。因此,护理人员应增加产后家庭访视次数,及时给予产妇身心支持和健康指导,并协助其解决母婴常见问题,以保证围生期的母婴健康。

2. 产后社区家庭访视服务展望

（1）加强产后访视人才的培养，提高产后访视人员的业务素质。目前我国《孕产妇健康管理服务规范》对于产褥期健康管理人员仅提及"取得相应的执业资格，并接受过孕产妇保健专业技术培训"，但未明确说明健康管理实施者准入资格，导致健康管理人员的学历、能力参差不齐，影响产褥期健康管理的质量。产后社区家庭访视是以综合保健和临床为一体的人际沟通和处理问题的过程，涉及妇产科、儿科和心理学等多学科领域，这就要求访视者具有解决各种问题的知识储备，同时还应具有较强的人际沟通能力。访视者可能成为产褥期母婴的第一位生活导师，其资质和素养直接影响到整个产后访视的质量。目前我国产后访视人员短缺，综合业务素质和能力不高，可通过4个方面培养产后访视人才：①医学院校开设妇幼保健护理专业，跟上国际化水平；②国家妇幼主管部门组织专家和管理人员制定符合现代医学模式和健康观的产后访视工作指导手册，明确和完善产后访视工作路径和方法，通过主管部门或妇幼保健机构举办岗前培训和继续教育培训班，使实施访视工作的人员在短期内达到基本胜任当前工作的目的；③鼓励产后访视工作人员积极参加在职继续教育，更新母婴心理、社会知识，掌握先进的保健方法，拓宽产后访视护理视野；④领导思想重视，管理措施到位，人事财务上体现激励机制，有效吸引人才，稳定队伍建设，促进产后访视工作的开展。

（2）加强完善生理-心理-社会产后访视评估与干预一体化服务模式。妇幼保健业务部门要积极建设并完善产后访视服务体系，做好产后访视科学研究，在产后访视项目以生理为主的基础上加强心理、社会等评估内容，实现产后访视工作一体化、规范化、标准化、科学化。参考国外妇幼保健指导方针、母婴保健手册、奥马哈居家护理系统、产后访视标准、美国健康家庭模式，完善我国产后家庭访视评估体系和医疗护理技术规范，建立产后访视服务质量项目评价指标，运用护理程序科学设计产后访视记录单，规范访视者行为和产后访视信息记录与存档工作。加强产后访视人员医学心理学培训，将产后心理保健及疏导纳入常规社区产后访视内容，增加关于家属心理支持的健康教育项目，重视产后访视护士的文化品质、语言礼貌、交流技巧等促进信任的知识和技能培养，促进访视沟通。

（3）整合现有资源，健全产前、分娩和产后保健卫生一体化工作平台。我国现有的卫生信息平台很多，但还没有国家统一的一体化卫生信息管理系统。因此，应建设一个从上到下的连接中央、省、市、区级的综合医疗卫生保健信息与服务系统。这个系统，横向要贯穿政府相关的人口、财务、保险、卫生计生（妇幼）、民政等部门，明确体现政府各部门配合妇幼保健的工作机制；纵向要贯穿各级卫生主管部门、医疗机构、社区卫生服务部门、妇幼保健机构，整合信息资源，建立互享、互通、互用的综合管理平台。该平台应具有医院产科和社区服务中心双向转诊机制,产妇和新生儿出院信息可通过网络平台及时反馈给提供产后访视服务的社区卫生机构,使得社区产后访视人员及时掌握辖区内产妇情况,及时做好计划并开展产后访视工作。社区卫生机构对产后家庭访视中发现需要转诊的产妇或婴儿也可通过该管理系统及时转诊至上级医院,使得社区产后访视与医疗机构工作无缝衔接,产妇和婴儿得到及时转诊救治。

(4)增加产后访视频率,提高访视质量。世界卫生组织建议产后访视时间为产后24小时(只针对院外分娩者)、产后3天、产后7~14天、产后6周。而我国《孕产妇健康管理服务规范》中规定产褥期健康管理时间为产妇出院后7天内进行一次家庭访视,产后42天回分娩医院复查,在频率上仍有差距。目前,我国基本普及了住院分娩,绝大多数产妇在产后24天能获得专业的帮助与指导,可不进行访视。但是,受传统文化的影响,我国产妇产后要"坐月子",月子期间会由家属或月嫂等专人照顾。产后30天产妇开始独立承担照护任务,其自我护理及婴儿照顾技能是否满足需求尚未可知。并且有研究表明,产后30天是产妇产后抑郁的高发期。因此,建议产妇产后30天左右增加一次家庭访视,评估产妇的育儿效能及情绪状态,提供专业指导。

(5)拓展产后访视的服务内容,提高服务的满意度

1)积极推行母乳喂养,强化家庭母乳喂养的指导:在完成常规产后访视的基础上,帮助产妇分析影响母乳喂养的因素,有针对性地对产妇及其家属进行母乳喂养知识宣教和指导。对于乙型肝炎病毒携带或乙肝产妇,应指导其做好母婴阻断措施,告知其单纯 HBsAg 阳性产妇可母乳喂养,"大三阳""小三阳"且 HBV-DNA 阳性者尽量避免母乳喂养。通过强化家庭母乳喂养的指导,从而保障 0~6 个月婴儿的纯母乳喂养率达 50%,改善婴儿营养状况,促进婴儿健康。

2)加强对产妇的心理护理,降低产后抑郁的发生率:国外母婴保健指南均强调产褥期女性心理护理的重要性,而我国产后访视服务侧重母婴身体健康,对产妇的心理健康重视不足。2017 年,有学者调查结果显示,我国产妇产后抑郁患病率高达 29.4%。我国多数产妇产后与家中长辈同住,由长辈照料。由于育儿理念的不合,加之缺乏有效沟通,与长辈居住的产妇更易患产后抑郁。所以,我国在产后访视中应该增加产后抑郁的筛查与指导等相关内容,加强产后抑郁识别能力,降低产后抑郁的发生率,从而提高产妇的生活质量。

随着社会经济的发展,人们生活水平逐步提高,产妇及家属对母婴护理的需求也不断增加。因此,产后家庭访视服务工作也应紧跟社会前进的步伐进行科学调整,使其在整体管理上体现科学化、系统化、制度化、规范化,访视模式体现

多样化,访视内容体现个体化,使这项工作更易被人们接受,实现更大的社会价值。

六、产后社区家庭访视常见问题评估

产后访视是妇幼保健的一项重要工作,主要是以卫生访视人员(医生/助产士/护士)在产妇产后6周(42天)前往社区产后家庭,访视产妇、婴儿及家庭成员,评估产妇和婴儿的生理、心理、社会、经济情况和家庭关系,以及产妇和家属是否掌握基本产后保健与母婴喂养技能,针对其存在的健康问题采取医疗、保健或护理干预措施,促进产妇及婴儿健康的一项以家庭保健护理为主的综合服务。社区产后访视工作的落实情况直接关系到产妇康复、婴儿健康成长和母乳喂养的成功。目前,产后母婴住院日较短。20世纪50年代,美国推荐自然分娩且无并发症的母婴产后平均住院6天,以后住院时间逐渐缩短,1970年减少至3.9天,1992年减少至2.1天,1995年,加利福尼亚正常产后平均住院时间为1.1天。目前美国妇产科医师学会和美国儿科学会推荐自然分娩无特殊情况的母婴于48小时出院。由于种族、先天体质及后天生活习惯和国情习俗的不同,同时考虑到安全性和有效性,我国实行正常产于48小时出院。因此,产妇在短暂的住院期间掌握的各项自护及护理婴儿知识不能满足其需要,出院后依然会面临诸多问题。产后家庭访视无疑是产妇及家属解决母婴问题的重要措施。产后社区家庭访视常见问题大致包括两类:产妇常见健康问题和新生儿常见健康问题。

(一)产妇常见健康问题评估

产妇可能面临的主要问题有产褥感染、产后恶露异常、产后尿失禁、产后子宫复旧不良、产后便秘、产后伤口疼痛、产后抑郁、乳房问题和产褥期不良行为等。

1. 产褥感染

产褥期是指从胎盘娩出至产妇除乳房外全身器官恢复或接近孕前状态的一段时期,通常为6周。产褥感染是指分娩及产褥期生殖道受病原体侵袭,引起局部或全身感染,其发病率高达6%,是临床上导致产妇死亡的主要原因之一。产褥病率是指分娩24小时以后的10日内,每日测量体温4次,每次间隔4小时,其中有两次或两次以上体温升高≥38℃。产褥感染与产褥病率的含义不同,但产褥感染是造成产褥病率的主要原因。产妇由于抵抗力差,易发生产褥感染,若不及时治疗,易发展成败血症,可能危及产妇生命。

(1)产褥感染的病因评估

1)感染:①内源性感染,指病原体来自产妇本人。正常生育年龄的女性和孕妇其阴道内有大量的细菌寄生,但大多不致病;产后由于机体抵抗力下降和/或病原体数量、毒力增加时，非致病微生物转化为致病微生物，引起感染。研究表明，内源性感染更重要。因孕妇生殖道内的病原体不仅可以导致产褥感染，还能通过胎盘、胎膜、羊水间接感染胎儿，若发生在孕早期或中期，则可导致流产、先兆流产、胎儿畸形、胎死宫内、异位妊娠等异常妊娠情况，若发生于孕晚期，则可导致胎膜早破、早产、胎儿窘迫、新生儿感染等。因此，访视人员应注意询问产妇有无宫颈炎、阴道炎等局部症状。②外源性感染，指由外界病原体进入产道引起的感染，病原体可通过消毒不严格或被污染的用具、衣物、各种手术器械、敷料及临产前性生活等途径侵入机体。外源性感染常与医护人员无菌操作不严格、产后陪伴家属的不洁护理和接触有关，这也是极易疏忽的感染因素，应引起产妇和访视人员的高度重视。

正常女性的阴道寄生着大量微生物，而引起产褥感染的致病微生物较多，常分为需氧菌和厌氧菌两大类。①需氧性链球菌是外源性感染的主要致病菌，该类链球菌的抗原结构复杂，根据其溶血能力分成 A、B、C 三种类型，以 B 族溶血性链球菌的致病性最强，可产生多种外毒素和溶组织酶，可溶解组织内多种蛋白，使细菌侵袭的致病毒力和播散能力增强，易引起严重的产褥感染。其临床特点为发热早，体温多超过 38℃，伴有寒战、心率加快、腹胀、恶心、子宫复旧不良、宫旁或附件区疼痛等，发展快者易并发菌血症、败血症。②葡萄球菌属，主要包括表皮葡萄球菌和金黄色葡萄球菌。表皮葡萄球菌存在于阴道菌群中，所致的感染较轻。而金黄色葡萄球菌多为外源性，常引起会阴伤口或剖宫产腹壁伤口感染，导致伤口裂开。严重者上行性感染可导致盆腔炎、盆腔脓肿及剖宫产术后的腹膜炎，还可引起乳腺炎。③大肠杆菌属，大肠杆菌是最常见的致病杆菌，它可产生内毒素，引起败血症，出现感染性休克。与其相关的革兰阴性杆菌有变形杆菌、假单胞菌属。大肠杆菌常存在于正常阴道、会阴及尿道上皮，由于产褥期机体抵抗力低下，可迅速增殖而发病。值得注意的是葡萄球菌可对青霉素耐药。④厌氧性链球菌，存在于正常阴道中，当产道损伤或有胎盘胎膜残留于宫腔，组织缺血坏死可使这些细菌迅速繁殖，侵入周围健康组织与其他细菌混合感染，形成大量腐臭脓液，异常恶臭。⑤厌氧类杆菌属，包括脆弱类杆菌、产色素类杆菌等，为绝对厌氧的革兰阴性杆菌。这类杆菌多与需氧菌和厌氧性链球菌混合感染，形成局部脓肿，产生大量脓液，有恶臭味；还可以引起化脓性血栓性静脉炎，形成感染血栓，血栓脱落后随血液循环到全身各器官形成脓肿。⑥非结核性分枝杆菌，较为少见，但致病力极强，传染性强，可导致会阴切口、剖宫产腹部切口长期不愈，并通过接触性传染使新生儿感染。⑦此外，由于社会的不良现象，使多种性传播疾病病原体如淋病双球菌、支原体、衣原体等病原体导致的产褥感染有逐年上升的趋势。

2）与分娩相关的诱因：①产妇产程延长或滞产使体力消耗过大、体质虚弱及抵抗力下降，且肛诊和阴道检查次数增加，产程中使用宫内仪器，均会减弱产妇生殖道和全身的防御能力，易于病原体入侵与繁殖，引起感染；②胎膜早破，完整的胎膜可有效抵御病原体的入侵，胎膜破裂时间长，易引起阴道内病原体上行感染，进入宫腔并进一步入侵输卵管、盆腔引起感染，合并阴道炎者病原体上行感染的风险增加；③产程中宫内仪器使用次数过多、时间过长或使用不当，如胎儿头皮采血、宫内胎儿心电监护等，将阴道及宫颈的病原体直接带入宫腔，导致感染。研究显示，宫内监护超过 8 小时者，产褥感染发病率可达 71%；④剖宫产手术过程中无菌操作不严格、子宫切口缝合不当，导致子宫内膜炎的发生率为阴道分娩的 20 倍，并伴随严重的腹壁切口感染，尤以分枝杆菌所致者为甚；⑤产褥感染的诱因还包括各种产科手术操作（臀牵引、胎头吸引术、产钳助产等）、产前产后出血、产道损伤、胎盘残留、宫腔填塞纱布、产道异物等。因此，产后访视时，访视人员应注意询问有无以上与分娩相关的诱因，进而对产褥感染进行判断。

3）产褥期不良处理：产后产妇卧具不洁，床上用品更换不及时，探视者未注意自身清洁与产妇同床坐或卧，产妇会阴部清洗不当，产后过早发生性行为等，均可能导致产褥感染。

（2）产褥感染的临床表现：发热、腹痛和异常恶露是产褥感染的三大主要症状，但患者发病后由于感染发生的部位、程度、扩散范围不同，所以引起的临床表现也不一样。产后家庭访视人员应注意询问，产妇产后是否出现持续性发热、局部红肿、压痛、异常恶露，若出现，则应考虑产褥感染，并详细询问病史，认真进行全身及局部体检，注意有无引起感染的诱因，排除产褥感染的其他因素或切口感染等。

2. 产后恶露异常

产后随子宫蜕膜的脱落，含有血液、坏死的蜕膜组织经阴道排出。恶露有血腥味，但无臭味，持续 4~6 周，总量为 250~500ml。产后 6 周恶露未净或伴有不规则子宫出血，为恶露异常。近年来，随着人们生活节奏的不断加快，人们生活方式也在不断变化，剖宫产率逐年升高，产后恶露异常患者也呈现增多的趋势。血性恶露持续时间影响子宫复旧，血性恶露时间过长不仅造成产褥感染如子宫内膜炎、阴道炎、会阴伤口愈合不良，而且影响产妇的心情、饮食和运动，从而影响产后恢复。在产后访视和产后 42 天门诊中，发现因产后血性恶露淋漓不尽而就诊的产妇不断增多，产后 3 周仍有血性恶露的产妇约占 63.8%。恶露异常的原因评估如下。

（1）宫腔粘连：指对妊娠或非妊娠子宫的创伤，造成子宫内膜基底层受损、内膜纤维化，导致部分或全部宫腔封闭或宫颈管的粘连，可致闭经、月经过少、不孕或习惯性流产。产妇经阴道分娩时子宫颈高度扩张，若同时患有慢性宫颈炎或产时有人工破膜、机械扩张宫颈等操作，颈管内膜受到损伤，产后宫颈管逐渐闭合，创面因炎症的原因产生粘连，宫颈管狭窄或闭锁，从而造成恶露排出不畅。

（2）后位子宫：后位子宫可能导致恶露时间延长。由于产后的子宫韧带松弛，长时间的仰卧位易使子宫体因重力关系后倾甚至后屈。后位子宫体静脉回流阻力增大，进而使远端的毛细血管内压增大，组织水肿，蜕膜剥脱后内膜基底层残留的腺体上皮增生缓慢，血性分泌物增多，导致恶露不净。

（3）妊娠组织物残留：可因剖宫产手术操作形成子宫瘢痕，从而使子宫内膜局部感染和损伤，易发生胎盘植入或粘连，导致妊娠组织残留。也可因妊娠月份较大，或子宫肌瘤、子宫畸形等，操作者的技术不熟练，使妊娠组织物未完全清除，导致部分组织物残留于宫腔内。此时除了恶露不净，还有出血量时多时少，内有血块，并伴有阵阵腹痛。

（4）宫腔感染：胎盘早破、阴道检查次数过多、产妇贫血、产妇的产程较长、羊膜与阴道有炎症反应存在、羊水出现污染，均是导致宫腔感染的独立危险因素，也可因产后、人流后盆浴、卫生巾不洁或产后、人流后过早性交等造成。宫腔内的感染病原菌主要以专性厌氧菌和兼性厌氧菌为主，此时恶露有臭味，腹部有压痛，并伴有发热，查血常规可见白细胞总数升高。

（5）剖宫产伤口血肿：剖宫产时先露娩出困难，易造成子宫切口撕裂延伸，或缝合技术不当，止血不彻底，造成术后伤口血肿形成。若产后未及时发现，子宫创面愈合不良，导致阴道流血不净，且易并发产褥感染。

（6）宫缩乏力：可因产后未能很好休息，或平素身体虚弱多病，或自然分娩、剖宫产分娩时间过长，致使宫缩乏力，恶露不绝。

当产妇存在子宫复旧不全或宫腔内残留有胎盘、多量胎膜或感染等情况时，恶露量增多，恶露性质也可能出现改变，血性恶露持续时间会延长并且出现臭味、血白细胞升高伴有发热等临床症状。产后恶露情况是间接反映子宫复旧状态的指标。产后家庭访视人员在访视的过程中要注意询问产妇在分娩中有无宫腔内操作，胎盘、胎膜是否完整。若有持续的血性恶露，应排除滋养细胞肿瘤或合并宫颈瘤等疾病的可能。恶露不绝时应提醒产妇注意有无发生晚期产后出血，甚至大出血休克，此时可危及产妇生命。

3. 产后尿失禁

尿失禁是指任何情况下不自主的尿液流出。在怀孕、分娩过程中，由于盆底支持组织受胎儿长期压迫，使得盆底和尿道周围组织在结构或功能上受到损伤，进而出现产后尿失禁、盆底器官脱垂等女性盆底功能障碍性疾病，产后尿失禁是最常见的盆底功能障碍性疾病。产后尿失禁目前还没有较好的治疗方法，女性若长期受到尿失禁的影响，会导致其生活质量降低、自尊心受到伤害、抑郁、影响性生活等问题。多项研究表明，产后尿失禁严重地影响着产后女性的生活质量和身心健康。

（1）产后尿失禁的流行病学：产后尿失禁的发病率报道不一，其差异可能与研究的人群、调查设计、定义、尿失禁的判断和检测方法不同有关。在国外，1999—2008年挪威进行了迄今为止最大样本量的前瞻性队列研究，问卷调查了43 279名孕妇，初产妇尿失禁患病率从孕前的15%增加到孕30周的48%。有学者调查了593名产后6个月初产妇的产后尿失禁发生率，显示剖宫产者为10%，自然分娩者为2%，产钳助产者为33%。国内对产后尿失禁的研究相对较少，也同样存在着判断检测标准和实验设计不一致的问题。有学者对1390名产妇进行的问卷调查发现，产后尿失禁的发生率为61.08%。有研究结果发现，初产妇产褥期和产后1年的尿失禁发生率分别为31.1%和18.0%。

（2）导致产后尿失禁的主要因素

1）自身因素：研究发现，儿时遗尿，成人后至少1次膀胱炎以及孕前有盆腔手术史、腹腔手术史的高危人群，其产后尿失禁的发生率明显高于普通人群，并且在产后4~12周以后产后尿失禁仍占有很高比例。孕期存在尿失禁，产后尿失禁发生率为61%，尿失禁出现在早孕时更高达80%。因此，怀孕时出现尿失禁在一定程度上预示其产后尿失禁的发生，并且可在以后的生活中长期存在。还有研究发现，妊娠尿失禁与产后尿失禁一样，是产后5年持续存在尿失禁的危险因素。学者们认为其原因是这些女性原来可能存在潜在的盆底功能障碍，在分娩过程中进一步影响了盆底肌肉及神经功能，导致产后尿失禁。反复的盆底、尿道括约肌及周围结缔组织的损伤、支撑力的下降，是产后尿失禁发病的重要原因，分娩次数的增加是产后尿失禁发病的高危因素。产妇随着年龄增长，膀胱可发生生理性脱垂现象，导致产后尿失禁。

2）分娩因素：分娩方式也是产后尿失禁的影响因素。若产妇选择自然分娩，可因自然分娩后盆底肌肉、韧带及神经损伤等导致盆底发生功能改变，影响产妇的膀胱排空及膀胱功能，造成尿失禁的发生。研究发现，阴道分娩引起的损伤主要发生于第二产程，当胎头遇到盆底肌肉的阻力时，随着胎先露的下降，胎头对盆底组织产生机械压迫和扩张，使这些肌肉神经被牵拉和损伤，结缔组织之间的连接分离，致自然分娩后盆底肌收缩力量减弱，因尿道关闭压降低和有效尿道长度缩短而发生尿失禁。有研究显示,剖宫产产妇尿失禁发生率为10%,自然分娩产妇为22%,产钳助产则为33%。由此可知,自然分娩、产钳助产、胎儿负压吸引均比剖宫产产后尿失禁的发病率高。也有研究表明,选择性剖宫产减少了阴道分娩对盆底肌肉、神经和筋膜的损伤性改变,避免了对盆底软组织的不可逆性损伤,相比自然分娩和难产,产后压力性尿失禁的发生率较低。

3)其他因素:孕期体重指数增加,胎儿体重增加,产后盆底肌力承受力度不断加大,肌纤维长度受牵拉不断增加,当压力超过一定界限时,肌纤维内部结构发生改变,肌纤维断裂,盆腔肌肉出现不可逆性损伤,导致尿失禁的发生。也有学者认为,母乳喂养与产后尿失禁的发生有一定的关系。支持母乳喂养能减少产后尿失禁发生的观点的学者认为,尿道黏膜和尿道平滑肌上广泛存在着雌激素受体,雌激素可以改善膀胱尿道血液供应,增加尿道黏膜及黏膜下组织的厚度,加大尿道阻力,而母乳喂养能在一定程度上调节产妇的雌激素水平。因此,母乳喂养对怀孕期间的激素水平变化及子宫增大引起的盆底牵拉性损伤在一定程度上具有修复作用,可从根本上改善尿道支撑组织的高活动性,从而降低产后尿失禁的发生。也有研究认为,产后抑郁以及服用抗抑郁药物使得产后尿失禁发生率增高。既往有尿失禁或有尿失禁家族史的产妇也相对容易发生产后尿失禁。

4. 产后子宫复旧不良

胎盘娩出后的子宫逐渐恢复至孕前状态的过程称为子宫复旧,主要变化为宫体肌纤维缩复和子宫内膜再生,直至产后42天左右,子宫恢复至孕前大小。自然分娩后,机体下丘脑—垂体—卵巢轴的反馈机制逐渐恢复,当子宫体肌纤维不能按时缩复、子宫内膜再生困难时,导致子宫在产后6周仍未恢复至孕前状态,称为产后子宫复旧不良。妇科检查子宫较同期产褥期子宫大而软,可有轻度压痛。B超显示子宫偏大、子宫腔积液或子宫腔异常回声。随着进行人工流产、引产及剖宫产的患者数量逐渐增多,子宫复旧不良的发生率也在持续上升,子宫复旧不良对产妇和新生儿都会造成不良的影响。而产后子宫复旧受多种多样因素的影响,其中喂养方式及分娩方式为主要因素。

(1)喂养方式:有研究表明,纯母乳喂养组子宫复旧的时间明显短于非母乳喂养组,证实了母乳喂养有利于子宫复旧。其机制可能在于当婴儿对产妇的乳头进行吸吮时,会对乳头、乳晕分布密集的感觉末梢进行刺激,刺激被传入产妇的大脑皮质,从而使神经垂体释放出大量的缩宫素,促使子宫肌肉加强收缩,对子宫复旧起到促进作用。但是在实际生活中,由于多种因素,人们往往会忽视母乳喂养对子宫复旧的作用,如剖宫产术后易造成产后大出血、产妇贫血、产褥感染,进而影响乳汁分泌,导致母乳喂养时间缩短或改为人工喂养;部分剖宫产产妇术后早期伤口疼痛、身心疲惫而未能及时开乳，导致乳腺管的开通不畅，影响乳汁分泌，最终停止母乳喂养；部分年轻产妇更是为了保持体形，产后拒绝母乳喂养，或者因为疾病而不能喂养。因此，在产后访视工作中，应耐心向产妇，特别是剖宫产产妇，宣教产后母乳喂养的好处。

（2）分娩方式：有研究显示，剖宫产产妇术后子宫下降速度慢于自然分娩者，恶露持续时间较自然分娩者长，同一时间内子宫明显大于自然分娩的产妇子宫，说明剖宫产术后子宫复旧较自然分娩者慢，剖宫产对子宫复旧有一定的影响。其原因主要如下。①剖宫产术后产妇卧床时间长，饮食又受限制，下床活动一般在术后24小时撤除尿管后，进一步影响了子宫复旧，增加了产后出血量。②术中胎盘娩出后，子宫胎盘附着处血窦开放，而手术切口的存在影响子宫收缩的对称性和极性，进而影响子宫收缩，导致胎盘娩出后宫腔出血增多，影响子宫复旧。手术切口同时切断了肌壁间血管，即使缝合但血管的连续性仍是中断的，血供较差，亦会影响子宫收缩。子宫复旧不良易引起感染、恶露不尽及晚期产后出血。③子宫肌层由平滑肌束及弹力纤维组成肌束纵横交错似网状，分3层，外层纵行，内层环形，中层交叉排列。肌层中含有血管，子宫收缩时压迫血管，可有效减少子宫出血。剖宫产术切开子宫肌束的同时也切断了肌壁间的血管，血供相对较差，影响子宫收缩。④产后宫颈外口逐渐恢复至坐骨棘水平，但因手术影响子宫颈外口及子宫下段的复旧，使之恢复时间较自然分娩的产妇长，这也会抵消日后宫底下降的幅度。⑤术前禁食禁水，术后胃肠功能恢复慢，加之术中出血量多导致术后贫血，影响术后营养供应，乳汁分泌不足；同时伤口疼痛及行动不便，身心疲惫，使新生儿首次吸吮乳头的时间推迟，错过了泌乳反射建立的最佳时间。⑥术后炎性改变，子宫切口部位缺血缺氧、酸中毒及炎性介质释放，致宫腔积液、盆腔积液、附件区炎性改变，从而影响子宫复旧。⑦术中用纱布反复擦拭宫腔，在去除蜕膜的同时损伤了子宫内膜基底层，影响子宫复旧。⑧精神因素可影响下丘脑及垂体功能，从而减少或抑制催乳素的分泌，使泌乳量减少，母乳喂养率降低。新生儿对乳头的吸吮可促进子宫收缩，减少产后出血。⑨另外，由于剖宫产术产妇焦虑和恐惧明显高于自然分娩产妇，致使产妇中枢神经系统发生功能性紊乱和内分泌失调，影响子宫收缩和复旧。综上所述，剖宫产术后子宫形态、子宫内膜及子宫颈的变化与自然分娩产褥期变化基本一样，但复旧过程较自然分娩者缓慢。

5. 产后便秘

产后便秘是产妇产后最常见的症状之一，是指产后或产褥期饮食正常，大便艰涩、数日不解，或排便时干燥、疼痛，难以解出，给产妇进食、睡眠、情绪、母乳喂养及康复带来不利影响。产后便秘的原因主要有以下几个方面。

（1）妊娠因素：激素水平变化是孕期便秘最主要的原因。孕期体内孕激素、生长抑素分泌增多、胃动素分泌减少，导致结肠传输时间延长，肾素、血管紧张素、醛固酮分泌增加，肠道蠕动减慢，均导致结肠水分吸收、大便秘结。既往有便秘史的产妇，入院前就有经常抑制便意或便秘史，未意识到及时排便的重要性。孕晚期膨大的子宫压迫肠道，常加重便秘。孕妇孕晚期因增大的子宫压迫致腹压增高，使痔静脉回流受阻，压力增高，导致痔静脉曲张，发生痔疮。

（2）分娩因素：产前灌肠致使排便延迟；产时体力消耗大，腹部肌肉疲劳，多产、产伤致使盆底肌无力，影响平滑肌收缩，产生延缓性便秘；产时胎儿压迫直肠末端和肛管，局部静脉及淋巴回流受阻，血液淤积于小静脉和毛细血管内，加上持续机械刺激，使毛细血管受到损伤，其通透性下降，使体液漏到组织间隙，形成淤血性水肿，引起出口梗阻型便秘。

（3）焦虑：文化素质越高、经济条件越好的产妇敏感性越强。会阴、骨盆不同程度损伤及手术伤口疼痛，产妇担心产后用力排便会使伤口裂开、缝线脱落等，常使产妇焦虑不安、情绪紧张，导致便秘。

（4）生活、饮食习惯改变：产妇在产后摄入大量高能量、高脂肪、高蛋白的食物，以帮助产妇恢复身体功能，但大多数产妇受传统观念的影响，粗纤维食物和水摄入不足，导致肠胃蠕动减少，粪便量减少，缺乏对肠壁刺激的推动作用，形成便秘。活动减少也是引起便秘的原因之一，产妇产后卧床时间过多，活动减少，肠蠕动减弱，也易引起便秘。

6. 产后伤口疼痛

产后伤口包括会阴切开伤口及剖宫术腹部伤口。伤口疼痛虽是一种正常的痛觉反应，不论何种分娩方式，有伤口时都伴有不同程度的疼痛，但若得不到应有的重视，长时间疼痛就会影响饮食睡眠及母乳喂养，危害母婴健康。因此，正确评估伤口疼痛，采取有效的护理措施是不可忽视的护理问题。

根据国际上常用的 McGill 疼痛问答法，将疼痛分为五级：0 级为无痛；1 级为有疼痛感，但不严重；2 级为轻微疼痛，患者不舒适；3 级为疼痛，患者痛苦；4 级为疼痛较剧烈，有恐惧感；5 级为剧痛。有研究表明，产后伤口疼痛率为 62%，剖宫产伤口疼痛程度主要为 1~2 级，患者有轻微疼痛或伴有不适。会阴切开伤口主要为 1 级，患者有疼痛感但不影响活动，同类型手术不同产妇诉说伤口疼痛程度不尽相同。

剖宫产术是处理高危妊娠和异常分娩，挽救孕产妇和围生儿的有效手段。近年来由于麻醉技术和手术技术的进步，以及各种社会因素的作用，剖宫产率不断升高，世界卫生组织倡导的剖宫产率为 10%~15%，国外文献报道剖宫产率为

14.9%~32.1%，而我国剖宫产率高达 40%~60%。随之而来的是剖宫产的术后并发症也不断增多，术后切口愈合不良是其常见并发症之一。切口愈合不良必然会延长患者住院时间，增加治疗费用，加重患者的身体和经济负担。切口愈合不良包括手术切口感染、切口脂肪液化、切口裂开等，其中感染和脂肪液化最为常见。影响切口愈合不良的内部因素包括肥胖、瘢痕子宫、合并基础疾病、盆腹腔炎症导致盆腔粘连、胎膜早破，外部因素包括产程中肛门和阴道检查次数过多、急症手术、产程长、缝合不佳、手术时间过长、未应用抗生素预防等。

7. 产后抑郁

随着心身医学和围生期医学的发展，产妇的心理保健已成为围生期保健工作不可忽视的重要组成部分及社会关注的热点。分娩是女性的特殊时期，部分产妇在经历怀孕、分娩等压力事件后，会出现特殊的心理变化，产后抑郁则是其表现之一。据世界卫生组织统计，产后是女性死亡率和发病率最高的时期，世界卫生组织的目标之一就是促进产妇健康，减少发病率。产后抑郁是一种常见的心理并发症，常发生在产后 12 个月内。同孕前相比，产妇患精神疾患的危险程度在产后第 1 个月可增高 20 多倍，直至产后的第 2 年，危险度仍持续在 3 倍以上的水平。

产后抑郁不仅对产妇的自身健康、婚姻及家庭社会关系有影响，对哺乳及母婴关系也会产生危害，严重者会引起产妇自杀等行为，严重危害妇幼的健康。产后抑郁可导致体内去甲肾上腺素分泌减少及其他内分泌激素的改变，使宫缩变弱，是增加产后出血的一个可能性因素。患有产后抑郁的产妇短期记忆力会变差，注意力下降，思维变慢。另外，产后抑郁还可使泌乳启动时间延迟，泌乳量少，新生儿生理性体重下降幅度大，持续时间长，恢复慢，产后 4 个月纯母乳喂养率低。产妇抑郁的时间越长，对婴儿的危害性就越大。

8. 常见的乳房问题

乳胀、乳头扁平或凹陷、母乳不足、乳头皲裂、乳腺管阻塞、乳腺炎等是常见的产妇乳房问题。新生儿出生后如果开奶过迟、乳房含接不好或未充分有效的母乳喂养，是发生产妇乳胀的主要原因；喂养姿势如果不正确，即使早吸吮，频繁吸吮，也可能因为血液、体液及乳房乳汁的堆积造成奶胀。产妇的精神因素、健康因素及家族因素、分娩方式等，都可能是造成乳汁不足的原因。产妇哺乳姿势不正确，婴儿未将乳头及大部分乳晕含在口内，且固定于一侧的哺乳时间过长易导致乳头皲裂；另外，乳头内陷或畸形，导致婴儿不能很好地含接，也会造成乳头皲裂。继发性的乳汁淤积、不完全吸空乳房、不规律性经常哺乳及乳房局部受压是造成乳腺管阻塞的主要原因；初产妇的乳汁中含有较多的脱落上皮细胞，更容易引起乳腺管的阻塞，使得乳汁淤积加重。产褥期急性乳腺炎是产褥期的常见病，它常继发于乳头皲裂、乳房过度充盈；另外，因产妇哺乳经验不足，导致乳汁淤积或乳腺管阻塞，使细菌侵入体内繁殖生长，也是引起急性乳腺炎的原因。

9. 产褥期不良行为

不良饮食行为主要有每日进食大量鸡蛋、小米粥、红糖水等，不吃水果和蔬菜，不吃肉、不吃盐等，这些都可以引起营养不良、贫血、电解质紊乱、伤口愈合不良和痔疮等。不良卫生行为包括不晒太阳、不通风、不洗头、不洗澡、不下床活动、不刷牙、不做产后操等，这些行为使产妇发生感染性疾病的危险增加。

（二）新生儿常见健康问题评估

产褥期新生儿的健康问题主要有喂养问题、脐炎、黄疸、红臀、意外伤害等，其中新生儿黄疸详见第十一章。

1. 新生儿母乳喂养问题的评估

母乳是婴幼儿目前公认的最佳食物，但是全球母乳喂养现状不容乐观。联合国儿童基金会2018年发布的数据显示，全球6个月内纯母乳喂养率为41%，而《中国居民营养与慢性病状况报告（2015年）》显示我国仅为20.8%。近两年，国内多个省市的大样本调查数据提示，6个月纯母乳喂养率有所提升，为30%~40%。但是，与《中国儿童发展纲要（2011—2020）》"0~6个月婴儿纯母乳喂养率达到50%"的目标仍有差距。目前，母乳喂养仍存在诸多问题，主要包括以下几个方面。

（1）产妇及家属缺乏有关喂养方面的知识。首先，产妇及家属对母乳喂养的益处认识不足，误认为初乳不能喂哺婴儿，不知道初乳里含有免疫物质，能增强婴儿的免疫力，减少疾病。或者是产妇前几天无乳而不喂或少喂，要求用代乳品，造成婴儿没有做到早吸吮、勤吸吮，吸吮次数减少，产妇的乳汁分泌量也相应减少。目前，我国母乳喂养的宣传力度需要加强，这项工作还停留在告知水平，并未广泛对母乳喂养的益处进行宣传。有研究显示，许多产妇及家属并不了解母乳喂养的优势，仅仅是将母乳喂养优势的宣传视为医护人员日常工作的一部分，并未认识到母乳喂养的益处以及重要性。其次，源于产妇及家属对配方乳的错误认知。各大品牌配方乳的大力宣传、积极赞助、免费馈赠和廉价促销等活动，都在潜移默化之间加强了人们的人工喂养意识。

（2）分娩方式问题。近年来，剖宫产率升高也是导致母乳喂养率降低的原因之一。国外学者研究表明，剖宫产与自然分娩产妇相比，剖宫产后产妇伤口疼痛或身体不适而不愿母乳喂养，且早期与新生儿接触有限，无效哺乳增多，乳房开始充血、疼痛并肿胀，导致母乳喂养率较低。剖宫产不仅从心理因素和开奶时间上影响母乳喂养，同时由于其多采用硬膜外麻醉，影响了产妇与新生儿的早接触、早吸吮，进而导致纯母乳喂养效果不佳。

（3）社会心理问题。产妇产后情绪较为敏感，容易出现紧张、焦虑和烦躁等情绪问题，若出现产后抑郁，对乳汁的分泌影响更为显著。有学者研究认为，产妇若患有产褥期抑郁症，会使中枢神经系统及内分泌系统的调节发生紊乱，因而导致乳汁分泌量减少。另外，因产妇照顾新生儿及哺乳，易造成身心疲惫，均容易造成哺乳失败。如果社会和家庭支持中缺乏母乳喂养的指导及母乳喂养成功的典范，都容易导致母乳喂养失败。

（4）产妇乳房问题。产妇乳头扁平或内陷，新生儿无法进行有效的吸吮；产妇自觉乳汁分泌不足，担忧纯母乳喂养无法满足新生儿的生长发育而添加代乳品，从而减少了吸吮乳房的时间和次数，使母乳分泌越来越少。严重的乳房胀痛会导致乳房变硬、疼痛，新生儿含接乳房困难，乳汁排出受阻，甚至发生乳腺炎，乳房胀痛是停止母乳喂养的重要影响因素。乳头皲裂、新生儿的含接姿势不正确、吸吮时牵拉乳头、用嘴摩擦乳房的皮肤、母亲感觉疼痛等，均会使产妇对哺乳产生畏惧，导致母乳喂养失败。

（5）其他。围生保健系统只提供产后1个月内3次访视和产后42天的检查，难以满足家庭对母婴保健的全方位、多层次的要求，加上产后社区家庭访视次数过少，访视时间安排的不合理，往往无法让母婴在最需要的时候得到访视和指导。一旦产妇及家属遇到哺乳相关问题而得不到及时支持与帮助时，纯母乳喂养中断的情况就容易发生；此外，还包括访视中部分访视人员对母乳喂养的相关知识掌握不熟练，不能很好地解决产妇及家属的实际问题等。

2. 新生儿脐炎

新生儿脐炎是由于断脐时或出生后脐部处理不当，残端被细菌入侵、繁殖所引起的急性炎症，或是脐带创口未愈合时受爽生粉等异物刺激引起脐部慢性炎症而形成肉芽肿。其主要原因是宫腔内、外细菌感染或是对脐部护理不当。轻度新生儿脐炎是新生儿出生2~3天出现脐轮与皮肤轻度红肿，可伴有少量浆液脓性分泌物。重症新生儿脐炎是脐部与脐周明显红肿发硬，脓性分泌物较多，常有臭味，有时可有发热。慢性脐炎常形成肉芽肿，表现为一小的樱红色肿物，表面可有脓性溢液，可经久不愈。病情危重者可形成败血症，并伴有全身中毒症状，可有发热、吃奶差、精神不好、烦躁不安等症状。

新生儿从医院回到家中，多数脐带尚未脱落。在医院时，脐带由医护人员护理，出院后，要由产妇及其家属护理。部分产妇及其家属因缺乏护理脐带的相关技能，有时出现以下情况：使用非医用棉签消毒；沐浴后仅对脐部表面做了消毒处理，忽视脐窝底部的消毒；脐带未脱落时将新生儿全身放入水中洗澡，使脐带接触到水；消毒手法不当，部分产妇或家属用棉签来回擦拭脐带而非由内向外擦拭；给小儿的脐带涂紫药水，因为紫药水可使皮肤表面凝结成保护膜，而痂下容易感染；使用尿布或尿不湿不当导致尿液及粪便污染脐部，婴儿内衣包在尿不湿里面，内衣被尿液浸透，脐窝就处于潮湿的环境中，部分家属把尿不湿包得过高压住脐带，由于尿不湿外层不透气，故不利于脐带干燥；产妇及家属担心新生儿受凉，给新生儿包裹过厚的衣物，新生儿出汗过多，使脐部潮湿引起细菌繁殖。以上错误的脐带护理方法均会使脐带感染的概率增加，严重的会引发败血症，危及婴儿生命。

3. 新生儿红臀

新生儿红臀又称为新生儿尿布皮炎，是指新生儿尿布覆盖位置如臀部、肛周及会阴部等皮肤出现发红、散在丘疹或疱疹，是新生儿最常见的皮肤损伤，其主要表现为尿布接触部位发生边缘清楚的鲜红色斑，严重时可发生丘疹、水泡、糜烂，如有细菌感染，可发生脓疱，损害往往与尿布覆盖部位一致。红臀分度：新生儿皮肤潮红为轻度；皮肤出现局部潮红现象且伴有皮疹为重Ⅰ度；皮疹溃破、脱皮为重Ⅱ度；皮肤局部出现较大面积的表皮脱落或糜烂现象，有时可继发感染，为重Ⅲ度。

新生儿红臀由多种因素引起，主要是因大小便后未能及时擦洗，导致尿液被粪便中的细菌分解产生氨，进而对皮肤造成刺激，诱发红臀。此外，长期使用不透气的尿布，也会使新生儿臀部处于湿热状态，进而导致病情进一步加重。新生儿红臀与其臀部特点有密切关系：新生儿皮肤表面角质层尚未形成，真皮较薄，纤维组织少，皮脂分泌少，防御抵抗力差；当受到外界不良刺激时，皮肤很容易受到损害和感染，加之大小便次数增多，便后反复清洗，易引起红臀。新生儿红臀严重影响了婴儿的情绪，易致婴儿哭闹、烦躁不安，不仅增加了新生儿痛苦，亦加重了产妇及家属的心理负担。

4. 新生儿意外伤害

新生儿意外伤害是对新生儿生命安全和健康有严重威胁的危险因素，是由于各种原因造成的新生儿损伤。新生儿时期是婴儿刚刚脱离产妇、开始独立生存的最初阶段，机体内发生了一系列重大变化，而新生儿生理调节功能不成熟，对外界环境的适应能力差，加强新生儿意外伤害的预防和护理是保障新生儿正常发育和预防疾病的重要环节。新生儿意外伤害主要包括窒息、脱水、外伤、烫伤等，其中新生儿窒息是引起伤残和死亡的主要原因。

（1）窒息：产妇产后体力过度消耗，晚上睡着后可能会不小心用被褥将新生儿的头部蒙上，或无意识地用手臂将新生儿的口鼻压住，或者侧身哺乳时不小心将新生儿的鼻子捂住，或将新生儿包裹得过于严实，这些均会导致新生儿呼吸不畅而窒息。新生儿消化系统的解剖生理特点是胃呈水平位，幽门括约肌发育较好，而食管下端贲门括约肌发育不成熟，控制能力差，导致胃食管反流，在给新生儿哺乳时，一次乳量过多和吸入空气更容易溢乳，导致窒息。

（2）脱水：新生儿体温中枢发育不完善，调节能力差；皮下脂肪薄，体表面积相对较大，容易散热，产热主要靠棕色脂肪的代谢，体温易随外界温度变化而变化。若新生儿包裹过多，尤其在炎热的夏季，就会因温度过高而大量出汗导致脱水，表现为面色苍白、高热、抽搐、昏迷，情况特别严重时，可因呼吸衰竭而死亡。

（3）外伤：新生儿皮肤较嫩，给新生儿洗澡、更换尿布时，若产妇及家属操作不当，易导致新生儿的皮肤损伤；或者可能因为新生儿指甲过长，自己将面部皮肤抓伤；或者因家中养狗猫之类的宠物，有时会抓伤或咬伤新生儿；或者家长在看护过程中的疏忽或缺乏警觉性，致使新生儿发生意外摔伤。

（4）烫伤：新生儿烫伤是新生儿意外伤害的主要原因之一，冬春季发生较多，农村新生儿居多。新生儿表皮防护功能较成人差，容易损伤，且新生儿对外界刺激的反应能力差。产妇或家属给新生儿洗澡时，因水温过高常易导致新生儿烫伤，这也是导致烫伤的主要原因之一。冬季温室过低时，产妇及家属为了孩子保暖，常使用热水瓶或热水袋，但由于使用此类物品时未对其进行安全检查，导致热源直接接触婴儿皮肤，造成烫伤。

产后社区家庭访视中对产妇及新生儿常见健康问题的评估为护理措施的实施和健康教育奠定了基础。因此，产后社区家庭访视中对常见问题的评估应当引起社区卫生服务机构的管理人员及访视人员的重视。

七、产后社区家庭访视常见问题与健康管理

（一）产妇常见问题与健康管理

1. 日常生活指导

（1）环境清洁与舒适：产后休养环境应安静、整洁、舒适，室内通风良好，空气清新，防止过多探视。即使在冬季，也要有一定时间开窗通风，但要注意避免直接通风。室内温度保持在22~24℃，相对湿度保持在50%~60%。

（2）产妇外阴的清洁卫生：由于恶露的产生，阴道分泌物增多，以及会阴存在切口等多种原因，产褥期极易发生泌尿、生殖系统感染，故保持会阴清洁尤为重要。指导产妇每日2次冲洗或擦洗外阴，使用消毒会阴垫，勤更换，保持会阴部清洁干燥，预防感染。若产妇有会阴切口，每次大便后用水冲洗，同时注意护理伤口，3~5天可拆线。嘱产妇向会阴伤口的对侧侧卧，若伤口肿胀疼痛，可用50%硫酸镁湿热敷；若伤口感染或愈合欠佳，可自产后7~10天起用高锰酸钾

溶液坐浴。

（3）个人卫生指导：产后1周内皮肤排泄功能旺盛，排出大量汗液，称为褥汗，以夜间睡眠和初醒时最为明显，嘱产妇应勤洗澡、勤换衣服，预防感冒，洗澡宜采取淋浴，切忌盆浴，以免脏水进入阴道引起感染。应指导产妇及家属保持床单和被褥清洁干燥，每日用温水擦浴并漱口，早晚用软毛刷刷牙，饭前便后洗手等。

（4）乳房清洁指导：第一次哺乳前，应将乳房、乳头用热肥皂水及清水洗干净，以后每次哺乳前均用温开水擦洗乳房及乳头，哺乳后亦擦洗乳房及乳头。保持乳房、乳头清洁，预防乳腺炎及婴儿感染。

（5）休息与睡眠：产褥期产妇充分的休息和睡眠可以帮助其恢复精力，促进组织修复，增强体力，怀孕和分娩给产妇带来的身体变化和消耗，需要6周左右的时间方能完全复原。对患有某些合并症的产妇，足够的休息和睡眠对治疗和控制病情发展更为重要。产妇在产褥期需要哺喂、照顾婴儿，加上自己的生活料理，容易造成睡眠不足和休息不够，影响身体康复。若过早地负重和疲劳过度，会引起腰背和关节酸痛，甚至因盆底肌肉托力恢复欠佳而致子宫脱垂、阴道壁膨出等终身疾病。疲劳会影响食欲，从而影响乳汁分泌，产妇的精神忧虑和负担，亦可使泌乳量减少。因此，访视人员应嘱咐产妇学会与新生儿同步休息，每日保证8小时睡眠，生活要有规律，白天亦应多卧床休息，才有助于病情好转，使体力尽快恢复，为今后恢复正常的生活和工作奠定基础。

2. 产褥期产妇的营养与饮食指导

分娩过程中，产妇需消耗大量的热能，产后还要保证乳汁的质量，因此，产褥期女性的营养与饮食至关重要，合理补充营养和平衡膳食还可以促进和加速创口修复和机体恢复。

（1）荤素均衡，主食种类多样化：不同食物所含的营养成分和量不同，不可挑食或单一地选择喜爱的食物，每日补充的营养要丰富，进食的种类要有荤有素，既能满足机体的需要，又对身体的康复有益。人体骨骼主要由钙元素构成，在产褥期，胎儿对母体的骨钙有较大的需求，产妇日均消耗的钙量为1200~2400mg，日均乳汁流失的钙量为200~300mg，而奶类及其制品、豆类、鱼类含丰富的钙质，可保证产妇钙的补充，还可预防骨质疏松、婴儿佝偻病。动物内脏含有丰富的铁质，可预防贫血等。膳食除了种类要多样化外，还要具有良好的感官性状，所以产妇的饮食应以清淡为主，做到色香味形俱佳，能够引起产妇的食欲并易于消化和吸收，尽量避免煎、炸的方式饮食。

（2）高蛋白、低脂肪、保证热量：产妇由于产时的劳累，进食量少，一段时间内仍表现为体质虚弱，所以此时的饮食应以高蛋白、低脂肪为主。蛋白质是生命最重要的物质基础，是构成人体组织细胞的重要成分，是维持生命和生长发育不可缺少的营养素。所以，访视人员应指导产妇每日进食500g牛奶，2~3个鸡蛋，适当增加瘦肉、鱼肉、黄豆等蛋白含量高的食物摄入。这些食物中蛋白质含量丰富，且脂肪含量相对较少，可避免因摄入脂肪过多而引起产后肥胖。另外，在烹调方法上多采用蒸、炖、煮、急火快炒的方法，最大限度减少营养成分的损失，减少油的摄入量，尽量避免煎、炸的方式，煎、炸的食物比较油腻且营养成分损失较多。红糖水可为机体提供热量，具有活血化瘀、补血、养血的功能，产后初期服用能促进恶露的排出，是产后补益的佳品，但食用时间不宜过长，否则不利于子宫收缩，使恶露增多，一般产后喝7~10天为宜。

（3）少食多餐，不宜节食：根据产褥期女性的生理状况、日常生活规律及新生儿的生活规律，制订出一套符合营养与膳食制度的进餐方式。合理地安排每日进餐的次数，两餐之间间隔进食的数量与质量是非常重要的，一般混合食物在胃内停留消化的时间为4~5小时，所以两餐之间的间隔以4~6小时较为合适。

产褥期女性的饮食提倡少食多餐，避免不必要的节食，饮食是产妇产后身体恢复以及新生儿营养供给的重要保证。产妇的饮食要充分保障蛋白质、脂肪、碳水化合物、无机盐、维生素、水及膳食纤维等各种营养素平衡供给。因产后胃液分泌减少造成食欲缺乏，喜欢进食流质或半流质饮食，所以膳食宜以粥、面食、汤类为主，易于消化和吸收。如此，才能保障乳汁的质与量，保证新生儿的健康成长，使产褥期产妇的机体尽快恢复到正常水平。

（4）适量的水果：食用适量的水果不仅能增加营养、帮助消化，还可以提供丰富的维生素、矿物质和纤维素，以弥补体内微量元素的缺乏，防止便秘，如火龙果、香蕉、橘子、葡萄等。火龙果具有低脂肪、高纤维、低热量的特点，是天然的绿色食品；香蕉含有大量的纤维素和矿物质，有补血通便的作用；橘子含维生素C和钙质较多，可减少产后出血，补充钙质，橘核、橘络还有通乳的作用；葡萄能生津止渴、助消化、止泻、利尿，并富含维生素B_1，可消除疲劳、增进食欲，有益于产后的体力恢复。但是一些寒性的水果如梨、柿子、猕猴桃、苹果等在产后3~4天不宜食用，以后在食用时也应用温开水烫食。产褥期女性每日保证150g左右的水果为宜，而且最好是在两餐之间食用。

3. 指导产妇进行盆底肌功能锻炼

盆底肌功能锻炼法（即Kegel锻炼）是1940年美国妇产科医生Kegel针对产妇压力性尿失禁，子宫、膀胱、直肠脱垂，阴道紧缩度降低等问题，创建了一种以锻炼耻骨尾骨肌为主的主动式盆底肌锻炼康复方法。产后长期坚持盆底肌功能锻炼是目前公认的防治产后尿失禁的简单易行、无痛有效的方法。目前，有研究表明，术后早期进行盆底肌功能锻炼，可以明显改善尿道、阴道及肛门处骨骼肌的肌力，促进盆底血液循环，进而改善患者的生活质量，增强患者对疾病的耐受性，降低并发症的发生率。

盆底肌功能锻炼的步骤如下。①腹式深呼吸运动：产妇仰卧位准备，屈双腿，双脚打开与臀同宽，双手轻放于腹部，头部摆正，调整呼吸；吸气时，腹部隆起，呼气时，腹部肌肉尽量收缩；通过臀部运动收缩盆底肌，嘱产妇将其臀部从床上抬起，然后回到之前的位置，上述过程计1次。产妇吸气时，收缩其股肌及臀部肌肉并抬臀，呼气时，将腹肌及臀部肌肉还原，保持提肛5秒，每组动作连续做10次，每日共60次。②腹直肌与盆底肌运动：产妇取仰卧位，双腿屈曲，大腿贴于腹部，双手抱腿并触趾尖，在深呼气后，先身体向前坐起再躺下并深吸气。每次10分钟，每日5次。③收缩会阴和肛门：在练习收缩会阴和肛门前应嘱产妇先将膀胱内尿液排空，吸气时尽力收缩肛门部位5秒，然后缓慢呼气放松。如此重复上述动作，之后再迅速收缩10次之后放松8秒，每次如此循环练习8分钟，每日完成5组训练。④坐立提肛肌：产妇坐于床旁或椅子上，双足交叉，双手平放于大腿上，起立时，做收缩上提肛门的动作并保持8秒，放松后坐下；重复上述动作，每次15分钟，每日完成3组训练。

产妇在分娩的过程中，常由于伤口疼痛、恶露、疲劳等原因，不愿意坚持进行盆底肌功能锻炼，自然分娩的初产妇上述症状更加明显。因此社区访视人员应在上门家访时监督检查产妇是否坚持进行了盆底肌功能锻炼，并且告知产妇进行盆底肌功能锻炼时应遵循由易到难的标准，首先进行简单的、次数少、时间短的锻炼，逐渐增加锻炼的时间和强度。另外，指导产妇在锻炼期间保持良好的作息和身体素质，让产妇家属监督其进行锻炼。只有产妇及其家属意识到盆底肌功能锻炼的重要性，才能够提高产妇对盆底肌功能锻炼的依从性，进而减少产妇盆底肌引起的相关疾病。

4. 产后便秘的健康指导

（1）饮食指导：指导产妇饮食粗细荤素搭配恰当，鼓励产妇多饮水及汤汁，多吃蔬菜等纤维素丰富的食物。纤维素有亲水性，能吸收水分，使食物残渣膨胀并形成润滑凝胶，使粪便在肠内易于推进，进而促进排便。适当增加脂肪含量高的食物，植物油能直接润肠，且分解产物脂肪酸有刺激肠蠕动的作用。忌食辛辣刺激性食物。

（2）鼓励产妇养成良好的排便习惯，定时大便：根据胃-结肠反射作用，早餐后1小时左右为最佳排便时间，因为它符合人体的生理规律。不要因为怕伤口疼痛或其他原因人为控制排便，这会违反生理规律。鼓励产妇在身体状况允许的条件下在卫生间排便。对子宫复旧引起严重疼痛的产妇，可行中西医治疗，减少疼痛，使产妇增强排便信心。

（3）按摩与穴位刺激：每日按摩腹部2~3次，每次15~20分钟。按摩时双手食指、中指、无名指重叠在腹部按大肠走行方向，由升结肠向横结肠、降结肠至乙状结肠做顺时针环行按摩，刺激肠蠕动，有促进排便的作用；也可用食指按压天枢穴（脐旁2寸）及周围，刺激肠蠕动。产妇也可根据自身需求加用按摩油辅助，按摩有助于产妇解除疲劳，恢复体力。

（4）产后运动训练：指导产妇做腹式呼吸运动，吸气时鼓腹并放松肛门、会阴，呼气时收腹并缩紧肛门、会阴。气呼尽后略停，再进行下次呼吸。如此反复6~8次，可调节腹壁肌、膈肌、肠壁肌、肛提肌等参与排便的肌群功能，促进粪便排出。养成良好的生活习惯，生活起居有规律。

5.产后计划生育和复查指导

告知产妇产后6周内禁止性生活，6周后与新生儿一起去分娩医院进行产后体检，落实避孕措施（哺乳的女性不适宜药物避孕），及时了解全身和生殖器恢复情况，以及新生儿的生长发育情况。

（二）新生儿常见问题与健康管理

1.新生儿母乳喂养的指导

产后访视直接关系到产妇康复、婴儿健康成长和母乳喂养的成功。坚持母乳喂养对母婴健康十分重要，是必须重视的一项内容。产后访视人员应先加强自身业务学习，还要熟练掌握相关技能，才能在访视过程中给予产妇正确的指导和讲解。产后访视人员还应按要求访视时间及次数进行产后访视，耐心倾听产妇及其家属的意见，了解他们的需要，理解他们的想法和要求，要根据他们所关心的问题与他们交流有关母乳喂养的知识，在双方之间建立起一种友好的气氛，做到相互沟通、相互理解、相互支持。母乳喂养是一种需要学习和支持的行为，它的开始和持续，需要正确的技巧指导、心理支持和适宜的氛围环境。母乳喂养也是一种脆弱易变的行为，受主客观因素的影响而改变。所以产后访视人员对母乳喂养知识及技能的正确掌握至关重要，是坚定产妇纯母乳喂养信心及提高纯母乳喂养率的重要途径。

2.新生儿脐部护理指导

脐部护理是有一定专业技术的操作，如果没有专业人员的指导，部分家长掌握起来有一定难度，因此访视人员的规范脐部护理指导具有重要意义。新生儿的脐部护理很重要，因脐带血管与新生儿的血液系统相连，如果护理不当，很容易感染，甚至引起败血症而危及生命。脐带被切断后便形成了创面，应指导产妇及其家属正确掌握脐部护理方法，预防交叉感染，保持脐部清洁、干燥。有专业人士提出，目前很多发达国家采用脐部自然干燥法，擦洗以后不给予脐带包扎和覆盖，暴露在清洁、干燥的包被里，这样既可以减少家属操作的麻烦，又可以减少医疗用品的浪费，并能降低费用。新生儿出院时，脐带已处于干燥状态，正确的消毒方法是用棉签蘸75%乙醇，由脐根部向外环形擦拭，每日1~2次，切勿反复擦拭脐带。勤换内衣和尿布，勿使尿布遮盖脐部，避免脐部受到尿液污染。指导家长不要给新生儿穿包过多的衣物，新生儿出汗过多也易滋生细菌，发生脐炎。指导家长保证新生儿身体的清洁，洗澡时室温保持在28~30℃，水温在38~40℃，用流动水清洗，预防受凉，避免污水污染脐部。洗澡后用无菌棉签擦干脐部后再用2%碘伏消毒脐部及脐周。新生儿脐部若有轻度炎症，先用3%过氧化氢彻底清洗脐部的分泌物，再用2%碘伏消毒，每日2次，一般2~3天后脐部炎症可消退。另外，指导产妇尽可能早开奶，让新生儿能够尽早进食含有丰富免疫物质的初乳，使新生儿的抗病能力增强，降低脐炎的发生率。

3. 新生儿红臀的护理指导

保持新生儿体位舒适，注意翻身，定时更换体位，减轻局部皮肤受压，改善血液循环。保持床铺整洁、干燥、舒适，床上无皱褶、硬物和碎屑，及时更换脏湿的衣服，衣服应选用柔软纯棉布料，减少对婴儿皮肤的机械性刺激。

指导新生儿家属正确挑选尿布。新生儿的尿布要选择质地柔软的面料，尿布的吸水性要好，避免使用非纯棉、深色面料的尿布，以免加重臀红。向家属示范正确的清洗方式，减少对新生儿臀部的摩擦刺激。及时更换尿布，减少排泄物对新生儿皮肤的刺激，使红臀得到有效控制。

指导家属为新生儿沐浴，清洗眼部、口腔、脐部、臀部皮肤等，并于现场进行护理方法、技术的讲解与示范，指导其选用无刺激性的沐浴液或婴儿肥皂，沐浴后尽量对新生儿给予全身按摩，臀部皮肤要保持清洁干燥，选用无刺激的婴儿肥皂或淋浴液，沐浴后可适当涂爽身露或局部涂润肤膏等保护臀部皮肤，可采用5%鞣酸软膏（鞣酸+凡士林）预防新生儿红臀。鞣酸具有收敛作用，一方面可保护皮肤黏膜，另一方面可抑制皮肤的过多分泌，减轻了汗液、皮脂及有害物质对皮肤的刺激。凡士林具有润滑作用，无刺激性，不能渗透皮肤，可对皮肤起保护软化作用，其黏着性有利于药物的持久作用，外用能在皮肤表面形成一层保护膜，阻断大小便中有害物质的侵害。鞣酸和凡士林两者协同作用可有效防止新生儿红臀的发生。每次大便后最好用温水为新生儿清洗臀部皮肤，动作要轻柔，以免因擦拭过度对臀部皮肤造成刺激。

4. 新生儿意外伤害预防

新生儿没有自我保护的能力，易遭受意外的伤害，每个家庭都应采取有效的预防措施。

（1）新生儿脱水的预防：新生儿的体温调节中枢不健全，对外界环境适应力差。若把新生儿包裹得太严实，可能出现脱水，尤其是在炎热的夏季，这时可给新生儿穿上小上衣，放在睡袋里，既不用担心弄散包被，又有利于新生儿活动。另外，还应注意保持周围环境空气温度的基本稳定，开窗开门通风透气，保持空气新鲜，但要避免新生儿直接吹风。初为人母人父，往往不知道新生儿穿多少衣服合适，此时可以试着摸其后颈部，只要后颈部摸上去不凉，就表明穿着合适。

（2）新生儿窒息的预防：产妇在给新生儿哺乳时，注意将其抱在怀中进行哺乳，不宜躺着哺乳。每次哺乳后，应把新生儿竖着抱起，轻轻拍后背，待新生儿打嗝排出吞进的空气后再轻轻放下，减少溢乳情况的发生。哺乳后将新生儿放于床上时，将床头抬高，让新生儿取上体抬高右侧卧位，可有效防止溢乳后窒息的发生。夜间睡眠时，建议将新生儿放于有护栏的小床睡，以免产妇或家属与新生儿同床时，因处于深度睡眠未注意睡姿，压迫新生儿使其窒息甚至死亡。产妇及家属给新生儿包裹衣物时避免过于严实，要注意将其口鼻暴露于空气中，保持新生儿呼吸通畅。告知产妇及家属抱新生儿时，一手托住新生儿后背及头颈，一手托住双足及臀部，双手同时抱起。不可抬高双足及下肢倒立抱起，此方法容易使新生儿胃内容物反流，引起误吸。沐浴时保持新生儿头高臀低位，洗头时注意遮挡新生儿口鼻及双耳，注意观察新生儿呼吸及面色情况，防止窒息。

（3）防止外伤：新生儿的皮肤较嫩，内衣裤应选择柔软棉质的布料，以防材质过硬，磨破新生儿的皮肤，或导致新生儿出现红臀。为了防止新生儿将面部皮肤抓伤，可给新生儿戴上手套，但要注意松紧程度合适，过紧可能会影响手部的血液循环，造成局部组织坏死，导致终身残疾。建议家中不要饲养小动物，以免其可能会抓伤或咬伤新生儿，或是将某些疾病传染给新生儿。

（4）防止烫伤：注意室内放置的热水瓶应远离新生儿，以免意外倒出，使其烫伤。在冬季，为了给新生儿保暖使用热水袋或其他保暖用具时，要确保无液体漏出，放于新生儿包被外侧，切忌直接接触新生儿的皮肤。给新生儿沐浴时，要先测量水温，39℃左右最好，若在夏季，36℃的水即可。对人工喂养的新生儿，奶的温度一定要适当，以有温热感为宜。

产后家庭访视根据产妇及新生儿健康状况和实际问题，针对性地进行护理指导和健康教育，每次随访都应该询问和观察上次访视出现的问题是否得到解决或好转，必要时转诊。通过访视人员及时和连续性的访视，可以进一步提高产妇自我保健能力和对新生儿的护理能力。访视人员通过产后家庭访视可以及时发现产妇、新生儿存在的健康问题和错误观念，并给予相应处理和正确指导，这不仅有利于产妇的康复，促进新生儿正常生长发育，还融洽了医患关系。社区产后访视人员及时上门服务解决了产妇出院后遇到的新生儿脐带渗液、出血，新生儿黄疸消退延迟，母乳喂养困难，产妇腹部及外阴伤口愈合不良，恶露排出不尽等问题；同时可按照符合产妇个人情况的护理计划，提供整体护理。产后社区家庭访视健康管理有助于消除和减少影响产妇及新生儿健康的危险因素，提高产妇及新生儿的生活质量，减少医疗经费开支，为社区卫生服务机构的自身发展创造良好的社会环境。

（刘国莲　郑连花　仇艳敏）

产后精油使用与健康管理

人类孕育新的生命，和植物的开花、结果一样，都是自然界最美的乐章。闻一朵花，泡一杯薄荷茶，去森林呼吸新鲜空气……你所闻到的这些不同的气味，就是植物通过精油分子和人类的对话，精油分子借助香气让我们感受到它的存在。闻一朵花，会愉悦；喝一杯薄荷茶，会缓解咽喉不适，帮助消化；呼吸森林中新鲜的空气，会让我们的呼吸系统得到净化。我们在不知不觉中被精油包围，与自然界融为一体。通过使用精油，会让产妇和婴儿的呼吸系统、消化系统和免疫系统都得到很好的慰藉，使用纯天然的芳香族化合物——精油能促进产妇和婴儿的身体健康。

一、什么是精油

精油是从植物的种子、根、茎、花朵、果实、叶子及全株植物萃取的天然芳香族化合物。并非所有的植物都能产出精油，只有含有油囊和香脂腺的植物才能产出精油。例如，柠檬的油囊存于柠檬皮里，一瓶15ml的柠檬精油需要45个柠檬的皮才能萃取出来；而15ml的薰衣草精油则萃取自13.5kg的薰衣草。神奇的精油分子围绕着植物形成隐形防护罩，它帮助植物抵御天敌、补氧、修复、再生，并与同类植物沟通。

二、精油简史

精油的历史可以追溯到古埃及。大多数历史学家认为，古代用的精油和现在用的蒸汽蒸馏的精油不同。古埃及人使用的精油可能融入了动物脂肪和从植物中萃取芳香精油的植物油。虽然这种精油没有现在植物萃取的精油纯度高，但它们的香薰和治疗特性已为人所用，并被视为是现在纯净精油的前身。目前已知的最古老和保存最好的文稿之一《埃伯斯纸莎草书》记录了古埃及人使用乳香和其他芳香物质治疗多种疾病的历史。古代中国人也被公认为是擅长使用芳香物质治疗疾病的。有人猜测中国人可能与古埃及人是在同一时期开始研究芳香物质，甚至比古埃及人更早。在唐朝，贵族士大夫奢侈地使用香料香薰他们的房屋、衣物、纸张和化妆品，甚至巨大的佛像也是由芳香的樟木雕刻而成的。公元前1000年至公元前400年间，阿拉伯国家是昂贵香料的贸易中心，当时的乳香是最大的贸易商品。香料贸易路线从奥马尔的佐法尔地区一直延伸到约旦的佩特拉，长约3840千米，被称为"乳香之路"。后来阿拉伯人发明了以蒸汽蒸馏法萃取植物精油，随着蒸馏法的出现，在香水中使用芳香精油的方法迅速传到欧洲。12世纪末，欧洲人已开始蒸馏精油，制造香水。当欧洲的大瘟疫开始流行时，人们通常采用芳香植物做熏蒸以驱除瘟疫。当时的人们发现，最常接触芳香物质的人，特别是香水制造商，他们几乎对瘟疫完全免疫，而他们周围的人却感染了疾病。在伦敦，人们常在房屋和工作场所喷洒香水以抵御瘟疫。其中，乳香是最常用的芳香物质。

三、什么是好精油

精油的质量控制必须从源头开始。当植物还是种子时，它生长的环境、土壤、水质、空气甚至降雨量、光照时间都会影响植物成年后萃取精油的品质。所以，要想得到高品质的精油，植物的生长环境必须是无污染、最适合某一种植物生长的。纯净的调理级精油可通过两种方式萃取。

1. 蒸汽蒸馏法

根据精油的特性，精油是可挥发的，很容易在空气中蒸发；精油有疏水性，不会与水混合。蒸汽蒸馏法是萃取精油最常用的方法。事实上，93%的精油都是由蒸汽蒸馏法萃取的。将植物材料放入萃取室，从萃取室底部向里面释放蒸汽。当蒸汽通过植物材料时，蒸汽和精油都会上升到萃取室的顶部。蒸汽和精油会进入另外一个冷却室进行冷却。由于精油的疏水性，精油-蒸汽混合物冷却时，精油会上升到容器顶部，而水留在底部，这样便可以将精油和水分离开。

2. 冷压法

冷压法是从柑橘类水果的果皮中萃取精油的最常用方法。机械压榨法是将精油从植物材料中"压"出来。野橘精油从野橘果皮的油囊中取得，通过冷压法把果皮中的油囊压破，将里面的精油释放出来。

采取纯水蒸馏和物理冷压法，必须精确地控制温度及压力，保证精油分子的活性，同时又没有任何化学添加剂。生产者要有全面的质量控制标准和检验程序，这样才能保证生产中的每一个环节都是可控的，才可以得到高品质的精油。

四、精油的等级

现在精油的种类很多，按照品质的好坏从低到高分成四个等级：

第四级：纯露或花-水蒸馏原液（花露水）。

第三级：香水级，含有化学溶剂（香水，由精油和化学香精调配而成）。

第二级：食品级，含有合成材料、农药、化学合成物质或媒介油（虽然可以口服，但不能排除含有农药残留及化学合成物质）。

第一级：调理级精油，不含任何化学添加。

第一级的精油品质最高，是纯天然的，无人工合成物质，无杀虫剂及化学残留。本章主要讲述第一级的调理级精油。

五、调理级精油的优势

精油具有植物的再生、补氧和增强免疫力的属性。精油由小分子组成，具有脂溶性，这使得大部分的精油分子能够快速渗透皮肤，穿透细胞膜，并在20分钟内对机体细胞起作用，然后像其他物质一样代谢出去。精油是很强的抗氧化物，抗氧化物可抵消或抑制自由基。自由基是在新陈代谢时由身体自然产生的，在基因转录、细胞信号传导及其他调控功能方面担当重要角色。自由基也可由环境因素如污染、辐射和香烟的烟雾产生，在这些情况下，自由基的数目比身体天然的抗氧化物多，可能会导致细胞受损和死亡，这种因自由基和抗氧化物间出现不平衡的现象称为氧化应激。当抗氧化物不能抵消自由基时，氧化应激便会发生。氧化应激的出现造成的后果可能包括对蛋白质、脱氧核糖核酸（DNA）及身体组织造成破坏，并引发一些身体疾病。如果自由基得不到妥善控制，它可以从正常的原子中生出新的自由基，产生"多米诺骨牌效应"式的破坏。精油、鱼油里的 $\omega-3$ 脂肪酸及一些维生素对自由基的产生有抑制作用，并可降低氧化应激及有害自由基的产生，从而帮助身体对抗疾病和伤害。

很多精油成分具有抗微生物、抗寄生虫的特性。研究发现，精油能够抑制很多有害的细菌和病毒，同时可增强免疫系统的免疫能力。

六、调理级精油的使用方法

精油对于人类的情绪和身体有广泛的健康益处，使用简单，通常有三种使用方法：香薰、涂抹和膳食补充。

1. 香薰

香薰是最快捷安全的使用方法，精油通过芳香喷雾器、手帕等工具将芳香分子扩散到空气中。净化空气的同时，精油分子通过鼻黏膜中的嗅神经末梢将气味的感觉传递给大脑半球的嗅觉神经，快速传递给大脑，依据不同精油的特性，通过大脑不同的反射中枢发挥不同的调节作用，有效改善记忆、激素分泌和情绪。香薰嗅吸的同时精油分子还可以通过肺泡吸收，直接作用于肺泡，不仅可以滋养肺部、调理肺部疾病，还可以通过肺泡间质血管吸收，进入全身血液循环，对身体各个器官起到滋养和调理的作用。香薰精油是非常高效且安全的使用方式，适合所有人，尤其是老年人、儿童及体弱多病的人群。研究发现，将精油扩散到空气中，能减少空气的污染物数量，且有利于身体和情绪的调节。

2. 涂抹

通过抚触的方式将稀释后的精油涂抹在皮肤、脊椎等部位，可调节身体各系统的平衡，舒缓筋骨疼痛。精油的小分子性使得它的渗透力强，可滋养皮肤，维持肌肤年轻态。

3. 内用

口服或以其他方法使精油到达体内原为内用。由于市场上的一些精油可能已经稀释或经过有害的化学品处理，所以内用时只可以使用纯净的调理级精油。美国食品药品监督管理局已批准一些精油可以被内用并且给予以下的标签：GRAS（一般认为人可服用的安全物质）、FA（食品添加剂）或FL（调味料）。在未咨询认证的健康护理专业人员前，不可内用无标签的精油。

（1）舌下：内用精油最有效的方式之一就是舌下含服。因为舌下的毛细血管非常接近舌下组织表面，所以大部分精油分子可直接进入血液，经血液迅速到达需要它们的身体部位。因此，舌下含服比口服能更快获得疗效。舌下含服还有一点优势是使精油快速吸收，并能绕过肝脏的首过代谢。因此，舌下含服比其他内服途径相比能把更高的精油剂量输送到身体各个部位。舌下含服应少剂量服用，避免刺激身体组织。

（2）胶囊：内用精油的常用方法之一是把1~10滴精油滴入一个空胶囊中，封好胶囊，然后吞服。在胶囊的其余空间以橄榄油稀释纯精油，这是一种有效的精油内用的方法。

（3）饮料：内用精油的简便方法是把它加入饮料内，可把一滴精油加入一杯牛奶或水中饮用。

（4）烹饪：烹煮食物时通常只需一滴精油，甚至更少，可用牙签加进少量精油，搅拌到食物里。

（5）阴道给入：有三种主要方式。①用2~3茶匙基础油稀释精油，然后用阴道冲洗器注入阴道内，最后插入卫生棉条防止精油流出；②也可用1~2茶匙基础油稀释精油，然后用卫生棉条吸满混合物，再把卫生棉条插入阴道，保留一日或过夜。③将几滴精油加到热水中，然后将混合物用阴道冲洗器灌入阴道内冲洗。无论用哪种方式，最重要的是确保精油在阴道内均匀分布，防止阴道受刺激。

（6）直肠给入：建议使用以下两种方式在直肠内灌入精油。①用直肠冲洗器将精油灌入直肠内；②把精油放入胶囊内，然后把胶囊塞入直肠内。将精油保留在直肠内几小时或过夜，确保精油在直肠内均匀分布，防止直肠受刺激。直肠给入法对精油的吸收缓慢，但能影响全身，因此这是一种重要的给药方式。当身体需要较高精油浓度时，可使用直肠给入法，因为直肠给入法避免了肝脏的首过代谢，可以提供较高浓度的有效精油。腹泻会降低直肠给入法的疗效。

七、精油使用的注意事项

（1）绝对不要让纯精油直接接触黏膜组织（如眼睛、耳朵内部、鼻腔内部、生殖器官）。精油使用前一定要稀释，并且使用分馏椰子油稀释精油，而非用水稀释。

（2）分馏椰子油作为一种天然的基底油，皮肤容易吸收，是搭配精油涂抹使用的理想产品。使用分馏椰子油有三大好处：①保护皮肤（针对敏感性、婴幼儿的皮肤）；②增加精油的延展性（节省纯精油的用量）；③延缓精油的渗透和挥发速度（使精油的效用更全面）。

由于椰子油富含月桂酸，除母乳以外，椰子油是月桂酸的丰富来源。有研究表明，哺乳期产妇在饮食中添加椰子油或椰子产品，能够提高乳汁中月桂酸的含量。孕妇可以在孕期每日摄取一定量的椰子油来增加乳汁中月桂酸含量，为哺乳期储存更多的月桂酸，为日后的哺乳做准备。研究表明，如果孕妇未通过饮食补充月桂酸，乳汁中只包含大约3%的月桂酸。然而，如果怀孕或哺乳期间在饮食中添加富含月桂酸的饮食，乳汁中月桂酸的增长水平高达3倍。另外，椰子油能提高婴儿的免疫力，因为月桂酸具有抗微生物的功效。婴儿的免疫系统发育不完善，母乳中的月桂酸就成了婴儿体内抵抗病毒入侵的武器。1950年以来，有很多研究表明月桂酸对婴儿免疫系统有帮助,而且还有助于婴儿消化。椰子油能够抵抗很多的细菌、真菌、寄生虫,具有帮助婴儿消化、增强消化道抵抗力的作用。

椰子油能让婴儿睡得更安详,每日使用椰子油给新生儿芳香抚触15~20分钟,对婴儿的身体和精神健康都有益处。

(3)精油使用的剂量与对象:用量与体重、体积成正比,使用之前请咨询相关人员。

(4)光敏性:柑橘类精油具有光敏性,涂抹后12小时需要避光(如柠檬、野橘、佛手柑等)。

八、产后护理中精油的选择

产妇经历了人生最重要的阶段,身体上的疲惫往往还伴随着不为人知的心理变化;作为新妈妈的同时还有着哺育新生儿的责任,如何寻求身心灵的平衡,接受角色的转换变得尤为重要。芳香疗法与一般药物的不同之处在于植物精油的芬芳气息会让产妇感觉愉悦、舒适。嗅觉连接着大脑的边缘系统,边缘系统是情感和记忆的中枢,掌控着我们的情绪。在精油的选择上要兼顾有效性、安全性,建议选择以下植物萃取出的精油。

1. 乳香

乳香有液体黄金、万用精油之王之称。它是用乳香树脂,以蒸馏方式萃取而成。这种香料自古以来就因其香味及带给人情绪和生理上的诸多益处而被视为珍宝。乳香精油价值极其昂贵,被称作"液体黄金"。乳香可在3~5秒内穿透细胞壁,包括已经受损、硬化的细胞,从而活化细胞、提高血液中的氧气含量。乳香是一种矮小、能开出白色花朵的灌木。割开树皮会流出白色黏稠的树脂,干涸之后会变成橘褐色的"泪珠"(图9-1)。

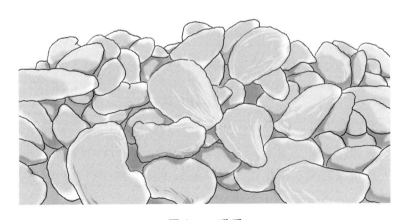

图9-1 乳香

乳香精油具有多重效用，包括抗肿瘤、抗癌、抗衰老、抗抑郁、抗炎症、化痰、激发免疫力和镇静等作用。乳香精油配合其他精油使用时，都有加倍提升功效的作用。

（1）皮肤疗效：赋予老化肌肤新生命，增强细胞活性，抚平皱纹的功效卓越，是真正的护肤圣品。其收敛的特性有利于平衡油性皮肤，改善干燥、发炎、敏感的肌肤状态。对伤口、创伤、溃疡及发炎均有良好效果，能够帮助皮肤伤口愈合，防止瘢痕产生。

（2）身体疗效：乳香精油对呼吸系统相当有益，可舒缓急促的呼吸，有益于气喘患者，可减轻咳嗽、咽喉痛、支气管炎等病症。其收敛的特性能减轻子宫出血及经血过量。

（3）心理疗效：乳香精油有助于集中精力、减少干扰、提高专注度。它能舒缓好动、急躁、易怒和不安情绪，能缓解产后抑郁。

（4）使用方法：可香薰，可直接用于皮肤或内用。

2. 薰衣草

薰衣草又名香水植物，其蓝紫色花序颖长秀丽，是庭院中一种耐寒花卉，适宜花径丛植或条植，也可盆栽观赏。薰衣草自古就广泛用于医疗上，茎和叶都可入药，有健胃、发汗、止痛之功效，是治疗伤风感冒、腹痛、湿疹的良药（图9-2）。

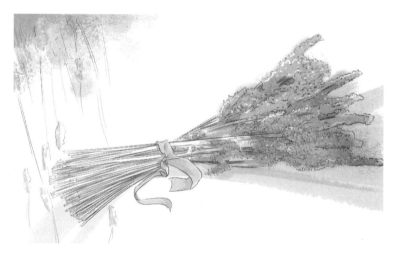

图9-2　薰衣草

薰衣草精油具有镇静、舒缓的作用，已得到广泛的肯定。薰衣草精油的消毒、杀菌特性，能促进细胞再生和伤口愈合，同时也具有出色的镇定、平和功能，可净化心灵、安抚情绪。薰衣草精油还是非常好的止痛剂，对各种疼痛都有效。

薰衣草精油有如下疗效。①可快速减少油脂分泌，可淡化内分泌失调或情绪压力引起的痘印，是祛痘印的首选精油；②促进细胞再生，加速伤口愈合，杀菌消炎，改善灼伤、晒伤并淡化瘢痕，具有极佳的修复效果；③止痛，消毒和杀菌，非常适合感冒咳嗽和呼吸系统炎症的患者；④能调理女性内分泌，对痛经、月经量少、产后疼痛及更年期不适症状均有一定的改善；⑤能调理和稳定情绪，降低高血压，改善心悸；还能良好地缓解肌肉酸痛、抽搐、扭伤、肌腱炎，是最好的止痛精油之一；⑥薰衣草精油还可以缓解和治疗因压力、情绪焦虑、激素失衡引起的失眠，具有神奇的镇定安抚功效；⑦安抚紧张、易怒、沮丧、疲劳的负面情绪，彻底释放身心压力，是最简便易行的情绪调节剂；⑧薰衣草精油无论是用来香薰、放在陶制器皿或滴在棉花球上，都可去除异味；⑨预防蚊虫咬伤，舒缓咬伤、瘙痒和发炎症状。

3. 茶树

茶树是一种矮小的灌木，生于澳洲，不同于中国产茶叶的茶树，它是桃金娘科、白千层属（图9-3）。第一次世界大战后，人们发现茶树精油抗菌功效显著，随后医疗界对茶树精油的研究更深入，发现它对炎症有非常好的效果，可以用于处理伤口。1933年，美国《国家医学协会期刊》及英国《不列颠医学期刊》先后发表了茶树精油在医学上的疗效的研究文章，表明其无毒、无刺激，是大自然最珍贵的抗菌剂，可以有效且迅速舒缓咽喉痛等症状，同时对于口腔化脓、癣、甲沟炎等疾病的疗效非常显著。茶树精油目前被认为是用途最多、最有用的精油。德国莱比锡大学的实验发现，茶树精油能有效对抗26种皮癣菌、32种白色念珠菌及22种小芽胞菌。研究显示，茶树精油对超级细菌——抗甲氧苯青霉素性金黄色葡萄球菌也能杀灭！

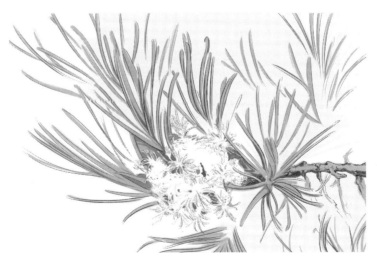

图9-3 茶树

4. 甜茴香

甜茴香又叫小茴香，古代中国人常用甜茴香来治疗蛇咬伤。甜茴香可治疗各类眼部疾病,特别是白内障。甜茴香(图9-4)还能简单快速地驱赶出耳中的小虫。

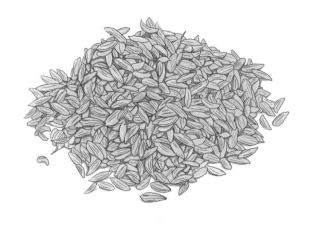

图9-4 甜茴香

中医学上甜茴香入药,性温,味辛,归肝、肾、脾、胃经。功能有温肝肾、暖胃气、散塞结、散寒止痛、理气和胃。用于寒疝腹痛,睾丸偏坠,女性痛经,小腹冷痛,脘腹胀痛,食少吐泻等,可以调理女性的生殖系统、增加奶量。将甜茴香加到菜肴中,不仅可以提鲜,对饮食后的不适也有很好的缓解作用。在心理层面上,甜茴香可提供保护、温暖与支持的感受。

5. 永久花

野生的永久花花色暗黄,银绿色的叶片带有胡椒味,主要产于欧洲,须在开花后24小时之内采收方可得到高品质的精油,因此产量稀少(图9-5)。

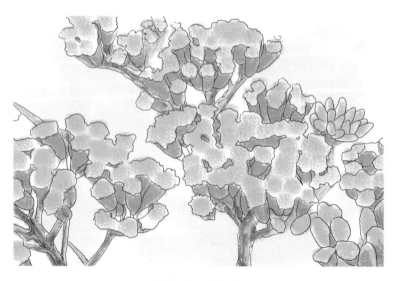

图9-5 永久花

永久花具有迷人的蜂蜜香味,香气温和、抚慰,香水业经常使用永久花作为原料。永久花可以增强身体自愈的能力，刺激免疫系统，无毒且不会刺激皮肤，几乎所有敏感肌肤均可使用。永久花可以缓解坐骨神经痛、骨骼疼痛、肌肉疼痛和肌肉紧张，对产后大出血很有帮助。

6. 罗马洋甘菊

罗马洋甘菊是各种甘菊中用途最广的一种，白色小雏菊状的花朵，花心微黄（图9-6）。

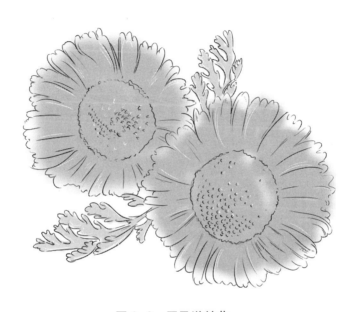

图9-6　罗马洋甘菊

罗马洋甘菊可用于缓解炎症和加快伤口愈合速度。罗马洋甘菊精油有香甜温暖的草药味，性质温和，可镇静、舒缓情绪。它可以温和地调理敏感和娇嫩的婴儿肌肤，是最温和的婴幼儿按摩油。罗马洋甘菊精油可缓解焦虑、紧张、愤怒与恐惧等情绪，使人放松有耐性，心境平静，对失眠很有帮助。罗马洋甘菊精油有止痛功能，可以缓解肌肉疼痛，尤其是因神经紧张引起的疼痛，对下背部疼痛也很有帮助；还能缓解头痛、神经痛、牙痛及耳痛，可使经期规律，减轻经期疼痛，常被用来减轻经前综合征和更年期各种症状；还可使胃部舒适，减轻胃炎、腹泻、结肠炎、胃溃疡、呕吐、胀气、肠炎等胃肠道疾病。可改善持续的感染，因为罗马洋甘菊精油能刺激白细胞的生成，进而抵御细菌，增强免疫系统功能，改善贫血。在皮肤方面，罗马洋甘菊精油能减轻烫伤，促进水疱、发炎的伤口和溃疡痊愈，改善湿疹、面疱、疱疹、干癣、超敏感皮肤，以及一般的过敏现象。罗马洋甘菊精油可以修复破裂的微小血管，增加血管弹性，对干燥易痒的皮肤效果极佳。还可以消除浮肿，强化组织，是较好的皮肤净化保养品。

7. 生姜

这里的生姜主要是指马达加斯加的蓝姜，具有较好的抗氧化功效，能够补充细胞活力，能够帮助缓解畏寒、便秘、打嗝、胃胀气等症状。用生姜精油按摩产妇后腰能减缓坐骨神经痛、关节和腰椎疼痛。

8. 野橘

野橘精油是用冷压法从橘皮萃取而得，可用于焦虑、食欲缺乏，稀释后可供婴儿使用，可助眠。野橘精油是一种光敏性精油，涂抹之后，12小时之内应避免阳光直晒，避免黑色素沉淀。

9. 葡萄柚

葡萄柚又名西柚，具有柠檬般强烈、鲜明的味道，使人浑身充满活力，精神百倍，它还具有清洁的效果。葡萄柚中含有天然维生素P、维生素C等物质。维生素P可以增强皮肤的弹性，维生素C可参与人体胶原蛋白的合成，有利于皮肤的美白。葡萄柚精油非常适合油性皮肤和痤疮皮肤使用，减脂瘦身，促进循环，帮助消化，对产妇的恢复非常有帮助。

10. 薄荷

薄荷带有新鲜薄荷与淡樟脑味的香气，可与薰衣草、迷迭香、尤加利、丝柏、野橘、罗勒及冷杉调和。一滴薄荷精油可以冲泡28杯薄荷茶，仅需少量就有效果。绿薄荷含有单萜酮，可以促进皮肤再生。椒样薄荷性能量较强，养肝作用较好，可以用于肝气上逆引起的脾胃不和、腹泻。薄荷止痛、止痒的作用也更强。但是因为薄荷有回奶的作用，所以产妇哺乳期慎用。薄荷精油具有双重功效，热的时候能清凉、冷时则可温暖身躯，因此它调理感冒的功效绝佳，对呼吸道产生的症状如干咳、气喘、支气管炎具有一定的缓解作用。对消化道的疾病也十分有益，有消除胀气、缓解胃痛及胃灼热的作用。此外，薄荷精油可减轻疼痛，对偏头痛有效。

高血压患者及孕妇要谨慎使用薄荷精油。晚上少用，以免失眠。同时，由于薄荷精油的刺激作用具有累积性，最好不要长期使用，以免严重干扰正常睡眠。

临床上常用的精油还有快乐鼠尾草精油、杜松浆果精油、檀香精油、柠檬精油、迷迭香精油、天竺葵精油等。各种精油的具体用法参考各精油使用说明，不可盲目使用，必要时咨询专业人员。

九、产后精油使用与健康管理

精油可以作为辅助调理的方法，帮助平衡身体功能。但精油调理不可取代专业医生的诊断和治疗，而且精油的使用非常个性化，并不意味着所有人都有相同的效果。

（一）产后精油使用

1. 产后帮助恶露的排出

快乐鼠尾草精油、杜松浆果精油加椰子油，按照 1 滴精油加 5 滴椰子油的比例稀释后涂抹产妇腹部。

2. 刺激乳汁分泌

快乐鼠尾草精油和椰子油按照 1∶3 的比例稀释后涂抹产妇乳房，每日 3 次，按摩吸收，避开乳头。

3. 增加泌乳量

甜茴香精油用椰子油 1∶10 稀释，需要时在胸部中央涂抹（可涂抹乳房，避开乳头），每日 3 次。哺乳前可再用椰子油擦拭涂抹过的地方，消除精油的味道，避免婴儿因不喜欢气味而拒乳。甜茴香精油使用不要超过 10 天，避免增加尿量。

4. 减少乳汁分泌

薄荷精油涂抹乳房，每日 3 次。

5. 乳腺炎

薰衣草精油、野橘精油任选一种，用椰子油 1∶3 的比例稀释后轻轻涂抹乳腺部位。

6. 产后抑郁

香薰采用野橘精油，足底涂抹薰衣草精油，头顶涂抹乳香精油。

7. 妊娠纹

在需要的部位涂抹乳香精油。

8. 产后瘦身

每餐前半小时内服葡萄柚精油，肥胖部位涂抹葡萄柚精油加生姜精油，帮助脂肪的燃烧。

9. 肠胃不适

先涂抹椰子油，然后涂抹甜茴香精油，3~6 滴于腹部，消化不良、腹胀、便秘时顺时针按摩，每 3 小时 1 次。

10. 静脉不适、腿部肿胀

檀香精油、永久花精油、薰衣草精油、薄荷精油各 3 滴于 5ml 椰子油中调和，涂抹于不适区域，每日 3 次。

11. 皮肤刺激、不适

薰衣草精油、乳香精油、永久花精油各 3 滴于 5ml 椰子油中，需要时涂抹于不适区域。

12. 直肠刺激（痔疮）

3 滴檀香精油、3 滴永久花精油、2 滴薄荷精油（薄荷少量）滴于 5ml 椰子油中调和，涂抹于不适区，每日 5 次。

13. 背部不适

先涂抹一层椰子油，然后将薰衣草精油和生姜精油各 3 滴涂抹不适区域，用湿毛巾热敷，每 3 小时 1 次。

14. 产后腹部瘦身

生姜精油、柠檬精油、葡萄柚精油加 3 滴椰子油稀释后，交替涂抹腹部及其他需要塑形的地方。

（二）新生儿的精油使用

1. 新生儿乳痂

乳痂是婴儿头上的皮肤结成鳞片状。混合 30ml 分馏椰子油或甜杏仁油与 1 滴柠檬精油和 1 滴天竺葵精油，少量涂抹于头上。

2. 新生儿啼哭

薰衣草精油或罗马洋甘菊精油 1 滴混合 1 茶匙的分馏椰子油涂抹于脚底，或者香薰。

3. 新生儿消化不良

柠檬精油 1~2 滴混合到 30ml 的分馏椰子油中，少量涂抹在上腹部及脚底，在上腹部顺时针按摩至吸收。

4. 新生儿尿布疹

15ml 椰子油中加入 1 滴茶树精油或薰衣草精油，少量多次涂抹于出疹部位。洗澡时取 2 滴薰衣草精油滴在 15ml 的牛奶里混合均匀后放入澡盆，让婴儿远离湿疹、尿布疹。

5. 新生儿皮肤干燥

檀香精油 1~2 滴与 30ml 的分馏椰子油混合后，少量涂抹患处。

6. 新生儿便秘

迷迭香精油 1~2 滴与 30ml 的分馏椰子油混合后，少量涂抹上腹部与脚底，每日数次。

7. 新生儿疝气

30ml 椰子油、1 滴罗马洋甘菊精油、1 滴薰衣草精油、1 滴天竺葵精油混合，顺时针涂抹于上腹部和下背部（先仰卧涂上腹部，再俯卧抬高下肢，涂背部），每天 3 次。

8. 新生儿发热

15ml椰子精油、1滴薰衣草精油、1滴薄荷精油混合后，少量使用于颈部、后背部和耳朵周围，每3小时一次。

9. 新生儿耳朵疼痛

30ml椰子油精油、1滴罗马洋甘菊精油、2滴薰衣草精油、1滴茶树精油混合，涂抹于耳朵四周进行按摩，也可以加1滴罗勒滴在棉球上塞在耳内使用，切不可将精油直接滴入耳内。平时经常在香薰机里加入1滴薰衣草精油和1滴野橘精油，味道清新甜美，还可以驱赶蚊虫。

精油不是药物，一旦身体出现问题，一定要寻求医生的诊断和治疗。无论我们能从植物中得到什么帮助，最终能够主导健康的还是我们自己，在日常生活中养成良好的生活习惯，建立合理的健康生活，才能保证产妇和新生儿的健康。

（樊晓兰　齐一凡）

第十章 新生儿喂养与日常管理

一、新生儿营养的新展望

随着学科研究的进展,关于新生儿营养的一些概念已有更改。既往新生儿喂养的主要目的在于满足营养需求,预防营养不良,促进新生儿生长。但是越来越多的证据表明,对于个体而言,早期营养具有生物效应,对其以后的健康会产生重要影响。因此,新生儿的喂养方式可影响临床过程和预后。

随着营养药物性干预试验模型的出现,我们对早期营养的重要性有了全新的认识。现在严格的随机试验已经为营养实践提供了科学依据,其依据包括近期的、远期的作用和安全性。

二、营养计划

一个多世纪以来,人们形成了一种观念,即在生命早期存在一个敏感阶段,在此阶段损伤或刺激可能造成长期或终生的影响。动物研究显示,生命早期重要阶段的营养情况可影响预后,如改变代谢、内分泌功能、消化功能、体形、身体肥胖度、血压、胰岛素抵抗、血脂、行为和寿命等。过去10年的研究显示,人类与其他物种一样,早期的饮食可对其产生深远的影响。早期饮食可对血压、胰岛素抵抗、血脂、肥胖倾向、骨骼、遗传性过敏、认知功能和脑结构造成长期深远的影响,对于成年后的心血管高危因素(血压、血脂、胰岛素抵抗),早期营养计划的作用要大于非药物的干预(如运动和减肥)。

三、胎儿营养

在临床工作中,对胎儿营养的理解至关重要。通过分析不同胎龄的特点可以计算出胎儿每日的营养合成速度,并将此作为出生后营养和营养相关性疾病的研究基础。例如,胎儿宫内钙、磷合成速度要明显高于同胎龄用标准配方乳或成熟母乳喂养的早产儿。

许多营养素都在孕后期逐渐增加,因此早产儿的储备很少。如脂肪,孕中期时胎儿身体脂肪含量低于体重的1%,28周时为3.5%,34周为7.8%,足月时则上升为15%。宫内生长的最后1个月里胎儿脂肪的储备速度每日为7g。碳水化合物的储备发生也相对较迟。有学者计算出33周时胎儿体内碳水化合物的总量为9g,足月时为34g。这些参数已被运用于计算不同胎龄新生儿出生后耐受饥饿并维持内环境稳定的能力。

孕早期胎儿体液总量超过体重的95%,以后逐渐下降,足月时约为75%,而在整个婴儿期该比值将持续下降。

四、足月新生儿与母乳喂养

1. 母乳喂养过程

母乳喂养的过程:①供给营养素;②提供免疫及抗菌保护;③供应适量能满足新生儿宫外营养需要的物质;④是母体把非营养性因子(除外抗菌因子)传输给新生儿的通道,如母乳中的激素和生长因子;⑤提供消化酶,如消化母乳中的脂肪酶;⑥对母体也有作用,如避孕;⑦促进母婴之间的情感联系;⑧对新生儿的长期健康有深远的影响。

2. 足够的母乳是健康足月儿的唯一饮食

母乳的分泌在产后第3个月和第4个月达到高峰,每日能提供750~850ml的乳汁(生男孩分泌的量比生女孩要多)。大部分纯母乳喂养的新生儿每日需要500~1200ml的乳汁。在这一时期末,新生儿摄入量约为150ml/kg,每日将消耗1.5g/kg的蛋白质以及每日85~105kcal/kg的能量。新生儿在出生3~4个月以后如果继续按照千克体重给予蛋白质和能量,那么他的体重会下降;6个月以后单纯母乳将不能满足新生儿生长发育的需要。新生儿蛋白质的推荐膳食供给量通常每日为2g/kg,这是蛋白质摄入量的安全界限;对于能量的摄入,母乳喂养的新生儿能量供应相对较低,但新生儿的生长发育也能达到正常标准。现在认为能量的推荐膳食供给量要求过高,如3个月大的婴儿每日为16kcal/kg。

3. 母乳喂养中的注意点

尽管有联合国儿童基金会和皇家助产士学院的各种宣教,英国新生儿出生后的纯母乳喂养率只有66%,出生后6周为42%。在最近几年这些数据一直没有显著上升。

（1）准备：至少在英国，母乳喂养方法是通过学习获得的技术，而不是一种本能的行为，对于所有产妇并不是一开始就能做得很好。理想的母乳喂养教育应该在产前就开展，对正确进行母乳喂养方法提出建议。在产后的最初阶段应该随时给予指导帮助，以便产妇顺利进入哺乳期（表10-1）。

表10-1 医院内促使母乳喂养的政策

措施
产前教育
新生儿一出生尽早开始接触乳房
建立母婴同室
每日喂养至少8次，如果需要，可达12次
按需喂养，无时间间隔限制
第一次喂养后，如新生儿饥饿，马上开始第2次
不允许补充替代品
不使用橡皮奶头
产妇乳房的定期检测评估

（2）泌乳：随着胎盘的娩出，脑垂体前叶释放大量的催乳素，这是促使乳汁分泌的重要激素。早期频繁喂养新生儿刺激了产妇乳腺组织中的催乳素受体的发育。人们认为，母乳量多少与催乳素受体数量有关，而不是血中受体水平。所以产妇催乳素受体量越多，母乳量就越多，与此相反，延迟吸吮会导致催乳素水平下降，受体数量减少。当新生儿吸吮时，神经冲动从乳房到下丘脑，催产素释放。催产素使肌皮细胞收缩，乳汁从乳腺囊射入乳头，进入新生儿正在吸吮的口中，这就是射乳反射。最初这是非条件反射，它很快会成为条件反射，并且可以受到焦虑和疼痛的抑制。

（3）哺乳体位和姿势：正确的哺乳体位对于成功的母乳喂养是非常重要的，所以在最初的母乳喂养中应该指导产妇这些技术。

正确的哺乳体位和姿势是新生儿头部轻微后仰，使双侧鼻孔不被乳房覆住。新生儿张大口，使口唇向后压。颊部应紧贴乳房。如果看到含接处空隙，通常上部多于下部，提示了乳头含在了上腭。给予正确哺乳体位和姿势的新生儿可以有效吸吮乳汁。

（4）喂养频度和时间：开始母乳喂养的最佳时间是分娩后即刻，理想的是在皮肤接触期，这是因为在出生后最初2小时，新生儿通常比较灵敏，有较强的吸吮反射。尽量不要错过这个阶段，因为之后新生儿进入深睡眠，直到间隔觉醒出现，这伴随着频繁的短时间喂哺需求。出生后最初几日，健康新生儿可能需要10次甚至更多次的喂哺，应按需喂养，不应限制。这时候只有初乳分泌，新生儿每次哺乳时应该吸吮双侧乳房。每次哺乳时间没有标准，总的来说，当新生儿不再吸吮或乳房吸空，就可以停止此次哺乳，通常为7~10分钟。

（5）母乳补充品和替代品：母乳补充品在母乳喂养后提供，而母乳替代品是用于替代母乳喂养。它们可以通过奶瓶、量杯或注射器给予，包括了挤出的母乳或改良的配方乳。母乳喂养的婴儿给予其补充品或替代品，这是重大的决定，因为这会干扰成功母乳喂养的建立。唯一可能促使产妇做出给予母乳补充品或替代品的决定是由于母乳喂养后出现了低血糖和脱水，伴随体重下降至出生体重的10%以上。无论应用母乳补充品或替代品的理由是什么，如果可行，产妇应该坚持规律地挤出乳汁，直到重新建立母乳喂养。用水或葡萄糖溶液喂养是母乳喂养失败的主要原因，应该避免。

（6）监测母乳喂养：一旦母乳喂养开始，就应该记录喂养次数和体重变化。如果体重增长缓慢或持续体重减轻，应该仔细检查新生儿是否有疾病体征，留取血样和尿样排除感染。如果这些正常，就要考虑婴儿有摄入不足的问题，此类婴儿尿量减少，通常有高钠血症。确定摄入不足的唯一办法是测量摄入量，但应该注意测量技术是否精确，除非操作时非常仔细，否则往往会低估摄入量。体重测定是最后的手段，只用于那些体重增长非常缓慢的新生儿。

五、人工喂养

1. 普遍要点

人工喂养的目的是替代母乳为新生儿提供营养物质。理想的人工喂养要点有以下几点：①满足正常新生儿的营养需求；②在不加重代谢负担和不导致体内生化环境紊乱的前提下，新生儿可以很好耐受；③无论短期还是长期内，均不会导致某些相关疾病的发生。

2. 配方乳喂养新生儿的推荐膳食供给量

从喂养的目的来看，配方乳提供的营养必须符合母乳的营养标准。如今很多新生儿推荐膳食供给量都根据母乳中营养成分的浓度来制定，但要配制非母乳成分的配方乳必须要考虑：①生物有效性；②可消化性；③营养成分的生物价值。营养成分的上述三方面在配方乳中的情况可能和在母乳中不一样。

3. 配方乳喂养过程中的注意点

（1）开始喂养：市场上有许多改良的牛乳配方乳，每种都非常相似，使用哪种品牌取决于家庭的选择。第一次人工喂养在出生后 4 小时开始。如果新生儿在睡觉就不需要喂养，由于足月新生儿适应这样的情况，在最初的 24~48 小时内，接受母乳喂养需要很少热量。之后开始按需喂养，大部分新生儿每 4 小时一次，比大部分母乳喂养婴儿的频率要低。与母乳喂养的新生儿一样，不需要喂水或葡萄糖溶液。

（2）喂养技术：新生儿应该被舒服地包裹并抱起紧贴产妇，这样产妇可以用另外一只手拿住奶瓶。用奶嘴轻触新生儿口部或嘴唇，通常可以引出觅食反射。当新生儿张开口，可以将奶嘴伸入口中，新生儿就会主动开始吸吮。吸吮机制与母乳喂养完全不同，不存在射乳反射；与母乳喂养相同的是，新生儿用牙床挤压奶嘴将奶吸入口中，使口腔中产生真空，促使新生儿将奶吸出奶瓶。每口吸出的奶量根据奶嘴开孔大小而不同，但是总的来说，只有存在吸吮障碍的新生儿才会需要开孔较大的奶嘴。

（3）温度：以往建议在喂养之前将奶加热至 36℃，但是新生儿最好喂养室温的配方乳。

（4）喂养次数：原则是按需喂养，人工喂养的新生儿通常每间隔 3~4 小时喂养一次，每日 6 次。

（5）喂养奶量：正常足月新生儿应按需喂养，奶量根据新生儿的需要确定。一般新生儿摄入量为每日 150~190ml/kg。与母乳喂养新生儿一样，如果体重增长理想，应该允许有个体需求差异。

（6）其他要点：人工喂养的具体操作过程以及如何卫生地使用喂养器皿都在生产厂家说明中有详细阐述，但是以下要点也必须注意。

1）婴儿配方乳的安全问题主要表现在以下几个方面：建立正确的喂养习惯，使用厂家提供的勺，剂量要准确，注意无菌。最近一项系统性的研究表明，婴儿配方乳改良过程中出现的问题普遍存在，虽然也有配方乳中营养成分浓度过低的情况存在，但多数情况下会发生浓度过高的情况。这项研究同时也强调了配方乳生产厂家所提供的勺的大小范围。

2）婴儿配方乳可以是"即食"的液体形式（医院因其方便而使用，但现在也越来越被社会所接受），或者也可以采用粉剂的形式（比较便宜，也广泛被接受）。使用配方乳时，必须注意所加的水量。经过软化剂处理的水，会增加配方乳中的钠含量，所以冲泡时不能用这种水。在冲泡配方乳前水应先烧开，但是反复烧开的水其中钠含量也会有所升高，因此也不适宜使用。环境污染，如硝酸盐、铅、铝和农药等，已经成为社会关注的焦点，水中高浓度的硝酸盐和罕见的高铁血红蛋白血症的发生有关（目前水中推荐的硝酸盐浓度标准为 10mg/L）；

1976年以前的住宅大多都装有铅水管，在这种水中检测到了铅，尤其是经过软化的水。1993年，WHO规定了冲泡配方乳所用的水中铅浓度的标准为不超过10μg/L（48.3μmol/L）；在发展中国家，饮用水中微生物及其他因子含量的质控标准很低，用这种水冲泡的配方乳对新生儿非常不利。

六、母乳喂养与人工喂养比较

在发展中国家，已有充分的证据显示，母乳喂养对新生儿的发病率和死亡率有显著的影响。而在发达国家情形就有很大差异：尽管人们充分认识到母乳喂养的好处，但很难证明配方乳喂养的主要缺陷。母乳喂养新生儿与人工喂养新生儿之间的比较几乎完全是流行病学方面的内容，由于很难将两种喂养方式完全区分开，因此难以确定所观察到的差异是归咎于来自不同的社会阶层、社会环境或是其他一些因素，还是归咎于个体之间的饮食不同。许多专家推测母乳喂养可以增进产妇和新生儿之间的感情；但有学者认为在母子感情方面两者没有差异，而且配方乳喂养并不会造成今后母子关系紧张。有学者还指出，在婴儿刚出生的前几个月内还无法清楚分辨奶瓶不是母亲身体的一部分，所以如果充满爱心、热情细心地喂养孩子，即使用配方乳，也能使婴儿的心理健康发展。母乳喂养的过程会对产妇产生多种益处，但是如果产妇本身不愿喂养，就不会为产妇带来益处。

大量证据显示，母乳喂养无论是长期还是短期对健康都有益处。最近通过随机试验性的研究数据表明了母乳喂养的优点。促进母乳喂养干预试验是在俄罗斯进行的随机分组试验，对超过17 000对产妇和足月儿进行研究。临床设计既符合实践标准，也符合联合国儿童基金会婴儿友好协会的干预模式，其目的在于增加母乳喂养率，鼓励纯母乳喂养。虽然每个婴儿给予相同的食物，但研究中的干预措施确实提高了母乳喂养率和延长了喂养时间；并且试验组的婴儿在5岁内胃肠炎和湿疹的发病率也明显降低。对这些儿童的跟踪调查仍在进行，将提供有关母乳喂养长期作用的资料。

（李胜玲　刘艳红）

第十一章 新生儿常见问题与健康管理策略

一、新生儿环境相关问题与健康管理

1. 如何进行居家通风的问题

新生儿从医院回到家中，通常是与产妇在同一个房间里生活。受到传统育儿方式和习惯的影响，产妇和新生儿的房间一般都门窗紧闭，而且家属进出时也要随手关门。事实上，新生儿和成人一样，也需要呼吸新鲜空气，所以居室应在注意保暖的前提下适当通风，只是不要让风直接吹到新生儿。居家通风对新生儿的健康是十分有利的，如果是夏季，也可以使用电风扇。冬季是呼吸道感染的高发季节，新生儿和产妇长时间在室内活动，如果通风不良，新生儿容易感染呼吸道疾病。一般每日通风1~2次，通风时间依据房间大小而定。如果房间较大，可以延长通风时间，如果房间较小，通风时间就短一些，一般通风时间在半小时左右。通风时，不要将新生儿放在风口，如果家里有多个房间，可以将新生儿先放到另一个房间，等到通风结束，室内温度恢复原有温度后，再将新生儿抱回，然后再进行下一个房间的通风。这样可以保持室内空气清新，但是一定要注意通风时给新生儿适当添加衣服，做好保暖工作。

2. 新生儿过度保暖的危害及预防的问题

新生儿过度保暖，会使新生儿体温升高，甚至发生高热（体温可达40℃）；同时大量出汗会使身体内丢失大量液体，如果持续高热，病情会进一步恶化，出现脱水、酸中毒、缺氧等严重后果。家属可根据室温、新生儿的状态等判断新生儿保暖是否恰当，原则上应以新生儿面色正常、四肢温热且全身无汗为宜。如果新生儿腋温超过37.5℃（无疾病时），且有不安、烦躁等异常情况，表示保暖过度，应减少衣被或松开包裹。

3. 常见新生儿过度保暖的原因

人的体温调节中枢有一个类似于空调的温度调定点，通过机体的散热和产热来保持体温恒定。环境温度高时，人体通过出汗、皮肤表面血管扩张等方式来把热量散发出去；环境温度低时，表皮血管收缩，寒冷时还会有肌肉剧烈收缩（寒战），使产热增加而热量散发减少。因此，人一般不会因为环境温度变化而发生体温大的波动。新生儿的体温调节中枢发育尚不完善，体表皮肤面积相对较大，皮肤的汗腺和血管还处于发育当中，当环境温度升高时，不能通过皮肤血管扩张来散发体内的热量，而是产生大量汗液；新生儿皮下脂肪层较薄，主要靠棕色脂肪产热，对外界温度变化比较敏感，当环境温度过高时，可引起体温升高。

4. 应对新生儿出现"脱水热"的问题

脱水热是新生儿早期的一种特殊现象，常发生在生理性体重下降的最后阶段，即出生后2~3天时。引起发热的主要原因是脱水，即和生理性体重下降一样，摄入少而排出多所致。新生儿的体温调节中枢不完善，对外界环境适应性更差，尤其是在炎热的夏季，脱水热更为多见。其特征是体温骤然上升，可高达39~40℃，持续数小时，若不及时纠正，还可能1~2天不退。新生儿除高热外，常伴有烦躁、哭闹、多尿，但没有咳嗽、流鼻涕等症状。

出现脱水热时要及时补充水分，可给新生儿喂5%的葡萄糖盐水，体温一般会在24小时内下降。此时严禁喂小儿退热片、阿司匹林等。临床上常发现新生儿因误服退热药而引起了新生儿出血、发绀等症状，严重者可因颅内出血而死亡。这种情况下最简便有效的方法是进行物理降温。体温在38~39℃时可将衣被打开，通过皮肤自然降温；39℃以上的高热，可用湿毛巾擦颈部、腋下、四肢，婴儿的体温很快就会降低，一旦体温开始下降，就要去除降温措施，以免体温过低。

5. 新生儿衣服选择的问题

产妇在给新生儿挑衣服时，不仅要注重衣服的外观，还要考虑到衣服的舒适度和安全性，保证穿脱方便、洗涤方便，给新生儿全方位的呵护。①设计简单，不用纽扣，最好选前面开口的衣服，带子在胸前或一侧打结，穿脱方便，换尿布时不用脱下很多衣服。最好选用无领的"和尚衣"，前面可稍微长一点，以免皮肤受压、摩擦；②衣服的材料应该柔软舒适，缝合处不能坚硬。在购买前检查好领口和腰围。给新生儿买褯褓巾时，最好买棉线或羊毛绒的，如果购买布质的，一定要保证柔软、舒适；③衣服最好没有接缝，即使有，衣缝应尽量朝外，防止新生儿在活动、哭闹时线头缠住手指或脚趾。不宜购买带有花边的衣服，防止新生儿把手插到其中的孔中造成危险；④由于新生儿生长发育速度快，衣服的使用时间也比较短，所以家长在购买时要注意衣服的大小和数量，避免不必要的浪费。

6. 新生儿玩具选择的问题

玩具要选择色彩鲜艳、有声响、能活动的，让新生儿能看、能听、能触摸。

①听力刺激玩具：可以挑选一些能够发出声响的玩具，如响铃棒、一按就响的塑料娃娃和小动物、拨浪鼓、小铃铛等，放在不同的位置逗引新生儿；另外，旋律优美的音乐磁带也是训练新生儿听觉的必备品。②视觉刺激玩具：在新生儿小床的周围或上方悬挂一些颜色鲜明的玩具，既能刺激新生儿眼部肌肉的发育，又可以训练新生儿抬头、转头等动作的发育。脸谱画、五颜六色的气球，转动的小动物等都是很好的玩具。③触觉刺激玩具：小皮球、布娃娃等质地柔软的小玩具是不错的选择。当然，玩具不妨经常换个位置，以免新生儿因长时间向一个点凝视而引起眼部问题如斜视。另外，玩具给新生儿带来的快乐并不与其价格成正比，家属在选择玩具时一定要注意选择对培养和开发新生儿智力有益的玩具。

7. 关于新生儿"三浴"

新生儿"三浴"即空气浴、阳光浴和水浴，家属可以充分利用自然条件如空气、阳光和水等对新生儿进行体格锻炼，对新生儿的发育非常有益。空气浴对新生儿的气管、黏膜、皮肤的发育，提高适应气温变化的能力都有很好的作用。阳光浴有利于新生儿视觉的发育，日光中的紫外线能帮助机体增加对钙、磷的吸收，预防佝偻病。水浴除了增强体质外，还可以提高大脑对体温的调节能力。一旦新生儿适应了"三浴"锻炼，则可以同时进行空气浴和日光浴，睡前进行水浴。

8. 新生儿进行空气浴的方法及注意事项

空气浴就是让新生儿柔嫩的皮肤与干净、新鲜的空气相接触，让皮肤沐浴在空气中。遵循循序渐进的原则，一般先在室内进行，后再到室外进行。开始时脱去袜子，露出新生儿的小脚，适应几日后再脱去长裤，只穿内裤，直至上衣全部脱去。整个过渡时期需要7~10天。进行空气浴的时间由最初的2~3分钟逐渐增加到10~15分钟。锻炼时温度宜逐渐下降，让新生儿有个适应的过程。一般每3~4天下降1℃，当气温降到14℃以下时，则不宜再进行空气浴了。

9. 新生儿进行日光浴的方法及注意事项

日光浴是继空气浴之后的第二个锻炼方法。日光照射时，新生儿可受到直射、散射及反射光的三种作用。一般实施日光浴之前应进行一个星期的空气浴锻炼。日光浴的场地最好是清洁、平坦、空气流通但又避免噪音的地方，时间在春秋季，以10~11时为宜，夏季可安排在8~9时，冬季在10~12时。夏季应在树荫下进行，避免日光直射。每次锻炼时间应逐渐延长，从2~5分钟开始，逐渐延长到30分钟左右。

进行日光浴时，不要隔着玻璃晒，应直接在阳光下。不宜在空腹时或饭后1小时内进行。可以根据不同的气温来调节新生儿皮肤暴露的范围。春秋季以暴露四肢为主，夏季可穿短裤，冬季可暴露脸和手脚。夏季日光浴后，如果出现皮肤灼伤、脱皮、皮疹、精神萎靡等现象，应立即停止锻炼。患急性疾病、体温调节功能差、身体虚弱的新生儿不宜进行日光浴。

10. 新生儿水浴的方法

用水洗脸、洗脚、擦身或淋浴、冲洗、游泳等都属于水浴。新生儿可进行温水浴，水浴锻炼是利用身体表面和水的温差来锻炼身体的，此方法比其他方法更能控制强度，一年四季都能进行。室温20℃以上，水温30℃左右，根据新生儿的适应情况，可逐渐降低水温。

11. 不适宜进行沐浴的新生儿

①新生儿Apgar评分低于8分者。②患有疾病需要治疗的新生儿。③小于32周的新生儿，体重低于1800g的低出生体重儿。④新生儿皮肤破损或感染。

12. 正确抱持新生儿

①手托法：用左手托住新生儿的背部、脖子、头部，右手托住臀部和腰部。②腕抱法：将新生儿的头放在左臂弯里，肘部护着新生儿的头部，左腕和左手护着新生儿的背部和腰部，用小臂护着新生儿的腿部，右手护着新生儿的臀部和腰部。③夹抱法：这种抱法常用于洗头时。用一只手掌托起新生儿的头部，另一只手掌托起新生儿的双腿，将新生儿夹在腋下，托住头部的这只手的肘部可夹住新生儿的臀部，使新生儿直立地趴在父母肩上，然后由托头的手轻拍新生儿的背部。④坐抱法：用一只手掌托住新生儿的头部，另一只手掌托起小腿部，将新生儿的臀放在家属的双腿上，使新生儿和家属面对面，上部身体和家属的腿部成一定的角度，但不要太直立。⑤哺乳时的抱法：一般产妇采取坐位，一手怀抱新生儿，使其头、肩部枕于产妇哺乳侧肘弯部，另一只手拇指和其余四指分别放在乳房上下方，手掌托住乳房，将整个乳头和大部分乳晕放入新生儿口中。

13. 将新生儿安全放下

①调整姿势做准备：家属首先调整自己的姿势，稍稍弯下腰，手臂绷紧，做好将要放下新生儿身体的准备。②做好支撑和新生儿分开：父母用两只手支撑住新生儿的头、颈部和臀部，弯下腰，身体前倾，自然地将新生儿的身体和自己分开。③先放下新生儿的臀部：轻轻地将新生儿的臀部放到床上，一只手托住新生儿的臀部，另一只手支撑住新生儿的头部，不要着急放开。④放下新生儿的头部：将新生儿的臀部放下后，再轻轻地把新生儿的头部也放到床上，两只手暂时不要抽出来，等确定新生儿姿势稳定、安全后再抽出手。⑤调整新生儿头部位置：抽出托住新生儿臀部的手，用两只手调整新生儿头部的位置到使其觉得舒适的姿势。

14. 抱持新生儿的注意事项

①在抱新生儿前，应洗净双手，不留长指甲，摘掉手上的戒指和手表，以免划伤新生儿娇嫩的皮肤，等双手温暖后再抱新生儿。②动作要轻柔，不要太快，在抱起和放下新生儿的过程中，始终注意支撑起新生儿的头部。同时可以用温柔的目光注视新生儿，并用语言加以安慰。③由于新生儿颈部肌肉无力，竖抱时要注意保护颈部，可以让新生儿趴在自己的肩上。

15. 不能频繁抱起新生儿

在正常情况下，婴儿每日的睡眠时间是 14~20 小时，新生儿则更长，频繁地抱起新生儿会影响他的睡眠时间和质量，使其不能进入深睡眠状态、睡眠质量不高，免疫功能下降，会增加患病的概率。新生儿不会说话，遇冷、热、饥、渴、痛等不适时，通常都用啼哭和活动来表示，如果总是抱在怀里，就难以准确地观察到新生儿的各种感觉。另外，全身的活动有利于新生儿胃肠消化和血液循环，促进各器官的新陈代谢，从而促进新生儿的正常发育。如果被频繁抱起，新生儿自由活动的时间就减少了。

16. 不能频繁亲吻新生儿

很多人喜欢新生儿，习惯采用亲吻新生儿的方式来表达，用嘴去亲吻新生儿的嘴或脸，其实这对新生儿的健康是不利的。大人亲吻新生儿的时候，很可能把自己皮肤、口腔里的细菌、病毒，尤其是经呼吸道传播的病毒在不知不觉中传给新生儿，使新生儿患上感冒，严重感染时甚至可以导致败血症等严重后果。

17. 不能摇晃新生儿

在新生儿哭闹不安或难以入睡时，家属会抱着新生儿不停地摇动，以为这样可以使新生儿很快安静或入睡。其实，这种做法对新生儿是有伤害的，严重时可引起新生儿摇晃综合征。因为新生儿头颅相对较大、较重，颈部肌肉无力，还不会做头颅的自我保护动作，猛烈的摇动会在新生儿脑内产生巨大的冲击力量，使脑组织与颅骨之间及脑组织相互之间发生撞击，受撞击的部位会出现水肿，甚至有可能导致血管破裂，造成颅内出血。所以家属应尽量避免猛烈摇晃、举抱新生儿，以免引起严重的不可挽回的后果。

二、新生儿睡眠相关问题与健康管理

1. 新生儿独睡好不好

许多父母看到外国电影里新生儿都独睡一间房，认为这对培养新生儿的独立性有好处，也想让新生儿独睡一屋。这个问题目前还没有定论。有研究认为，美国青少年过强的反社会倾向，成人中过高比例的孤独症患者和其他心理疾病，都与美国父母让新生儿从小独睡一间房有关。有学者认为，新生儿应该跟产妇同睡一张床，至少让新生儿睡在产妇身边的小床上，这样可以增进亲子感情，有利于产妇及时照顾新生儿，有利于培养身心健康的孩子。因为让一个刚出生的新生儿独自面对黑暗，对新生儿的身心健康肯定不会有好处。

当然，新生儿与父母同睡一张床上需要注意以下三点：①不要把新生儿夹在腋下睡，冬季不要让大棉被压着新生儿的脸，以免发生窒息；②夏季不要让新生儿挤在父母中间睡，新生儿体温高，需要较好的散热，不然容易长痱子和湿疹；③在室内不要抽烟，要保持通风，又要避免冷风直吹新生儿。

2. 新生儿夜间睡眠不安、容易哭闹的常见原因

①环境不适应：嘈杂的声音、光亮的刺激，会让新生儿不安、爱哭闹。②生理性哭闹：新生儿的尿布湿了、包裹得太紧、口渴、饥饿、被褥太厚、季节交替变化时，室内温度过热或过冷，都会让新生儿感到焦躁或不舒服，因而容易啼哭。③白天活动不足：新生儿大脑神经发育尚未成熟，生理上尚未建立固定的作息时间表。如果新生儿白天睡得过多，夜间就会不肯入睡，哭闹不止。因此，白天可适当增加新生儿的活动量，晚上新生儿就能安静地入睡。不过睡前不宜做使新生儿过于兴奋的事。④疾病影响：某些疾病也会影响新生儿夜间的睡眠，如腹胀、发热、中耳炎、肠胃炎、疝气等。对此，要积极治疗各种原发疾病。

3. 新生儿是否可以趴着睡觉

培养新生儿良好的睡姿是保证新生儿睡眠质量的有效方法。仰卧位、侧卧位是普遍公认的睡姿。经过临床科研认证，俯卧位的睡姿对于促进新生儿尤其是新生儿的健康发挥了很好的作用，是机体调节的需要，也是一种锻炼。但要注意避免将新生儿口鼻贴于床面而引起窒息。

4. 新生儿俯卧位睡觉的优点

①研究显示，有呼吸疾病的新生儿在俯卧位平均吸氧浓度下降，而经皮氧饱和度及血氧分压升高，提示俯卧位能改善有呼吸系统疾病新生儿的氧合作用，减少吸氧浓度和吸氧时间，降低支气管肺发育不良和新生儿视网膜病变的发病率。②当新生儿处于俯卧位时，胸部和腹部运动协调性较好，膈肌运动受腹内容物影响较小，呼吸频率增高，潮气量增加。俯卧位是改善新生儿肺功能及防治呼吸暂停的适宜体位。③俯卧位可加快新生儿胃排空，减少胃食管反流，改善胃肠功能，减少腹胀，促进体重增长。俯卧位对患胃肠功能障碍的新生儿有体位治疗的作用。④与仰卧位比较，新生儿俯卧位时有更多的安静睡眠，安静睡眠可稳定呼吸，改善肺活量。

三、新生儿喂养相关问题与健康管理

1. 新生儿喂养不足

①出生 3 天后,每 24 小时排尿少于 6 次,仍然排黑色、绿色或棕色的粪便。②出生后 4 天至 4 周,每日排便次数少于 3~4 次。③母乳喂养次数在 24 小时内少于 8 次,或者虽然喂养次数不少,但新生儿总是表现出不安。④虽然产妇的乳房能分泌母乳,但在新生儿吸吮时听不到吞咽的声音。⑤新生儿每日的体重增长少于 15~30g,出生 10 天时,新生儿的体重仍不能恢复到出生时的体重。

2. 新生儿喂养不足的常见原因

①女性从少女时期就长期带文胸,有些脱落的文胸织物纤维会造成产妇乳房的乳管阻塞,使母乳不能顺畅流出。另外,产妇乳头的形状和凹凸程度也会影响到母乳喂养的效果。当然,也不排除妈妈自身乳汁分泌不足的原因,但这种情况所占的比例较低。②新生儿口腔发育异常,如新生儿有唇腭裂、舌系带过短等情况时,就可能造成新生儿吸吮无力,也会使新生儿喂养不足。③产妇母乳喂养的姿势和新生儿吸吮的姿势不正确,也容易造成新生儿喂养不足。

3. 乳房直接哺乳的新生儿对饥饱的感觉

科学家对直接乳房式母乳喂养和奶瓶式母乳喂养的新生儿和产妇进行了调查,发现那些直接吸吮产妇乳房的新生儿,长到 3~4 岁时更容易判断出自己是否吃饱;而将母乳放进奶瓶进行喂养的新生儿这个时候仍对"饱"不敏感,这些使用奶瓶喂养的新生儿较容易出现体重指数较高、体重较重的情况。原因是产妇用奶瓶给新生儿喂母乳或配方乳时,往往关注的是新生儿吸吮了多少毫升,更多依赖奶瓶上的刻度而非新生儿的身体反应来判断新生儿是否吃饱;而用乳房直接哺乳,产妇更多的是通过新生儿停止进食、是否满足等自然生理表现来判断新生儿是否吃饱。这样新生儿就能发展自己内在的神经反应机制,对饱的生理信号做出灵敏的生理反应。

4. 暂时性哺乳期危机及其产生的原因

暂时性哺乳期危机是指本来乳汁分泌充足的产妇在产后 2 周、6 周和 3 个月时自觉奶水突然减少,乳房无奶胀感,喂哺后半小时左右新生儿就哭着要吃,体重增加不明显。主要原因有产妇过于疲劳和紧张,每日吸吮时间不够,新生儿食量增加,母婴有一方生病及产妇月经恢复等。

5. 人工喂养时新生儿吃奶吸吮无力的原因

人工喂养时新生儿吃奶吸吮无力的原因可能是奶嘴的孔开得太小或奶嘴孔阻塞。奶嘴孔开的适当的标准:奶瓶倒过来时,奶液在最初 1~2 秒内呈细流状喷出,

然后开始一滴一滴流出。如果奶嘴孔大小适宜且新生儿连续吸吮，则应在20分钟左右进食结束。

6. 混合喂养时怎样保持母乳分泌

为避免新生儿因吸吮奶瓶容易，而不愿意费力吸产妇的奶，建议采用"补授法"，就是先喂完母乳后再补充配方乳，否则新生儿在吃了配方乳后，会因为没有饥饿感而不愿意再吸吮母乳，这样就会导致母乳分泌进一步减少。新生儿的频繁吸吮是促进乳汁分泌的最好办法，产妇要保证每日让新生儿吸吮乳房至少8次，而且尽量让新生儿吸空乳房，乳汁会随着新生儿吸吮的频率和量而变化。

7. 剖宫产是否会影响母乳分泌

剖宫产后乳汁分泌不及自然分娩快，是因为产妇没有经历自然分娩的过程，体内的泌乳素短时间达不到迅速催乳的程度，与产后是否及时喝汤、喝水无关。想要加快乳汁的产出，新生儿的吸吮是最有效的办法。

8. 新生儿生理性体重下降的特点

正常新生儿出生后体重都会有逐渐下降的过程，到第2~3天的体重常下降3%~9%。从出生后第4天开始，体重开始回升，到第10天左右恢复至出生体重。这种现象是生理性的，几乎每个新生儿体重都会下降，其主要原因是摄入少、排出多。排出包括经肺和皮肤蒸发的水分、大小便排出、胎脂的清除及吐出的羊水。但是如果体重下降过多，超过10%，或者恢复较晚，则必须寻找原因，看是否有奶量不足、稀便或感染性疾病的可能。产妇若自己查不到原因，则应到医院去检查。

9. 新生儿打嗝的主要原因

一般来说新生儿打嗝是正常的。其实新生儿在子宫里时就会打嗝了。胎儿打嗝是由于胎儿膈肌痉挛所致，它是胎儿呼吸功能发育早期阶段的一种呼吸运动。胎儿打嗝时，孕妇腹部出现局部的、阵发的规律性跳动，一般出现频率为每分钟15~30次，每次持续时间为3~15分钟，每日出现3~5次不等。胎儿打嗝是正常的生理现象，对于母婴并无不利影响，因而不需要特殊处理。当新生儿进食过快、奶的温度偏凉、吸入冷空气时，均会使自主神经受到刺激，从而使膈肌发生突然收缩，引起迅速吸气并发出"嗝"的一声，当有节律地发出此种声音时，就是所谓的新生儿打嗝了。新生儿打嗝多为自限性，多数很快会自行缓解。

10. 新生儿打嗝的处理

①将新生儿抱起，轻拍其背，排出胃内多余的气体。②用玩具逗引新生儿，或放一点轻柔的音乐，转移其注意力。③刺激新生儿足底，使其啼哭，可终止膈肌的突然收缩。一般新生儿发出哭声，打嗝就会停止。

注意不要用吓唬新生儿、按眼球、推囟门或拽舌头等这些传统的民间做法来抑制新生儿打嗝。没有证据显示上述任何一种做法有效，还有可能会使新生儿受伤。但如果新生儿打嗝非常频繁，特别是吐奶很多、咳嗽或者很烦躁，建议带其去医院检查，排除胃、食管功能或器质性病变，如病理性胃食管反流等。

四、新生儿皮肤肌肉相关问题与健康管理

1. 新生儿出现脱皮的原因

脱皮是正常现象，并不是皮肤病，胎儿在母体时，皮肤浸泡在羊水中，出生后从浸润在羊水中的湿润环境转变为干燥环境，表皮会慢慢脱落，并形成新的皮肤组织，属于正常现象，产妇不用太担心。由于新生儿表皮与真皮之间组织不够紧密，腕关节、踝关节等皱襞处以及躯干处可见脱皮，此时要注意对新生儿皮肤的清洁护理，避免外来的感染和损伤。保持新生儿周围环境安全，避免新生儿碰到坚硬的物体引起皮肤破损。可以选择新生儿专用护肤品涂抹皮肤，保持新生儿皮肤湿润，防止皮肤出现小裂口，引起感染。注意不要撕掉新生儿的蜕皮，让它自然脱落。

2. 新生儿身上的胎记问题

胎记是指新生儿皮肤上的色素斑，颜色为蓝色或紫色，有时候像创伤后的瘀斑。胎记通常位于腰部或臀部，有时候会向下扩展至腿部，向上扩大至肩部。胎记的实质是色素细胞堆积引起的皮肤颜色改变，多数能在3~4岁退至正常颜色，个别会伴随终身。胎记无须特殊处理。

3. 血管瘤

有些新生儿出生后，皮肤上可见红色印记，随着年龄的增长，有的会逐渐消退，有的会逐渐增大，这种印记多是血管瘤。绝大多数血管瘤是良性的，可分为毛细血管瘤、海绵状血管瘤及蔓状血管瘤，其中毛细血管瘤最常见。血管瘤的治疗方法较多，包括冷冻、激光、注射血管硬化剂、手术切除等。

4. 毛细血管瘤

毛细血管瘤是最常见的血管瘤，有多种表现。①橙色斑：大小不一，不高出皮肤表面，为橙红色或淡红色，用手按压即褪色，多数在出生后几个月内逐渐消退。②红斑痣：淡红色到暗红色的斑，不高出皮肤表面，只有极少数会自行消退。③杨梅状血管瘤：随着新生儿年龄的增大而增加，并逐渐高出皮肤表面，1岁后会逐渐消退，一般5~10岁消失。

5. 海绵状血管瘤

海绵状血管瘤表现为皮肤下面隆起的肿块，高出皮肤表面。隆起的肿块呈暗

蓝色，摸上去有弹性，似海绵。该血管瘤在刚出生时不太明显，可在数月内迅速增大。

6. 蔓状血管瘤

蔓状血管瘤少见，不会自行消退，多在扩大的小静脉和小动脉之间相互沟通形成广泛的血管瘤。血管瘤部位的皮肤为暗蓝色或蓝紫色时还可以摸到搏动的动脉。

7. 新生儿尿布疹的处理

新生儿全身皮肤娇嫩，臀部皮肤也同样经不起刺激。若护理不当，如尿布不及时更换，就会出现红臀或尿布疹。新生儿出现红臀之后，每次大便后要用温开水或4%的硼酸水清洁新生儿臀部，清洗时不用毛巾或肥皂，用手蘸水洗，洗完后用柔软的纸巾将水吸干，涂上消炎药膏。如果室温允许，可将新生儿臀部暴露于阳光或空气中，每日2~3次，每次15分钟。如果出现尿布疹，则在上述基础上，在皮肤破溃处涂上氧化锌油膏；若皮疹面积较大或出现表面剥脱，可用鱼肝油氧化锌糊剂；继发感染时，用1:4000的高锰酸钾溶液冲洗，干后涂1%~2%的龙胆紫。必要时去医院治疗。

8. 新生儿痱子的处理

夏季气温高，湿度大，新生儿出汗过多，不易蒸发，因而头部或周围皮肤容易出现痱子。首先室温不宜过高，室内凉爽通风，新生儿衣服要穿得宽松些，以全棉制品为宜。新生儿的衣服要勤换，保持出现痱子的部位清洁干燥，每日可用温水或非碱性沐浴液来清洁新生儿的身体，洗后立即擦干。洗澡过程中要尽量避免用力摩擦有痱子的部位，防止擦破皮肤引起感染，擦干后涂上爽身水。避免用热水和肥皂烫洗新生儿有痱子的部位，忌用油膏类药物，以免加重病情。如果痱子生在头颈部，将头发剃光为好。平时要多给新生儿喂水，勤翻身。适当修剪新生儿的指甲，减少抓伤的机会。注意不要盲目用药，严重时应及时到医院就诊。

9. 新生儿出生时脑袋呈细长形状的原因

许多父母都为新生儿脑袋形状细长而担心，其实大多数新生儿是可以自动恢复的，无须特殊处理。因为新生儿头骨由6块骨构成，骨和骨之间有缝隙，在自然分娩过程中，为适应狭窄的产道，骨和骨之间可以相互搭叠，从而使头部的软组织受到产道挤压而变形。

10. 新生儿出现马牙、板牙的原因

在一些新生儿的口中，有时会看到牙床上有白色的米粒大小的结节，大小和多少不一，样子很像牙齿，故有"马牙"之称。但它不是真正的牙齿，是由胚胎发育过程中的一种上皮细胞堆积而成。新生儿牙龈里有分泌黏液的腺体，倘若腺体的出口被堵塞，黏液聚集在牙龈里，就形成一颗颗硬硬的像牙齿一样的东西，俗称"板牙"。新生儿的马牙和板牙无须处理,通常它们会自行消失。

11. 新生儿出现乳腺肿胀或阴道出血的原因

新生儿本身的内分泌腺虽然还没发育完善,但由于出生前受母体激素的影响,出生后可能发生一些暂时性的生理变化,具体反映在两个方面:一是乳房,部分新生儿(不论男女)在出生几日后,会出现乳房肿大的表现,且有少量水样甚至初乳样黄色分泌物溢出。这是因为母体在怀孕、分娩时体内雌激素、孕激素、催乳素增多,它们都有促进乳腺发育和乳汁分泌的作用,并通过胎盘传给胎儿,便可能出现乳腺肿胀和泌乳的现象。不过,出生后新生儿不再吸收这些激素,1~2周后上述现象便会消失。二是性器官,有的女性新生儿在出生后数日会有类似月经样或白带样的分泌物从阴道流出,即"假月经",其发生原理同正常月经一样,新生儿受母体血液中雌激素的影响,阴道上皮和子宫内膜会增生,出生后雌激素中断,增生的上皮和子宫内膜脱落而出血。这些变化都是暂时的、生理性的,不需要处理。但要注意护理,特别是当新生儿乳腺肿胀时,千万不能挤压,避免引起感染。

12. 新生儿出现头皮血肿的原因

头皮血肿又称为骨膜下血肿,发病率不高,占新生儿的0.4%~1.8%,常见于初产妇的新生儿,尤以高龄产妇为多。多由于分娩过程中胎位不正、胎头抵达骨盆壁时,头部受产道的骨性突起部位(骶骨或耻骨联合)的压迫而产生损伤;器械助产(产钳牵拉)也是高危因素。易发因素为胎儿本身体质所引起的血液中凝血酶原低下、凝血功能低下、血管壁弹性纤维发育不完善等。血肿位于顶骨或后顶骨,常位于一侧或两侧顶骨部,同时发生在两侧顶骨或额骨、枕骨、颞骨多处者少见。由于骨膜下出血慢,血肿多在生后数小时或2~3天才明显,1周内达最大范围,以后逐渐吸收、缩小。血肿界限清楚,不越过骨缝,表面皮肤色泽正常,用手指按压肿块有凹陷,微硬,有弹性,不易移动,有波动感。头皮血肿吸收较慢,因大小不同可在2周至4个月消退,只需保持皮肤清洁,防止继发感染,无须特殊治疗。出血较多导致贫血时可适量输血,引起高胆红素血症时须进行光疗。若两个月后,头皮血肿仍巨大,可手术清除。

13. 新生儿出现"螳螂"的原因

新生儿进食需要吸吮,他们的口腔结构也适合吸吮:口腔较小,硬腭穹隆不显著,舌头短而宽,贴住硬腭,几乎充满整个口腔,口腔内的黏膜有很多白色隆起的皱襞,两颊还长着两块较硬的脂肪层,即颊脂体。颊脂体有利于新生儿吸牢乳头。但是部分新生儿刚出生时这两块颊脂体就比较大,并向口腔突出,就形成了肿物似的块状物,俗称"螳螂嘴"。随着新生儿的成长发育,螳螂嘴会逐渐消失。如果新生儿因螳螂嘴而啼哭不吸乳，不要着急，让孩子暂停吸乳6~8小时，用小匙喂养新生儿，就会自愈。倘若肿块消失较慢，可涂些中药冰硼散消肿散结。

14. 新生儿出生后出现暂时肌肉无力的原因

①胎内的原因：分娩前产妇用过肌肉松弛药或镇静药，则药物可以通过胎盘进入胎儿体内，出生后就可能会出现肌肉无力的表现，但一般数小时后，药物作用消失，肌肉张力就会恢复正常。②疾病：败血症、染色体异常等可导致新生儿肌肉无力。③早产：早产儿肌肉张力较低，且成熟度越低，肌张力越低。

15. 新生儿脐带处理不当的后果

脐带是胎儿连接母体的通道，胎儿通过脐带接受母体供给的营养，并将胎儿的排泄废物转运至母体排除。新生儿断脐后，脐带残端就成为病原微生物侵袭的危险通道。断脐后，脐带残端逐渐干枯变细，一般在出生后7~10天脐带干枯脱落。脐带脱落前如果护理不当，很容易感染，而新生儿脐炎可导致新生儿脐源性腹膜炎、化脓性脑膜炎、肺炎、败血症等。

16. 护理新生儿脐部常见的错误

①严密包裹脐带：有些父母认为脐带包裹得越严密，越安全卫生，于是用纱布将脐带包裹起来，或用一块大大的纱布盖在脐带上。其实这样不仅起不到保护作用，反而由于不通风，脐带不容易干燥脱落而导致感染，而且这样不利于家属观察脐带的变化情况。②怕碰新生儿的脐带：有些家属总是怕碰着脐带而引起出血，所以不敢按要求清洁、护理脐带。③清洁方法不当：有些家属用紫药水涂抹脐部，使脐带表面形成一层厚痂，若不注意护理清洁，容易发生痂下组织感染。④护理脐部只清洁表面，未深入脐窝。⑤脐带未脱落之前与被污染的衣物、尿布等接触，被细菌入侵。

17. 新生儿发生脐疝的原因

脐疝是新生儿和婴儿时期常见的腹部疾病，尤以新生儿和低出生体重儿好发，为少量腹腔内脏器（肠管或网膜）在腹压增高时经脐环疝出。脐疝发生的原因与脐部的解剖特点有关。在胎儿期，脐环下半部通过两根脐动脉和脐尿管，脐环上部通过脐静脉，出生后这些管道随即闭塞而变成纤维索，与脐带脱落后的瘢痕性皮肤相愈合，因此，该部位是一个薄弱区。此外，新生儿由于腹壁肌肉和筋膜发育不全，两侧腹直肌及前后鞘在脐部尚未合拢，留有缺损，在过多哭闹、腹泻、咳嗽等促使腹压增高时，便会导致腹腔内脏特别是小肠，连同腹膜、腹壁皮肤一起由脐部向外顶出，形成脐疝。

18. 新生儿发生腹股沟"包块"的常见原因

腹股沟区是位于下腹壁与大腿交界的三角区。腹股沟有包块通常是腹股沟疝，是由腹腔内脏器通过腹股沟区的缺损向体表突出形成的，新生儿发生率为3.5%~5%，早产儿发生率为9%~11%，男女发病率之比为（5~10）:1。新生儿腹股沟疝几乎均为斜疝，直疝极罕见，属于先天性发育异常，是最常见的小儿外科疾病。鞘状突未闭是腹股沟疝形成的病因，而腹压增高则是其诱因。新生儿哭闹、排便、用力、咳嗽、喘憋等均可使腹压增高而诱发本病。新生儿常表现为随哭闹而出现并增大的腹股沟包块，新生儿安静、放松时包块可自行消失，但有时可以持续存在数小时，可引起哭闹、明显不适，甚至出现呕吐。新生儿疝囊内的腹腔脏器最多见的是小肠，有时右侧的疝囊内也可见到阑尾和盲肠，女婴疝囊内可见卵巢、输卵管。少数疝囊较大时，腹腔的一些腹膜外脏器如膀胱、盲肠部分、升结肠部分也可构成疝囊壁的一部分，成为滑动性疝。

19. 新生儿腹股沟斜疝的处理

新生儿腹股沟斜疝有极少数可以自愈，只见于内环口较小，平常生活中偶尔出现腹股沟包块的病例，但这样的新生儿出现嵌顿型腹股沟斜疝的风险同样很高。目前，国内外小儿外科医生都不主张用疝气带或其他保守治疗方法，除非有明确的禁忌证，否则均需手术治疗。

20. 新生儿发生肠套叠的特点

肠套叠是某段肠管及其相应的肠系膜套入邻近肠管内，引起的一种肠梗阻。2岁以内的婴幼儿发病率最高，在新生儿期较为少见，但因为新生儿肠套叠的死亡率高达20%，且大多数与延误诊断有关，因此需要引起家属的重视。

肠套叠的发生常与肠管的解剖特点（如盲肠活动度大）、病理因素（如息肉、肿瘤）以及肠功能失调、肠蠕动异常有关。新生儿肠套叠表现为哭闹不安、面色苍白、手足乱动，呈异常痛苦状，不久痛止，新生儿安静如常，但静止数分钟后又开始哭闹，如此反复发作；最初吐出奶块，随后为胆汁性呕吐，甚至吐出粪臭液体；起病后4~12小时可排出呈暗红色黏冻状果酱样便，少数可仅带少许血丝。随着病程的延长，症状加剧，表现为腹胀、败血症甚至休克，若腹胀和腹部压痛不明显时，常可触及腊肠样肿块。

21. 应对新生儿发生肠套叠的措施

因为新生儿肠套叠起病急骤且来势凶猛，因此一经发现必须立即就医，避免危险的发生。到医院前，家属应及时清除新生儿的呕吐物，保持呼吸通畅，禁食禁水；尽可能详细地向医生讲述新生儿哭闹的表现、呕吐物的性状、大便的次数及性状，配合医生进行诊断。在送至医院的过程中不能用止痛药，以防掩盖症状。

因为目前没有新生儿灌肠压力控制指标的建议，也没有新生儿肠套叠肠复位的报道，为安全起见，新生儿肠套叠均采用手术治疗。

22. 应对新生儿耳朵、鼻子里进异物的措施

①如果新生儿耳朵或鼻子里进了玩具的小零件、小虫子或其他小物体，不要硬掏，要去耳鼻喉科检查；②如果小虫子进了新生儿的耳朵，在耳中滴些油并用手电筒照射耳道，引诱小虫子出来，如果无效，就应及时去医院诊治。

五、新生儿预防接种相关问题与健康管理

1. 国家免疫规划疫苗的免疫程序

中华人民共和国国家卫生健康委员会印发了《国家免疫规划疫苗儿童免疫程序表（2016年版）》的通知，即国卫办疾控发〔2016〕52号。其免疫程序表见表11-1。

2. 国家免疫规划疫苗儿童免疫的一般原则

（1）起始免疫年（月）龄：免疫程序表所列各疫苗剂次的接种时间，是指可以接种该剂次疫苗的最小接种年（月）龄。

（2）儿童年（月）龄达到相应疫苗的起始接种年（月）龄时，应尽早接种，建议在下列推荐的年龄之前完成国家免疫规划疫苗相应剂次的接种。①乙肝疫苗第1剂：出生后24小时内完成。②卡介苗：＜3月龄完成。③乙肝疫苗第3剂、脊灰疫苗第3剂、百白破疫苗第3剂、麻风疫苗、乙脑减毒活疫苗第1剂或乙脑灭活疫苗第2剂：＜12月龄完成。④A群流脑多糖疫苗第2剂：＜18月龄完成。⑤麻腮风疫苗、甲肝减毒活疫苗或甲肝灭活疫苗第1剂、百白破疫苗第4剂：＜24月龄完成。⑥乙脑减毒活疫苗第2剂或乙脑灭活疫苗第3剂、甲肝灭活疫苗第2剂：＜3周岁完成。⑦A群C群流脑多糖疫苗第1剂：＜4周岁完成。⑧脊灰疫苗第4剂：＜5周岁完成。⑨白破疫苗、A群C群流脑多糖疫苗第2剂、乙脑灭活疫苗第4剂：＜7周岁完成。

3. 国家免疫规划疫苗补种通用原则

未按照推荐年龄完成国家免疫规划疫苗规定剂次接种的14岁以下的儿童，应尽早进行补种，在补种时掌握以下原则：①对未曾接种某种国家免疫规划疫苗的儿童，根据儿童当时的年龄，按照该疫苗的免疫程序，以及下文对该种疫苗的具体补种原则中规定的疫苗种类、接种间隔和剂次进行补种。②未完成国家免疫规划疫苗规定剂次的儿童，只需补种未完成的剂次，无须重新开始全程接种。③应优先保证儿童及时完成国家免疫规划疫苗的全程接种，当遇到无法使用同一厂家

表 11-1 国家免疫规划疫苗儿童免疫程序表

疫苗种类	出生时	1月	2月	3月	4月	5月	6月	8月	9月	18月	2岁	3岁	4岁	5岁	6岁
乙肝疫苗	1	2					3								
卡介苗	1														
脊灰灭活疫苗			1												
脊灰减毒活疫苗				1	2								3		
百白破疫苗				1	2	3				4					
白破疫苗															1
麻风疫苗								1							
麻腮风疫苗										1					
乙脑减毒活疫苗或								1			2				
乙脑灭活疫苗①								1,2			3					4
A群流脑多糖疫苗							1		2						
A群C群流脑多糖疫苗												1			2
甲肝减毒活疫苗或										1					
甲肝灭活疫苗②										1	2				

注：① 选择乙脑减毒活疫苗接种时，采用两剂次接种程序。选择乙脑灭活疫苗接种时，采用四剂次接种程序；乙脑灭活疫苗第1、2剂间隔7~10天；

② 选择甲肝减毒活疫苗接种时，采用一剂次接种程序。选择甲肝灭活疫苗接种时，采用两剂次接种程序。

疫苗完成全程接种情况时,可使用不同厂家的同品种疫苗完成后续接种(含补种)。疫苗使用说明书中有特别说明的情况除外。④针对每种疫苗的具体补种建议,以及2007年国家扩大免疫规划(以下简称扩免)后新增疫苗的补种原则,详见下列具体疫苗的补种原则部分。

4. 接种乙肝疫苗(HepB)的注意事项

在医院分娩的新生儿由出生的医疗机构接种第1剂乙肝疫苗,由辖区预防接种单位完成后续剂次接种。未在医疗机构出生的儿童由辖区预防接种单位全程接种乙肝疫苗;HBsAg阳性或不详的母亲所生新生儿应在出生后24小时内尽早接种第1剂乙肝疫苗;HBsAg阳性或不详的母亲所生新生儿、低体重儿也应在出生后24小时内尽早接种第1剂乙肝疫苗,但在该新生儿或低体重儿满1月龄后,再按0、1、6月程序完成3剂次乙肝疫苗免疫;HBsAg阴性的母亲所生新生儿也应在出生后24小时内接种第1剂乙肝疫苗,最迟应在出院前完成;危重症新生儿,如极低出生体重儿、严重出生缺陷、重度窒息、呼吸窘迫综合征等患儿,应在生命体征平稳后尽早接种第1剂乙肝疫苗;HBsAg阳性母亲所生新生儿,可按医嘱在出生后接种第1剂乙肝疫苗的同时,在不同(肢体)部位肌内注射100国际单位乙肝免疫球蛋白(HBIg);建议对HBsAg阳性母亲所生儿童接种第3剂乙肝疫苗1~2个月后进行HBsAg和抗-HBs检测。若发现HBsAg阴性、抗-HBs<10mIU/ml,可按照0、1、6月免疫程序再接种3剂乙肝疫苗。

5. 接种乙肝疫苗的补种原则

若出生24小时内未及时接种乙肝疫苗,应尽早接种;对于未完成全程免疫程序者,应尽早补种,补齐未接种剂次即可;第1剂与第2剂间隔应≥28天,第2剂与第3剂间隔应≥60天。

6. 接种卡介苗(BCG)的注意事项

①结核病、发热、急性传染病、肾炎、心脏病、免疫缺陷症、先天及后天免疫不全的婴儿或儿童,神经系统疾病、极度营养不良、湿疹或皮肤病患儿禁止接种。②急性疾病、烧伤、疾病恢复期(疾病结束及健康恢复之间)、泌尿道感染患儿禁止接种。③由于使用下列药物或治疗而致免疫抑制的儿童禁止接种:烷化剂、抗代谢药、放射治疗、类固醇。④由于下列疾病导致免疫应答降低的儿童禁止接种:全身恶性肿瘤、HIV感染、γ-干扰素受体缺陷、白血病、淋巴瘤。⑤早产儿或体重在2500g以下的新生儿或伴有明显的先天性畸形的新生儿禁止接种。⑥出生后有黄疸的新生儿暂时禁止接种,待完全恢复正常时才可接种。

7. 接种卡介苗的补种原则

①未接种卡介苗的<3月龄婴儿可直接补种。②3月龄到3岁儿童对结核菌

素纯蛋白衍生物（TB-PPD）或卡介菌蛋白衍生物（BCG-PPD）试验阴性者，应予补种。③年龄≥4岁的儿童不予补种；已接种卡介苗的儿童，即使卡痕未形成也不再予以补种。

8. 接种脊髓灰质炎减毒活疫苗（脊灰减毒活疫苗，OPV）或脊灰灭活疫苗（IPV）的补种原则

①对于脊灰疫苗（两种均可）迟种、漏种儿童，补种相应剂次即可，无须重新开始全程接种。年龄＜4岁儿童未达到3剂（含补充免疫等），应补种完成3剂。②年龄≥4岁儿童未达到4剂（含补充免疫等），应补种完成4剂。补种时两剂次脊灰疫苗之间间隔≥28天。③IPV疫苗纳入国家免疫规划疫苗以后，无论在补充免疫、查漏补种或者常规免疫中发现脊灰疫苗为0剂次的目标儿童，首剂接种IPV。④2016年5月1日后，对于仅有bOPV（二价OPV）接种史，无IPV或tOPV（三价OPV）接种史的儿童，补种1剂IPV。⑤既往已有tOPV免疫史（无论剂次数）而无IPV免疫史的迟种、漏种儿童，用现行免疫规划用OPV补种即可，不再补种IPV。

9. 接种百白破疫苗（DTaP）的补种原则

①3月龄至5岁未完成DTaP规定剂次的儿童，需补种未完成的剂次，前3剂每剂间隔≥28天，第4剂与第3剂间隔≥6个月。②年龄≥6岁接种DTaP和白破疫苗累计＜3剂的儿童，用白破疫苗补齐3剂；第2剂与第1剂间隔1~2个月，第3剂与第2剂间隔6~12个月。③根据补种时的年龄选择疫苗种类，3月龄至5岁使用DTaP，6~11岁使用吸附百白破疫苗（儿童用），年龄≥12岁使用吸附白破疫苗（成人及青少年用）。

10. 接种白破疫苗（DT）的注意事项及补种原则

①注意事项：6~11岁使用吸附白破疫苗（儿童用），≥12岁使用吸附白破疫苗（成人及青少年用）。②补种原则：＞6岁未接种白破疫苗的儿童，补种1剂；其他参照无细胞百白破疫苗的补种原则。

11. 接种麻风疫苗（MR）的注意事项

①满8月龄儿童应尽早接种MR；如果接种时选择用麻腮风疫苗（MMR），可视为完成MR接种。②MR可与其他的国家免疫规划疫苗按照免疫程序或补种原则同时、不同部位接种。③如需接种多种疫苗但无法同时完成接种时，则优先接种MR疫苗，若未能与其他注射类减毒活疫苗同时接种，则需间隔≥28天。④注射免疫球蛋白者应间隔≥13个月接种MR，接种MR后2周内避免使用免疫球蛋白。⑤当针对麻疹疫情开展应急接种时，可根据疫情流行病学特征考虑对疫情波及范围内的6~7月龄儿童接种1剂MR，但不计入常规免疫剂次。

12. 接种麻风疫苗的补种原则

①扩免前出生的≤14岁儿童，如果未完成2剂含麻疹成分疫苗接种，使用MR或MMR补齐。②扩免后出生的≤14岁适龄儿童，应至少接种2剂含麻疹成分疫苗、1剂含风疹成分疫苗和1剂含腮腺炎成分疫苗，对未完成上述接种剂次者，使用MR或MMR补齐。

13. 接种麻腮风疫苗（MMR）的注意事项及补种原则

接种麻腮风疫苗（MMR）的注意事项：满18月龄儿童应尽早接种MMR疫苗；MMR疫苗可与其他的国家免疫规划疫苗同时、不同部位接种，特别是免疫月龄有交叉的甲肝疫苗、百白破疫苗等；如需接种多种疫苗但无法同时完成接种时，则优先接种MMR疫苗，若未能与其他注射类减毒活疫苗同时接种，则需间隔≥28天；注射免疫球蛋白者应间隔≥3个月接种MMR，接种MMR后2周内避免使用免疫球蛋白。

MMR的补种原则：参照MR的补种原则；如果需补种两剂次含麻疹成分疫苗，接种间隔≥28天。

14. 接种乙脑减毒活疫苗（JE-L）的注意事项及补种原则

接种乙脑减毒活疫苗（JE-L）的注意事项：青海、新疆和西藏地区无免疫史的儿童迁居其他省份或在乙脑流行季节前往其他省份旅行时，建议接种1剂乙脑减毒活疫苗；注射免疫球蛋白者应间隔≥3个月接种JE-L。

JE-L的补种原则：扩免后出生的≤14岁适龄儿童，未接种乙脑疫苗者，如果使用乙脑减毒疫苗进行补种，应补齐2剂，接种间隔≥12个月。

15. 接种乙脑灭活疫苗的补种原则

扩免后出生的≤14岁适龄儿童，未接种乙脑疫苗者，如果使用乙脑灭活疫苗进行补种，应补齐4剂，第1剂与第2剂接种间隔为7~10天，第2剂与第3剂接种间隔为1~12个月，第3剂与第4剂接种间隔≥3年。

16. 接种A群流脑多糖疫苗（MPSV-A）或A群C群流脑多糖疫苗（MPSV-AC）的注意事项

①A群流脑多糖疫苗两剂次间隔≥3个月。②A群C群流脑多糖疫苗第1剂与A群流脑多糖疫苗第2剂，间隔≥12个月；A群C群流脑多糖疫苗两剂次间隔≥3年。3年内避免重复接种。③当针对流脑疫情开展应急接种时，应根据引起疫情的菌群和流行病学特征，选择相应种类流脑疫苗。④对于≤18月龄儿童，如已按流脑结合疫苗说明书接种了规定的剂次，可视为完成流脑疫苗基础免疫。⑤加强免疫应分别在3岁和6岁时各接种1剂流脑多糖疫苗。

17. 接种A群流脑多糖疫苗（MPSV-A）或A群C群流脑多糖疫苗（MPSV-AC）的补种原则

①扩免后出生的年龄≤14岁适龄儿童，未接种流脑疫苗或未完成规定剂次的，根据补种时的年龄选择流脑疫苗的种类；年龄<24月龄儿童补齐A群流脑多糖疫苗剂次。②年龄≥24月龄儿童补齐A群C群流脑多糖疫苗剂次，不再补种A群流脑多糖疫苗；补种剂次间隔参照本疫苗其他事项要求执行。

18. 接种甲肝减毒活疫苗（HepA-L）的注意事项及补种原则

接种甲肝减毒活疫苗的注意事项：甲肝减毒活疫苗不推荐加强免疫；注射免疫球蛋白者应间隔≥3个月接种HepA-L。

HepA-L补种原则：扩免后出生的≤14岁适龄儿童，未接种甲肝疫苗者，如果使用甲肝减毒活疫苗进行补种，补种1剂。

19. 接种甲肝灭活疫苗的注意事项及补种原则

接种甲肝灭活疫苗的注意事项：如果接种2剂次及以上含甲肝灭活疫苗成分的联合疫苗，可视为完成甲肝灭活疫苗免疫程序。

HepA-L补种原则：扩免后出生的≤14岁儿童，未接种甲肝疫苗者，如果使用甲肝灭活疫苗进行补种，应补齐2剂，接种间隔≥6个月；若已接种过1剂次甲肝灭活疫苗，但无条件接种第2剂甲肝灭活疫苗时，可接种1剂甲肝减毒活疫苗完成补种。

20. 国家免疫规划疫苗同时接种原则

①不同疫苗同时接种：现阶段的国家免疫规划疫苗均可按照免疫程序或补种原则同时接种，两种及以上注射类疫苗应在不同部位接种。严禁将两种或多种疫苗混合吸入同一支注射器内接种。②不同疫苗接种间隔：两种及以上国家免疫规划使用的注射类减毒活疫苗，如果未同时接种，应间隔≥28天进行接种。国家免疫规划使用的灭活疫苗和口服脊髓灰质炎减毒活疫苗，如果与其他种类国家免疫规划疫苗（包括减毒和灭活）未同时接种，对接种间隔不限制。③如果第一类疫苗和第二类疫苗接种时间发生冲突，应优先保证第一类疫苗的接种。

21. 流行季节疫苗接种的建议

国家免疫规划使用的疫苗都可以按照免疫程序和预防接种方案的要求，全年（包括流行季节）开展常规接种，或根据需要开展补充免疫和应急接种。

22. 人类免疫缺陷病毒（HIV）感染母亲所生儿童接种疫苗的建议

对于HIV感染母亲所生儿童的HIV感染状况分3种：①HIV感染儿童。②HIV感染状况不详儿童。③HIV未感染儿童。由医疗机构出具儿童是否为HIV感染，是否出现症状，或是否有免疫抑制的诊断。HIV感染母亲所生<18月龄婴儿在接种前

不必进行HIV抗体筛查，按HIV感染状况不详儿童进行接种。④除HIV感染者外的其他免疫缺陷、免疫功能低下或正在接受免疫抑制治疗者，不予接种减毒活疫苗。

六、新生儿预防保健相关问题与健康管理

1. 关注新生儿家庭延续护理保健计划

预防疾病远胜于治疗疾病，预防的关键之一是进行"有计划预防"。假如父母能为新生儿制订一个家庭延续保健计划，对新生儿的健康成长是非常有益的。

儿科专家提供十大儿童健康计划可供参考。①做好新生儿健康记录：许多慢性疾病如糖尿病、高血压、心脏病均有遗传因素，因此，若在新生儿的健康记录上加入上一代的疾病记录，待新生儿长大后，将是十分有用的资料。②体检和免疫记录：虽然越来越多的人都知道预防接种的重要性，但仍有不少人会因为忙碌而忘记为新生儿预防接种，若新生儿在外地出生，父母更应留意当地新生儿的预防接种计划。③生长及智力发展记录：应定期带新生儿到医院检查并记录新生儿的头围、体重、身高等生长指标，画在生长图表上，大多数小儿内分泌疾病都可从生长图表上显示出来。同时，父母还应细心观察新生儿的智力和体能发展，并记录下来。④正确的饮食习惯：对新生儿偏食、拒食、过度进食等问题，应及时进行纠正。⑤不要频繁更换医生：很多疾病的病症需要时间和连续观察才能显现出来，经常更换医生不利于医生掌握全面情况。⑥留意家居安全：家居摆设，应注意消除对新生儿的潜在危险，以防意外。⑦留意新生儿的心理发展：儿童的心理进程有两个关键时期，2~3岁和10~15岁，这两个时期儿童都有极强的反叛性，却又极需要父母的关怀和指导。⑧多进行户外活动：特别是居住在人口稠密的城市居民，有时应带子女到郊外接触大自然，多做运动和呼吸新鲜空气。⑨增加健康知识：多阅读有关的健康资料，万一婴儿（儿童）生病，容易和医生沟通，及时治疗。⑩多给婴儿（儿童）一些时间：尤其是双职工家庭，工作忙碌的父母更应该抽时间关爱子女。

2. 带新生儿去医院就医前家属应熟知的基本信息

①新生儿的主要症状是什么？令人担心的症状是什么？发热、咳嗽、呼吸困难或其他症状？这些症状是从什么时候开始的？多长时间出现一次？还有其他症状吗？②针对新生儿的情况家属采取过什么措施？有效果吗？③新生儿看上去怎么样？他是清醒的还是表现出困倦的？是高兴地玩耍还是哭闹不安？④新生儿以前有过跟目前类似的症状吗？⑤给新生儿吃药了吗？如果已经吃了，吃的什么药？

3. 新生儿疾病筛查的主要内容

实施新生儿疾病筛查可预防疾病的发生，提高出生人口素质。目前常规进行的新生儿疾病筛查包括甲状腺功能低下症、苯丙酮尿症（PUK）两种先天性疾病。另外，对于低出生体重儿在生后 4~6 周或矫正胎龄 32 周时进行眼底病变筛查，随诊直至周边视网膜血管化（一般要到生后 3~6 个月）；对患有严重疾病的新生儿筛查范围可适当扩大，检查由有足够经验和相关知识的眼科医生进行。

4. 新生儿听力筛查问题

听力障碍是较常见的生理缺陷，正常新生儿严重听力障碍的发生率为 0.1%~0.3%，高危新生儿听力障碍发生率可达 2.26%。通过听力筛查，可以早期发现、早期干预以达到有效预防聋哑和语言发育障碍的目的，因此听力筛查是十分必要的。新生儿一般是出生后 3~5 天进行筛查，时间可适当推迟。如果新生儿没有通过此次听力筛查，父母也不要担心，绝大多数新生儿在出生后 42 天复查时都能通过。若仍未通过，3 月龄时还可再复查一次，若新生儿最终被确诊为先天性听力下降，应在出生后 6 个月内采取康复措施并进行干预治疗。

5. 新生儿获得先天性免疫的途径

在母体的胎儿一边发育，一边建立自己的免疫系统，新生儿是带着先天性免疫来到这个世界的。先天性免疫包括机体防御屏障，还包括体内生物化学物质的抑菌和杀菌作用。①机体防御屏障是新生儿一出生就拥有的防止致病菌入侵的第一道防御屏障，它由皮肤及由黏膜覆盖的消化道、呼吸道、生殖道等组成，拥有抵抗细菌入侵的能力；②生物化学物质是由新生儿体内补体蛋白、吞噬细胞和自然杀伤细胞组成的先天免疫系统团队，通过相互间的合作，对入侵的致病菌做出快速而有力的反应。

6. 新生儿获取获得性免疫的途径

获得性免疫是指新生儿出生后获得的一系列免疫防御功能。获得性免疫主要有两种途径，一是新生儿接触到自然环境中的各种病菌而生病，二是通过人工预防接种。这两种途径都能让新生儿获得抵抗感染的能力，但所获得的抵抗力仅针对新生儿接触过的入侵病原起作用。

7. 如何增强新生儿的免疫力

母乳喂养是新生儿获得被动免疫物质的重要来源。母乳不仅含有各种适宜的营养成分，还有大量的免疫活性物质，尤其是在初乳中含量更高。如分泌型免疫球蛋白 A、乳铁蛋白、溶菌酶、双歧因子等。新生儿通过获得免疫活性物质，可以增加自身的抗感染能力，减少疾病的发生。在新生儿出生后 3~4 天，进食初乳的新生儿体内抗体可达到成人血清水平。有些新生儿出生后不能经口喂养，需要胃肠喂养时，应将产妇的初乳挤出后冰冻保存，等新生儿可以进食后再进食，以得到更多的免疫抗体。

没有母乳的新生儿可选用配方乳。配方乳是为了满足婴儿的营养需要，在奶中加入各种营养成分，以达到接近母乳的效果。配方乳中也添加了很多免疫成分，如核苷酸能保护肠道微环境，减轻新生儿腹泻的发病率。另外，配方乳中含有维生素A、维生素C、维生素E、锌，以及乳铁蛋白、酪蛋白多肽、牛磺酸等，都能提高新生儿的免疫力。

新生儿仍是许多传染病的高度易感者，因此，预防接种是抵抗致病菌、提高免疫力的有效方法，可以通过早期有效的预防接种来防止对新生儿危害最大的传染病的发生，如结核病、乙型肝炎等。

8. 新生儿是否需要心理护理

按照埃里克森心理社会发育的理论，0~1岁的婴儿应满足生理需要，家庭以母亲为中心按社会文化要求组成育儿方式，婴儿饥饿时要及时哺乳，尿布湿了要及时更换，使婴儿获得舒适安全的感觉。如果此时缺乏来自照护者的爱抚或照料不规律，就会产生不信任感及不安全感，以后就可能会出现情绪问题。因此，新生儿也需要心理护理。

9. 如何对新生儿进行心理护理

（1）多与新生儿对视：眼睛是心灵的窗户，被母亲多加关注的新生儿安静、易笑，易形成良好的性格。经常和新生儿进行目光交流，当父母发现新生儿在注视自己时，可以和他面对面地说话，引起他的注意，让他注视自己的脸，慢慢移动头的位置，设法吸引新生儿视线追随自己移动，此时新生儿会非常高兴。

（2）多与新生儿说话：当新生儿清醒时，可轻轻呼唤新生儿的名字，并对新生儿温柔地说话，经常听到父母亲切的声音会使其感到安全。虽然此时新生儿还不能应答，但新生儿会感受到初步的感情交流。通过使新生儿接受外界不同的声音，感官可以得到丰富的刺激，尤其是对语言的发育尤为重要。不过吸引新生儿听和看兴趣的同时，需要注意新生儿很容易疲劳，一般每次不要超过10分钟，以保证新生儿有充足的睡眠。

（3）多给予新生儿温柔地抚摸：温柔地抚摸会使关爱的暖流通过父母的手默默地传递到新生儿的身体、大脑和内心。这种皮肤的接触，对新生儿是极大的安慰，能使新生儿对父母产生亲切感、安全感，对新生儿的智力及心理发育起催化作用。

（4）其他：周到的日常护理，如按需哺乳等，尤其是母乳喂养，可以使新生儿获得生理上最大限度的满足，从而保持愉快的情绪。另外，舒适的环境、丰富的营养、充足的睡眠也发挥着重要作用。

10. 新生儿容易过敏的主要原因

①与肠道发育有关：成人的肠道皱襞正如没有缝隙的墙壁，大分子过敏原很难进入。而新生儿的完整肠道皱襞的形成大约需要 6 个月的时间，在这之前，过敏原会直接从肠腔进入血液，使新生儿出现过敏。②与免疫系统有关：新生儿的免疫调节系统功能还不完善，例如，新生儿受到牛奶、鸡蛋等大分子异体食物蛋白的刺激，就容易出现过敏。

11. 新生儿过敏的风险

近几年，新生儿过敏的发病率明显上升，婴幼儿发病率可达 20%，与父母的过敏状态有一定的相关性。父母均不过敏，新生儿患过敏的风险是 10%~15%；父母中有一方过敏，新生儿患过敏的风险是 20%~40%；父母双方均过敏，风险为 40%~60%；父母有相同的过敏表现，新生儿患过敏的风险可高达 60%~80%。

12. 纯母乳喂养的产妇食用易致敏的食物是否会造成新生儿过敏

产妇进食过敏性食物时，通过乳汁传给新生儿的可能性很小。因为食物在产妇体内有分解、代谢、消化的过程，而不是以食物的原型存于乳汁中。同时，过敏原对每个人都有个体性，产妇对某种事物过敏，新生儿不一定过敏。如果新生儿是过敏体质，特别是已经确诊有牛奶过敏，则需要产妇在医生的指导下避开含有牛奶蛋白的食物。

13. 怀疑新生儿过敏时，应去医院哪个科室检查

新生儿最严重的症状出现在哪个器官，就应该去哪个科室检查。如反复鼻炎就应到耳鼻喉科，湿疹就去皮肤科，哮喘到呼吸科，少数医院有专门的变态反应科，但不是每个医院都有。医生会根据新生儿的症状做出分析和治疗。

14. 新生儿过敏是否可以根治

过敏和上呼吸道感染类似，一次治好了，如果再接触到相应病毒，仍然会再次发病。如果说要根治，只能让新生儿不接触到过敏原，或是通过治疗使新生儿身体逐渐耐受。过敏的新生儿，治疗一般通过脱敏治疗或药物治疗两种方法。脱敏治疗是通过注射变应原（如花粉变应原、螨虫变应原），改变新生儿免疫系统的病理状态，使其调整到接近正常人的水平，使新生儿产生针对变应原的抵抗能力。

七、新生儿黄疸相关问题与健康管理

（一）新生儿黄疸及表现

新生儿黄疸是指新生儿期间，胆红素代谢异常，引起血中胆红素水平提高，出现以皮肤、黏膜及巩膜黄疸为特征的疾病，可分为生理性黄疸和病理性黄疸。

黄疸程度不一，轻度仅限于面颈部，巩膜微黄；中度表现为全身皮肤、巩膜出现黄染，淡黄色至橘黄色；重度可延及全身皮肤、巩膜成金黄色，手心、脚心黄染。新生儿黄疸是新生儿时期的常见症状之一，尤其是早期新生儿。重者可产生胆红素脑病，导致中枢神经受损，引起死亡或严重后遗症。故应加强对新生儿黄疸的观察，尽快找出原因，及时治疗，以免延误病情。

（二）新生儿易出现黄疸的原因

很多新生儿在出生后几日内都会出现黄疸（皮肤、黏膜呈黄色）。在成年人和儿童身上，如果出现黄疸，多为疾病引起，这与新生儿黄疸出现的原因有所不同。大部分新生儿黄疸是生理现象，父母发现新生儿出现黄疸后需要区分是生理性还是病理性并区别对待。

新生儿容易出现黄疸的原因主要为以下几种。

1. 胆红素产生相对过多

胎儿在子宫内的低氧环境中生活，红细胞数相对较多。胎儿红细胞寿命较短（70~100天，正常人为100~150天），出生后开始用肺呼吸，血氧分压升高，过多的红细胞迅速破坏，红细胞死亡、破裂后释放出的胆红素约为 65.0μmol/L（3.8mg/kg），新生儿每日生成胆红素约为 145.4μmol/L（8.5mg/kg），相当于成人的2倍多，因此，新生儿肝脏代谢胆红素的负荷大于成人。

2. 胆红素与白蛋白联合运送的能力不足

新生儿在出生后的短暂阶段，有程度不同的酸中毒，影响胆红素与白蛋白联结的数量。早产儿血中白蛋白偏低，更使胆红素的联结运送延缓。

3. 肝细胞摄取非结合胆红素的能力差

新生儿肝细胞内 Y 蛋白及 Z 蛋白含量低（只有成人的5%~20%），在出生后的第5天才逐渐合成。这两种蛋白具有摄取非结合胆红素，即转运至滑面内质网进行代谢的功能，由于 Y 蛋白、Z 蛋白的合成不足，影响了肝细胞对非结合胆红素的摄取。

4. 肝脏系统发育不成熟

新生儿肝脏的葡萄糖醛酸转移酶和尿苷二磷酸葡萄糖脱氢酶（UDPG 脱氢酶）不足或受抑制，不能将非结合胆红素（不能从身体中排泄出去）转变为结合胆红素（可从身体排泄出去），以至非结合胆红素潴留血中而发生黄疸。此类酶在生后1周左右才开始增多，早产儿则更晚。

5. 肠-肝循环增加

新生儿出生后前几日，肠道内正常菌群尚未建立，因此，随胆汁进入肠道的结合胆红素不能被还原为粪胆原。此外，新生儿肠道中有较多的 β-葡萄糖醛酸苷酶，能将结合胆红素水解为非结合胆红素，后者被肠黏膜吸收，经门静脉返回肝脏，这是新生儿肠－肝循环的特点。其结果是使肝脏代谢胆红素的负担增加，导致非结合胆红素潴留血中。

由于上述原因，新生儿在摄取、结合、排泄胆红素的能力仅为成人的1%~2%，因此极易出现黄疸，尤其当新生儿处于饥饿、缺氧、胎粪排除延迟、脱水、酸中毒、头皮血肿或颅内出血等状态时，黄疸加重。

（三）生理性黄疸与病理性黄疸的区别

1. 生理性黄疸

足月儿生理性黄疸多在出生后的2~3天出现，4~5天达到高峰，足月儿在2周内可消退，早产儿由于血浆白蛋白偏低，肝功能更不成熟，黄疸程度较重，消退时间也较长，可延长到3~4周。生理性黄疸的新生儿粪便色黄，尿色不黄，一般无症状，若胆红素较高，可有轻度的嗜睡或食欲缺乏。

2. 病理性黄疸

出生后24小时即出现黄疸，黄疸程度重，血清胆红素高，持续时间较长（足月儿＞2周、早产儿＞4周），甚至继续加深加重、消退后重复出现或生后1周至数周内才开始出现黄疸，均为病理性黄疸。

对年轻的父母来说，很难判断新生儿的黄疸是生理性还是病理性的。因此，当新生儿出现黄疸后，最好去医院，让医生对新生儿进行全面检查，以明确诊断。

（四）引起病理性黄疸的主要因素

1. 感染因素

（1）新生儿肝炎：大多为胎儿在宫内感染病毒所致，以巨细胞病毒最常见，其他为乙型肝炎病毒、风疹病毒、单纯疱疹病毒、梅毒螺旋体、弓形体等。感染可经胎盘传给胎儿或在通过产道分娩时被感染。常在生后1~3周或更晚出现黄疸，病重时粪便色浅或灰白，尿色深黄，患儿可有厌食、呕吐的症状、肝脏轻至中度增大。

（2）新生儿败血症及其他感染：由细菌毒素的侵入使红细胞的破坏加快、损害肝细胞所致。

2. 非感染因素

（1）新生儿溶血症：新生儿ABO溶血和Rh溶血可造成病理性黄疸。胎龄较小的早产儿有时血清胆红素不高，但也有并发胆红素脑病的危险，应予以注意。

（2）胆道闭锁：目前已证实多是由于宫内病毒感染所导致的出生后进行性胆管炎、胆管纤维化和胆管闭锁。多在出生后2周开始出现黄疸并呈进行性加重；粪色由浅黄转为白色，肝进行性增大，边硬而光滑；肝功能改变以结合胆红素增高为主。3个月后可逐渐发展为肝硬化。

（3）母乳性黄疸：临床表现为母乳喂养的新生儿出现黄疸，足月儿多见，黄疸出现时间晚，在生理性黄疸发生的时间范围内，也可在生理性黄疸减轻后又加重，血清胆红素峰值可高于生理性黄疸，消退时可晚于生理性黄疸。母乳性黄疸常在出生后7~14天出现，可持续至6~12周消退。新生儿一般情况良好，食欲好、粪便色黄、尿色不黄、不影响生长发育、肝脏不大、肝功正常、无肝病及溶血表现。

（4）遗传性疾病：红细胞葡萄糖6-磷酸脱氢酶（G6PD）缺陷在我国南方多见，核黄疸发生率较高；其他如红细胞丙酮酸激酶缺陷病、球形红细胞增多症、半乳糖血症、α_1-抗胰蛋白酶缺失症、囊性纤维化等。

（5）药物性黄疸：如由维生素K_3、维生素K_4、新生霉素等药物引起者。

（五）新生儿黄疸就医的时机

病理性黄疸不论何种原因引起，不积极治疗均可引起胆红素脑病，其预后差，重症者死亡率高，轻症者虽然存活，但常遗留听力下降、眼球运动障碍、手足徐动、牙釉质发育不良、智力落后等神经系统损害。应尽早发现，并进行早期干预。家属一旦怀疑新生儿有病理性黄疸的可能，或分不清是病理性还是生理性黄疸，应该立即就医，让医生帮助判断，以免延误治疗，避免胆红素脑病的发生。

（六）胆红素脑病的特点

新生儿胆红素脑病又称核黄疸，是指出生1周内，胆红素中的间接胆红素通过血-脑屏障进入脑内，并沉积在脑神经核，引起胆红素脑病，新生儿可出现嗜睡、拒奶、反应差，严重时头后仰，出现频繁抽风，甚至死亡，侥幸存活者常留有后遗症，如手足徐动、眼球运动障碍、牙釉质发育不全、智力低下等。因此，当新生儿出现黄疸时，千万不要掉以轻心，要及时诊断，积极治疗。

感染是造成新生儿胆红素脑病最主要的因素，比例高达48.68%。由于新生儿机体免疫系统还不完善，很容易出现各种感染，而感染和发热又是导致新生儿胆红素水平升高的一个重要因素。围生期因素也是引发新生儿胆红素脑病的另一个重要因素，尤其是早产儿机体消化系统功能尚未完全发育成熟，出生后一段时间无法进食或进食量很少，不利于肝酶活性的提高，反而由于肠肝循环量增加而导致胆红素水平升高。

八、新生儿常见疾病的预防与健康管理

在新生儿成长的过程中，常需要父母悉心照顾。尤其是新生儿患有疾病后，因疾病的影响会使新生儿出现不安、烦躁、哭闹等表现，父母应熟悉新生儿的常见症状和疾病，及早预防，一旦发生，有针对性地给予护理。

（一）发热

1. 新生儿的正常体温

新生儿的正常体表温度为36~37℃。不显性失水过多可导致热的消耗增加，适宜的环境相对湿度为55%~65%。环境温度过高、进水量小及散热不足，可使新生儿体温升高，发生脱水热。

2. 给新生儿量体温时的注意事项

①新生儿下午的体温通常较清晨稍高一点，若需记录新生儿的体温，可以选择新生儿每日起床后、洗漱前或傍晚等固定的时间进行测量，每日3次。②若新生儿出现发热现象，父母应在新生儿就医时，将记录的新生儿的发热日期、时间、温度变化、发热频率、时间及相关症状等资料提供给医生，作为病情判断的参考。③不宜使用口表给新生儿测体温，因为新生儿太小，不会配合，易造成危险。

3. 如何处理新生儿体温升高

体温升高是新生儿常见的一种症状。正常新生儿的肛温为36.5~37.5℃；腋温较肛温稍低，为36~37℃。当新生儿腋温超过37.2℃或肛温超过37.8℃时，称为发热。腋温为37.5~38℃称为低热；38.1~39℃称为中等热；39.1~41℃称为高热；41℃以上称为超高热。新生儿对高热耐受性差，当体温超过40℃时间较长时，会产生惊厥和永久性脑损伤。因此，当新生儿体温高于38℃并不断上升时，应及时到医院就医。

新生儿发热时应针对病因及早治疗，若体温较高，应以物理降温为主，同时查找发热的原因。若环境温度过高，则可调整环境温度不要高于30℃，新生儿居室温度以22~24℃为宜，若室内温度过高，应设法降低室温。常用的物理降温法是头部枕冷水袋，当体温超过38.5℃时，可用温水浴或温水擦浴，水温为33~35℃，擦浴部位为前额、四肢、腹股沟及腋下。忌用乙醇擦浴，防止体温急剧下降，甚至低于35℃，反而造成不良影响。脱水热时及时补充水分，宜喂5%或10%的糖水，必要时静脉补液。伴有感染者，应针对病原体选用适当的抗生素治疗。各种退热药如阿司匹林、非那西汀等在新生儿期易产生毒性作用，或药物剂量稍大，易引起虚脱，新生儿应慎用。引起发热的原发疾病不同，应寻找原因对症治疗。

4. 分析引起新生儿发热的原因

新生儿发热的原因很多，一般分为非感染性发热和感染性发热。

（1）非感染性发热：①环境温度过高或衣着过多，体温中枢调节失衡，在热环境中，尤其是夏季室内环境温度接近30℃时，体温升高。生后2~3天因母乳不足，摄入水分较少，环境温度较高，可发生脱水热。冬季衣被捂盖过多，可引发捂热综合征而发生过高热。发生新生儿脱水热后，新生儿表现为体温升高、烦躁、哭闹、周身皮肤潮红和少尿，经适当降低环境温度或松开包被、补充水分后，体温便可降至正常。②散热障碍，由于广泛性鱼鳞病、广泛性皮炎、无汗腺症或包裹太严过厚所致的散热障碍等。若新生儿先天性外胚层发育不良，可长期发热。③疾病影响，如白血病、血管内栓塞、烧伤、骨折、血肿、胸腔或腹腔内血液的吸收等。若新生儿出现核黄疸、颅内出血后遗症等均可引起发热。④生物制剂或药物反应，如血清、菌苗、异体蛋白或某些药物（如磺胺类、巴比妥类等）过敏。

（2）感染性发热：新生儿发热的主要原因是由感染造成的，如产前感染、羊膜早破、不洁的阴道检查等，多于出生后1~2天即出现发热。产后感染多发生在生后1周左右，多种细菌（大肠杆菌、肺炎双球菌、金黄色葡萄球菌、溶血性链球菌、鼠伤寒杆菌及其他沙门杆菌等）或多种病毒（肠道或呼吸道病毒）感染均可导致高热。各种感染导致体温升高，除发热症状外，还伴有感染中毒症状，如面色发灰、反应低下、进食减少、哭声低弱等。如果是肺炎引起，有气急、发绀、呛奶和口吐泡沫等；如果是脐部感染，可发现脐炎等。随着原发感染疾病不同，新生儿发热有相应症状和体征改变。神经系统感染、消化系统感染、泌尿系统感染、败血症等，除有发热、感染中毒症状外，还有相应的临床表现。但应注意在严重全身性感染时亦可不发热，反而出现体温不升。

（二）腹泻

1. 腹泻病

腹泻病是一组由多种病原体、多种因素引起的以大便次数增多或大便形状改变为特点的消化道综合征，是新生儿常见的疾病之一。

2. 母乳性腹泻

母乳性腹泻即由于母乳喂养引起的腹泻。当发生腹泻时，应该首先排除疾病的可能。事实上，母乳性腹泻具有明显的特点，这种腹泻一般每天大便3~7次，大便呈泡沫稀水样，气味有特殊的酸臭味，大便稀、微绿，有泡沫和奶瓣，有时甚至还带有条状的透明黏液。腹泻时没有发热，婴儿没有明显的痛苦与哭闹，大便化验无感染证据，一般没有其他症状。婴儿精神活泼，食欲良好，虽腹泻病程较长，但体重增长每10天在300g左右。如果腹泻时间过长，则有可能导致生长停滞、营养不良等严重后果，需要及时治疗。

母乳性腹泻也与产妇的健康和饮食有关。部分产妇在产后存在胃肠道疾病，或者在母乳喂养过程中产妇摄入过多寒凉性食物，这些食物均会导致产妇肠胃不能完全分解、消化所食用的食物，而这些食物中未完全分解、消化的蛋白质随之进入乳汁，新生儿进食母乳后就容易发生腹泻。

3. 常见的护理误区

①腹泻不需要就医。一些家长认为腹泻是小毛病，自己给新生儿吃点药就会好，不必去医院。但若治疗不当，将会导致慢性腹泻、营养不良，严重影响新生儿的健康与发育。因此，当新生儿出现腹泻，只要大便次数增多、大便质地明显改变或新生儿出现持续哭闹、拒绝进食、发热等，就须立即带新生儿去医院就诊。②腹泻必须禁食。夏季腹泻的原因以感染最为常见，另外新生儿胃肠功能不完善，对母乳或某些配方乳过敏也会引起腹泻。部分家属一看见新生儿腹泻，就认为"吃了就拉，不吃不拉，少吃少拉，多吃多拉"，便自作聪明地对新生儿实行"禁食"。殊不知腹泻时，未被病菌影响的部分肠道并未丧失消化能力，倘若完全禁食，饥饿状态反而会增加肠蠕动，使腹泻加重，导致新生儿发生营养不良或生长停滞。因此，对新生儿应继续母乳喂养或稀释牛奶喂养 2~3 天，随后逐渐增加喂哺量。新生儿腹泻时，需在医生诊断明确及指导下合理、足量、规范地使用抗生素。④腹泻必须止泻。新生儿发生腹泻，适当用止泻药，可以防止体液过多损失，预防并发症。但因腹泻是多种疾病共有的症状，因而在治疗时应针对病因用药，不应一见腹泻就立即用止泻药。止泻药滥用，不仅不会治愈腹泻，还会因止泻药抑制体内毒素的排出而使病情加重。⑤腹泻必须输液。腹泻大多起病急，频繁腹泻会使体内的水分和营养素迅速丢失，造成急性脱水。而水是维系生命的重要物质，年龄越小，水分占体重的比例越大。新生儿丢失相当于体重 5% 的水分，即可出现脱水症状（精神萎靡、烦躁、无力、尿量减少、皮肤弹性差等）；超过 15% 就会出现抽搐、昏迷，危及生命。按照病情，普通腹泻症状只需口服补充水分，而频繁腹泻出现脱水症状的新生儿需要补液，目的不是止泻，还要补充水分。家属此时应继续让新生儿进食，尤其要注意摄入液体。只有早期预防，及时纠正脱水，新生儿才能尽早恢复健康。

4. 新生儿容易腹泻的原因

①与新生儿生理特点相关。第一，新生儿的消化系统发育尚不成熟，胃酸、消化酶分泌少，酶活力偏低，不能适应食物质和量的变化。第二，新生儿水代谢旺盛，对缺水的耐受力差，一旦失水容易发生体液紊乱。第三，婴儿时期神经、内分泌、循环及肝肾功能发育不成熟。因此，新生儿易发生消化道功能紊乱。

②新生儿生长发育快，需要的营养物质相对较多，且食物以液体为主，进入量较多，可加重胃肠道负担。③新生儿机体防御功能差。婴儿胃酸偏低，胃排空较快，对进入胃内的细菌杀灭能力较弱。肠黏膜免疫的防御反应、口服耐受机制均不完善。④肠道菌群失调，正常肠道菌群对入侵的致病微生物有拮抗作用。新生儿出生后尚未建立正常肠道菌群，改变饮食使肠道内环境变化，或者滥用广谱抗生素，均可使肠道正常菌群平衡失调而患肠道感染。⑤母乳中含有大量的体液因子、巨噬细胞和粒细胞、溶菌酶、溶酶体，有很强的抗肠道感染作用，但人工喂养的新生儿不能从配方乳中获得这些物质，且配奶过程中配方乳与奶具易受污染，所以人工喂养的新生儿肠道感染发生率明显高于母乳喂养的新生儿。

5. 新生儿腹泻的常见表现

腹泻主要由饮食不当或肠道内、外感染所致。通常情况下，母乳喂养的新生儿比人工喂养的新生儿每日大便的次数会多1~2次，且为黄绿色糊便，而人工喂养新生儿的大便为黄色成形便。当腹泻时，大便的次数、水分均会增加，颜色会变成绿色且气味酸臭。

主要表现如下。①轻度腹泻：大便次数每日5~6次，多至10余次，可伴有轻微发热或呕吐。颜色呈黄绿色、有白色小块，带黏液且呈蛋花汤样，并伴轻微腹胀、肠鸣音亢进。患儿精神、饮食尚好或略减，体重不增或略降，无脱水。②中度腹泻：每日大便10余次，稀水便、气味酸臭，可能伴有中度发热。③重度腹泻：每日大便8~15次，较频繁，呈水样、量多、有酸臭味，同时出现烦躁、嗜睡、萎靡，甚至昏迷、惊厥、血丝黏液便、前囟门凹陷、皮肤及嘴唇干燥等。部分新生儿可出现明显脱水、酸中毒、电解质紊乱，如低钾或低镁等。

6. 如何预防新生儿腹泻

①注意饮食卫生，配奶前应注意洗手。奶具应每日煮沸消毒一次，每次用完后及早洗净，下次用时须用开水烫一下。使用时，不可用不洁净的手触摸，尤其是奶嘴部分。当奶嘴不通时，家属切勿用嘴去吸通后给新生儿喂食，以防致病菌传播。②提倡母乳喂养，母乳最适合新生儿的营养需要和消化能力。③平时应加强户外活动，提高新生儿对自然环境的适应能力，增强体质，提高机体抵抗力。④日常生活中应防止新生儿过度疲劳、受惊吓或精神过度紧张，避免不良刺激。⑤家庭成员中有腹泻者不可接触新生儿，避免交叉感染，感染性腹泻易引起流行。⑥气温突然变化时腹部受凉，可使肠蠕动增加而引起腹泻，天气寒冷时应注意保暖。

7. 新生儿腹泻时重点观察的内容

①观察体温变化：新生儿腹泻时，体温方面的反应主要是发热，大多是中度

发热，常见于由大肠杆菌、空肠弯曲菌、痢疾杆菌、沙门菌、轮状病毒、肠道病毒等引起的腹泻。发热可早于腹泻或在腹泻刚开始时发生，同时新生儿还表现为不爱玩、不愿吃奶、哭闹等。②观察精神状态：重点观察新生儿是否有精神萎靡、嗜睡、抽搐、惊厥、昏迷等症状。一般轻度腹泻不会出现以上症状。一旦出现上述症状，应及早就医。③观察大便形状、次数：腹泻通常是稀便、水样便、蛋花样便、黄绿色便或便中有少量黏液。若新生儿腹泻次数多、排便量大、失水多，有可能会出现脱水症状，此时应及时静脉补液，防止发生酸中毒。

8. 新生儿腹泻的主要治疗措施

腹泻的治疗原则：调整饮食，预防和纠正脱水；合理用药，加强护理；预防并发症。

常使用的肠黏膜保护剂，如蒙脱石散，可以吸附病原体和毒素，维持肠细胞的吸收和分泌功能，与肠道黏液糖蛋白相互作用可增强其屏障功能，避免病原微生物的攻击。有些与肠道菌群失调有关的腹泻可服益生菌调节，如双歧杆菌等，有利于恢复肠道正常菌群的生态平衡，抑制病原菌的定植和侵袭，控制腹泻。

若腹泻时伴有发烧、呕吐等症状，可能是肠炎引起的，建议在医生指导下用药。细菌和病毒感染都可能引起肠炎性腹泻，需要根据相关检查判断。病毒性腹泻若误用抗生素，则可扰乱胃肠道正常菌群，加重腹泻。上呼吸道感染引起的腹泻，应针对原发病积极治疗。

（三）湿疹

1. 新生儿湿疹

湿疹是指由多种因素引起的真皮和表皮的炎症，是一种婴幼儿时期常见的变态反应性皮肤病。中医称湿疹为奶癣，多好发于婴幼儿，实际上奶癣并不是癣，它既可以是发生在婴幼儿时期的湿疹，也可以是异位性皮炎的早期表现。临床表现为对称性、多形性、复发性和瘙痒剧烈等特点，新生儿患湿疹后时常因瘙痒而哭闹不休。

2. 易患湿疹的原因

湿疹多发生于遗传过敏性体质的新生儿，接触某些物质（如轻度刺激性食物）及流涎、喂食溢出等的连续刺激和摩擦等极易引发。湿疹也可与摄入牛奶蛋白过敏有关，常合并消化不良、胃肠道功能障碍，并出现便秘或腹泻等消化系统症状。

3. 湿疹的主要表现

①湿疹好发于头面部，尤其是头顶和两颊部，常呈对称性，重者可波及四肢和躯干等其他部位。②皮疹颜色潮红，常呈片状出现形成红斑，大多数如针尖至粟粒大小丘疹，或上覆磷屑，主要局限于两颊部。渗出糜烂性湿疹是在红斑丘疹

的基础上出现水疱、糜烂、渗出、痂皮，时轻时重，大多见于颜面、额部、两颊、下颌，过度肥胖的新生儿在耳后、颈围、肘窝可发生，湿疹呈腻性和粘连性，为黄褐色，也可见于眉弓部。皮损持久存在时，有可能继发念珠菌及细菌感染。③自觉瘙痒，新生儿表现为哭闹不安，睡眠不宁，易醒。

4. 湿疹的主要影响

新生儿湿疹比较多见，湿疹发生后一定要积极治疗。家属既不能认为新生儿不用治疗，也不可过于紧张造成自身压力过大、情绪急躁。湿疹只要接受正规的治疗，一般都能治愈。因湿疹发病容易反复，所以家属应耐心护理，并针对病因、诱因有效预防，尽可能避免湿疹的发生。

5. 患湿疹后是否需要去医院

家属发现新生儿湿疹时，应及时送新生儿到医院接受湿疹的正规治疗，不可在家随意使用各种药物，以防治疗措施不当，使新生儿继发细菌感染或出现色素沉着，更不可随意给新生儿使用抗生素和激素。

6. 如何预防新生儿的湿疹

预防新生儿湿疹的发生，要从新生儿饮食、衣着、用物、皮肤、环境五方面加强管理。

（1）饮食方面：提倡母乳且按需喂养新生儿。产妇饮食应注意忌性食物辛辣、刺激，少食鲜虾及其他海产品，以及蛋类食物。平时宜注意限制新生儿糖分的摄入，避免喂养过量，保持大便通畅，维持良好的消化功能。若已发现因食用某种食物出现湿疹，应该尽可能避免再次进食这些食物。

（2）衣着方面：家属应为新生儿选用舒适、清洁、柔软、宽松的纯棉制品衣物，不宜选择过厚衣被，包裹避免过紧，特别是内衣应选择浅色、柔软的纯棉布制品。被子最好也是纯棉的，尽量不用皮毛、化纤制品，减少刺激。

（3）用物方面：衣物、枕头、被褥等应经常更换，保持清洁干燥。为新生儿准备专用洗衣盆，衣服洗完后最好是在阳光下暴晒几个小时或用开水烫一下再晾晒。

（4）皮肤方面：最好用温水洗浴，水温以37~39℃为宜，不宜过热，避免使用去脂强的碱性洗浴用品，选择偏酸性的洗浴用品。护肤品选择低敏或抗敏制剂类产品，使用之前最好进行皮肤敏感性测定，以了解皮肤对所用护肤用品的反应情况，及时预防过敏的发生。同时，选用吸水性强、质地松软的纯棉尿布或尿不湿，大小便后及时更换，以免对新生儿的皮肤产生不良刺激。

（5）环境方面：保持房间通风透气，空气新鲜。家中尽量不铺地毯、不养宠物、不种植花草等，防止新生儿接触粉尘、花粉、螨虫等易致过敏的物品。

7. 新生儿湿疹的居家护理

（1）积极寻找发病原因：在医生指导下，积极寻找和去除发病原因，如口水侵蚀处皮肤易患湿疹，应尽可能减少口水对皮肤的刺激等。

（2）皮肤护理：应尽可能减少水洗患处，不用热水、肥皂水擦洗，不滥用不适当的外用药物。新生儿若搔抓湿疹处皮肤，应适当约束双手，并采取相应的保护措施，如戴上手套或用袜子包裹小手。勤剪指甲，以免新生儿抓伤患处加重病情。选用吸水性强、质地松软的纯棉尿布或尿不湿，大小便后适时更换并清洗，防止排泄物对婴儿娇嫩的皮肤产生不良刺激。

（3）注意饮食：母乳喂养能有效降低新生儿的过敏程度，故积极提倡母乳喂养，且按需喂养。同时，母亲应注意限制辛辣刺激性食物，暂停进食鲜虾及其他海产品及蛋类食物。若是人工喂养，新生儿最好选择低敏配方乳，食用的牛奶或其他蛋白质食品必须完全煮沸，以有效减少食物的抗原性，降低过敏的发生。若已经发现食用某种食物后会出现湿疹，则应尽可能避免再次食入这些食物。

（4）环境适宜：室内舒适、清洁、空气新鲜，避免日光、冷、热对皮肤的刺激，以免使湿疹痒感加重。

（5）药物护理：给新生儿涂抹药物时动作宜轻柔，应先用温凉开水（水温不可过热）对皮损部位进行清洁，不可强制剥脱渐退的痂皮，且可采用棉签蘸取药物外涂，减少对皮肤的刺激。新生儿头部有皮损时，建议将头发先剪去再外用药物。如若外用中药，药物的温度不可太高，且药液须过滤后再使用，否则药物的药渣会刺激湿疹处皮肤，导致瘙痒加重。

（6）患病期间，湿疹新生儿不可接种任何疫苗，更不能频繁出入公共场所，避免接触其他患有病毒感染性疾病的患者。

8. 新生儿湿疹的主要治疗方法

（1）一般疗法：首先，尽量寻找病因，杜绝致敏源，避免刺激。其次，注意皮肤清洁卫生，不用热水或肥皂水擦洗湿疹处皮肤，且不滥用药物。最后，禁食刺激性食物，避免致敏和不易消化的食物，注意观察饮食与疾病间的关系。

（2）局部治疗：在湿疹初期，仅有潮红、丘疹或少数水疱、无渗液，此时应缓和消炎，避免刺激，可用2%~3%的硼酸水湿敷或具有止痒作用的炉甘石洗剂外涂。对水疱糜烂、渗出明显者，可选用防腐收敛药物湿敷，促进表皮恢复。常用的收敛药物有复方锌铜溶液、2%~3%石硼酸水、0.5%醋酸铅或醋酸铝溶液。在湿疹末期（即脱屑期），若处理不当，可使病情迁延复发或转为慢性。治疗原则为避免外界刺激，促进角质增生，消除残余炎症，可应用清凉软膏、黄连软膏或一般乳剂外涂保护皮肤。

（3）皮质激素药物的使用：轻症或范围小的湿疹可选择糖皮质激素短时间治疗。大面积或反复发作的湿疹，若频繁大量或长期应用含糖皮质激素的药物，会出现全身和皮肤局部的副作用，比较突出的是药物依赖性皮炎和反跳性皮炎，所以应尽量避免较长时间或短期大剂量外用糖皮质激素。

（4）抗生素的使用：若湿疹新生儿出现发热、皮肤红肿加重、黄色脓性分泌物流出或淋巴结肿大等情况，提示湿疹已合并感染，应选择合适的抗生素治疗。

（5）中医治疗：中医认为新生儿湿疹是胎中遗热、遗毒或饮食失调、内蕴湿热、外受风湿热邪而致。由于婴幼儿服药不便，且皮肤娇嫩，故治疗以外用为宜，选药宜慎，避免损伤皮肤，导致不良反应。

九、新生儿其他常见问题与健康管理

1. 新生儿哭闹的主要原因

对新生儿来说，哭是其唯一的语言，是新生儿与父母交流的一种方式，新生儿可以用哭声表达各种需求。①生理需求的哭：往往由于饥饿造成，父母可以通过喂哺的量和吃奶的间隔时间来判断新生儿是否饿了，也可以从新生儿的睡眠时间来判断他是否吃饱。对于新生儿来说，大部分时间他都在睡觉，如果吃饱了，他们会安静的睡上两三个小时，醒后精神愉快，如果没吃饱，新生儿睡一会就会醒，会哭闹需要进食。另外，新生儿如果大小便了，也会用哭声提醒父母该给他换尿布了。新生儿感觉不舒服时，如太热或太冷，也会用哭声吸引父母的注意。②心理需求的哭：新生儿出生后，从母亲子宫既宁静又暖和安全的环境突然来到充满空气且明亮的世界，开始会十分不习惯，容易受到外界的惊吓。这时父母温暖的怀抱可以使新生儿感到安全温暖，感到满足和喜悦，这对新生儿的身心发育也十分重要。一般情况下，通过和新生儿面对面地交流，说话或用手进行安抚，新生儿就会停止哭闹。③病理原因的哭：假如新生儿的哭声比平时尖锐激烈，表情非常痛苦，同时伴有握拳、蹬腿、烦躁不安等表现时，排除生理因素后，父母不管如何抱新生儿也无法停止哭闹，那新生儿就可能生病了。不会说话的新生儿用肢体语言和哭声来表达身体的不适。病理原因的哭闹不安可以考虑感冒、肠痉挛、肠套叠、中耳炎等。此时父母应密切观察新生儿的其他表现，尽早做出正确的判断。

2. 如何安抚新生儿的哭闹

①稳定情绪，坦然面对：父母和新生儿的情绪可互相感染，当新生儿哭闹时，父母不要因此惊慌失措或发脾气。如果父母表现出不耐烦、烦躁或紧张，新生儿可能会哭得更厉害。②抱在怀中安抚：有时新生儿哭闹有可能仅仅是因为皮肤饥

饿，想从父母的搂抱中获得安全感，消除不安，得到安慰。父母不要置之不理，抱一会后再将新生儿妥善安置在小床上。③用温柔的话语：让新生儿感到信赖感，减少恐惧。

3. 新生儿为何经常吃手

不少新生儿有吃手的习惯，我国民间有的地方把新生儿的手用布裹起来或戴上手套来防止新生儿吃手，其实不用这样，胎儿在宫内的时候就有吃手的习惯，这并不是什么疾病或者不良习惯，还有助于提高新生儿的手口协调能力，这是新生儿开始练习身体各部分协调能力的第一步，专家认为吃手有利于今后发展手的技巧，也为其今后手眼的协调奠定了基础。所以，只要新生儿不抓破自己的脸，不必过于在意。指甲太长可剪短一些，每日保持新生儿的小手清洁就好。

4. 新生儿的"罗圈腿"

新生儿出生时远端肢体肌肉相对发育较差，臀大肌较小，其自然体位是上肢与躯干略呈"W"形，看上去腹部有些膨胀，而下肢与臀部呈"M"形，其活动度为120°~140°。这主要是由于新生儿习惯了在母体的姿势，即使出生后他们也会习惯性地将腿弯曲起来，这种自然的体位很适合新生儿活动和正常生长发育，与常说的"罗圈腿"有根本的区别。罗圈腿也就是"O"形腿，医学上成为膝内翻，是因为缺少维生素D导致的佝偻病引起的骨质疏松，最终导致下肢不能支撑整个身体的重量而出现腿部变形。

5. 新生儿的"蛙足"和"斗鸡脚"

胎儿在孕妇的子宫内总是低着头，蹬着腿，如果出生后还保持这个姿势，就会导致足部暂时性的变形，有些家属见了会担心，担心新生儿足型不美观，影响走路，较常见的有"蛙足"型和"斗鸡脚"型。"蛙足"指仰脚，脚背能贴着脚腕。"斗鸡脚"指小腿垂着，拇指向里翻。从外观上看不正常，但活动起来却很容易恢复正常，所以称为胎位性假性畸形足。一般情况下，"蛙足"和"斗鸡脚"在出生3~4个月后就能恢复正常，不会留有后遗症。即使不消失，也不会对新生儿的健康有影响，所以家长不必过分担心。为了帮助新生儿早日恢复健康，家属可以每日帮助新生儿把脚恢复到正常位置，蛙足者把脚板朝下，斗鸡脚则掰平脚后，再略向外翻，每日活动10~20次，效果很好。一旦发现变形足，矫正时不能恢复原状，就要去医院检查，看是否有畸形的可能。给新生儿矫正足型时千万不可强行用力，以免带来不必要的伤害。

6. 不能捆住新生儿的手脚

如果捆住新生儿的手脚，即把新生儿的胳膊和腿人为拉直，然后用布或小被子包好，最后用一条带子从外面捆上，强迫新生宝宝处于"1"字形状态，会使肌肉长时间一动不动，血液循环受阻，这样不仅限制了新生儿的自由活动和正常呼吸，而且严重影响新生儿的正常发育。

新生儿出生时髋臼相对较大并且较浅，在髂骨、坐骨和耻骨之间形成一个"Y"形骨骺结构，约1/3的新生儿出生时股骨头位于髋臼之外，因此髋关节容易脱位。髋关节发育不良发生率约为1%，女婴多见。如果新生儿在宫内髋关节发育不好，若出生后捆绑式包裹，极易出现髋关节脱位。出现这种情况后，新生儿在短时间内并无痛苦，早期很少被发现，只有在新生儿开始独立行走时，才发现其步态异常，此时治疗就已经十分麻烦了。

7. 新生儿的小便

新生儿第一日尿量较少，一般在10~30ml。随着哺乳摄入水分，新生儿的尿量也会逐渐增加，每日可达10次以上，日总量达100~300ml，满月前可达250~450ml。一般来说，人工喂养的新生儿排尿比母乳喂养的新生儿排尿多一些，但个体差异很大。有的新生儿每次排尿量少而排尿次数多，有些新生儿则相反。小便次数也随季节、气温而变化。在炎热的夏季因天热出汗多，小便次数就会减少，而在天气凉爽甚至较冷时，或者在下雨等空气湿度大时，通过皮肤蒸发、出汗等排出的水分较少，体内的水分主要通过小便等排出，小便次数就会增多。新生儿在刚出生未满月前，因为还没有适应外界环境，饮食也不规律，再加上肠道内仍有在产妇体内时积聚的物质，所以小便容易异常。如果小便呈啤酒色或尿色发红，甚至会有血尿，这多半是由于宝宝体内的盐结晶把尿布染红的，不算病态。父母不必惊慌，一般3日左右，新生儿会自动痊愈，如果新生儿持续血尿超过3日以上，最好及时带新生儿就医。

8. 新生儿的大便

刚刚离开母体，新生儿的大便次数会很多，这是正常现象。因为新生儿的神经系统发育尚不完善，大脑的调节功能较差，而且新生儿的肛门括约肌发育还不成熟，所以只要有大便积聚在直肠内，就随时可以引起新生儿排便。

新生儿出生后3~4天内所排的大便叫作胎粪，无味，为墨绿色或棕褐色黏稠便，生后10小时内开始排出，一般经36~48小时排净。正常情况下，人工喂养的新生儿粪便为淡黄色或土灰色，硬膏样，有时混有奶瓣，稍有臭气。母乳喂养的新生儿粪便呈黄色或金黄色，均匀软膏状，有酸气，无臭味。

不同颜色的异常大便，常可提示不同的疾病：状如蛋花样，色黄，水分多而粪质少，提示病毒性肠炎和致病性大肠埃细菌性肠炎；状如赤豆汤，提示坏死性小肠炎；状如海水，味腥臭，黏液较多，有片状假膜，提示金黄色葡萄球菌性肠炎；脓血便，有鼻涕样黏液和血象混合，常见于细菌性痢疾；状如豆腐渣，常见于长期应用抗生素和肾上腺皮质激素的新生儿，为继发真菌感染；状如果酱，多见于肠套叠；状如白陶土，色呈灰白，说明胆道阻塞，使胆汁不能流入肠道所致。

9. 新生儿为何呼吸像打呼噜

有的新生儿在吸气时发出一种类似打呼噜的声音，吃奶、哭闹后会加重，仔细观察发现，吸气发出声音时，可伴有胸骨上窝、锁骨上窝及剑突下凹陷，这种现象被称为"先天性喉喘鸣"，主要是由于新生儿喉头软骨发育不全或喉头软骨软化引起的。因为喉骨软化，如会厌软骨软化，吸气时堵塞喉入口，或杓会厌皱襞软弱，吸气时两侧杓会厌皱襞相互靠拢，使喉腔变窄，吸气时气流经过变窄的喉腔就会产生喉鸣。

10. 如何处理新生儿的"先天性喉喘鸣"

若症状不严重，一般情况下可不治疗，随着新生儿年龄的增大，喉头软骨发育成熟，再加上适当的补钙，症状会减轻或消失。不过需要家属注意喂养，护理新生儿时要格外当心，防止呛奶、呛水。此外，还要积极预防上呼吸道感染。若有呼吸困难者，应考虑去医院行气管切开术等治疗方法。

11. 新生儿出现鼻塞的主要原因

新生儿的鼻孔很小，鼻黏膜非常敏感，当环境温度过高时，会引起机体反应，导致鼻黏膜血管扩张，鼻充血导致鼻塞；当气温突然下降，鼻腔吸入冷空气或灰尘，刺激了鼻黏膜时也会产生分泌物，造成鼻塞。

12. 如何处理新生儿的鼻塞

有时虽然新生儿呼吸不太顺畅，但对进食并无妨碍，也没有因为鼻塞而中断睡眠时，家长就不用过于担心。可以通过调节环境温度，促使鼻腔分泌物自然排除，鼻涕常会随着新生儿打喷嚏而自然流出。如果鼻痂较硬且较浅，可以考虑用新生儿专用的镊子夹取；如果是深部较浓稠的分泌物时，用纸巾或线捻成细细的纸条或线条，放入新生儿的鼻孔处刺激鼻黏膜，让新生儿打喷嚏也是一种清理的方法；还可以用婴儿专用棉签蘸温水湿润鼻孔周围，用棉签粘出或用吸鼻器将鼻分泌物吸出即可。但是，如果新生儿鼻塞明显，影响哺乳，或新生儿哭闹不止，睡眠受到影响，或者发现新生儿鼻塞的同时伴有咳嗽、吐沫、气喘、发热等症状，则应该带新生儿去医院，排除如感冒、过敏等。在去医院前，父母不可随意给新生儿使用滴鼻药品，以免发生毒副作用。

13. 新生儿打喷嚏的主要原因

新生儿有时会打喷嚏，这时候父母常以为新生儿是上呼吸道感染，很是着急不安，甚至急忙去医院，其实这是不必要的。新生儿打喷嚏并不一定是着凉或上呼吸道感染所致，需要仔细观察后再做决定。新生儿的鼻黏膜比较薄弱，因此较容易受到温度、湿度、灰尘等的刺激，从而产生神经性反应。鼻孔里沾有灰尘会和鼻腔里的黏液混在一起形成小块，这些异物可以刺激上呼吸道神经，产生痒感，从而引起打喷嚏。通过打喷嚏，新生儿可将鼻孔中的异物排出，这对健康是有益的。

14. 如何减少新生儿打喷嚏

①居室最好不要铺地毯。②移除房间开花的花卉，特别是香味刺激的花。③房间内定期通风，保持适宜的温度和湿度。④尽量不用空调，必要用时也不要直吹向新生儿。⑤居室要经常清洁除尘，清扫时，先把新生儿抱至其他房间。⑥被褥、枕芯、床垫、坐垫、毛绒玩具要勤洗勤晒，除去可飞的纤维物质。

15. 新生儿"感冒"时的主要表现

新生儿由于抵抗力低下，各种细菌、病毒都可以引起急性上呼吸道感染，俗称"感冒"，尤其容易被已经感染的人接触传染。新生儿感冒一般会出现鼻塞、流涕、打喷嚏、咳嗽、低热等呼吸道症状，有的还会有腹泻等症状，新生儿感冒症状可能不典型，只是表现出皮肤颜色改变、烦躁、精神差、喂哺困难、口吐泡沫或吐奶、体温升高或正常等。由于新生儿的病情变化快，如果不及时治疗，可能会导致肺炎等重症疾病的发生，所以父母需要加以重视，及时发现新生儿的异常情况，尽早带到医院进行诊断治疗，使新生儿早日恢复健康。

16. 新生儿烫伤后需要立即送医院的情况

超过新生儿自己手掌面积以上的烫伤；起很大的水泡；虽然很小，但到了皮都脱落的程度；外阴、脸、眼睛、鼻子、嘴部的烫伤；被酸、碱溶液烫伤等，需要立即送往医院进行治疗。

17. 影响药物经新生儿胃肠道吸收的原因

口服药物经新生儿胃肠道吸收，主要取决于胃液酸碱度、胃排空时间、小肠蠕动和病理状态（表11-2）。

表11-2 影响药物经新生儿胃肠道吸收的因素

影响因素	刚出生时	1日至1月
胃酸pH	1~3	>5
胃排空时间	长	长
肠道通过时间	短	短
肠道比例	大	大
菌群	十分有限	有限
转运体成熟度	未成熟	未成熟
直肠吸收	极好	极好

（李胜玲　王帆）

参考文献

[1] 华嘉增, 朱丽萍. 现代妇女保健学 [M]. 上海: 复旦大学出版社, 2011.

[2] 熊庆, 王临虹. 妇女保健学 [M]. 2版. 北京: 人民卫生出版社, 2014.

[3] 刘国莲. 社区家庭访视护理管理 [M]. 银川: 宁夏人民出版社, 2015.

[4] 崔焱, 仰曙芬. 儿科护理学 [M]. 6版. 北京: 人民卫生出版社, 2017.

[5] 国家卫生计生委疾病预防控制局. 中国居民营养与慢性病状况报告(2015年) [M]. 北京: 人民卫生出版社, 2017.

[6] 丁淑贞, 王起兰. 妇产科临床护理 [M]. 北京: 中国协和医科大学出版社, 2016.

[7] 章丽妹. 产后访视及健康指导对产妇的影响 [J]. 世界最新医学信息文摘, 2018, 18(81): 287-288.

[8] 陈雅玲. 产后访视护理对产褥期产妇和新生儿的影响 [J]. 实用临床护理学电子杂志, 2018, 3(29): 144-149.

[9] 王宝雅. 产后社区访视提高母婴健康水平的观察 [J]. 现代临床医学, 2017, 43(04): 297-299.

[10] 张岩. 产后访视对母乳喂养的影响分析 [J]. 中国医药指南, 2019(06): 110-111.

[11] 邹青. 国外产后访视工作的研究进展 [J]. 中华护理杂志, 2017, 52(02): 253-256.

[12] 覃桂荣. 产后家庭访视的现状及发展趋势 [J]. 全科护理, 2015, 13(05): 407-408.

[13] 杨燕. 社区产后访视的研究现状及展望 [J]. 上海医药, 2014, 35(04): 58-61.

[14] 黄美容, 陈丽珍, 朱彩容. 产后随访专科服务对提高产后复查依从性的效果观察 [J]. 中国现代药物应用, 2017, 11(13): 162-164.

[15] 邹青. 国外产后访视工作的研究进展 [J]. 中华护理杂志, 2017, 52(02): 253-256.

[16] 姜梅. 母乳喂养的现状及进展 [J]. 中华现代护理杂志, 2016, 22(13): 1777-1781.

[17] 张瑞, 吴菠, 傅东霞, 等. 产妇产褥期感染相关因素分析 [J]. 中华医院感染学杂志, 2018, 28(11): 1704-1706.

[18] 刘伟靓, 姚丽, 曹士红, 等. 产褥期感染相关危险因素的评估 [J]. 郑州大学学报(医学版), 2017, 52(02): 205-208.

[19] 任茁, 陈磊, 刘丛丛, 等. 剖宫产术后产褥感染的病原体及影响因素 [J]. 中国生育健康杂志, 2018, 29(01): 65-67.

[20] 李玉梅. 剖宫产手术预防性使用抗菌药物的临床研究 [J]. 中国计划生育和妇产科, 2017, 9(03): 50-52, 56.

参考文献

［21］沐婷玉，李玉红．产后抑郁网络干预研究进展［J］．中国全科医学，2018, 21(14): 1761–1764.

［22］柯丽娟，陈燕萍．1390 例产后 42 天女性盆底功能障碍性疾病检测及对康复认知和需求程度的调查［J］．吉林医学，2018, 39(07): 1287–1289.

［23］裘轶超，张珂，邱丽倩，等．妊娠期尿失禁患者产后自然转归［J］．现代妇产科进展，2018, 27(04): 290–292.

［24］刘妍，郭碧莲．产科因素对产后压力性尿失禁的影响［J］．甘肃医药，2016, 35(10): 762–764.

［25］周玲，王莉，陈秀芳，等．剖宫产手术腹部切口愈合不良的相关因素分析［J］．中华医院感染学杂志，2018, 28 (14): 2169–2172.

［26］孙瑞娟．产后便秘的原因分析及护理［J］．河南外科学杂志，2015, 21(03): 123–124.

［27］方晓敏，林艳．产后抑郁筛查工具及影响因素的研究进展［J］．护理学报，2017, 24 (21): 23–27.

［28］李媛，郭天智，陈丽，等．产妇产后乳房肿胀研究进展［J］．齐鲁护理杂志，2018, 24(20): 95–97.

［29］汪倩，李素萍，杨春佳．系统化家庭参与式模式在新生儿重症监护室早产儿母乳喂养中的应用效果评估［J］．实用预防医学，2018, 25(11): 1370–1373.

［30］马晓兰，马凤霞，马镇玲．临夏州 6 个月内婴儿纯母乳喂养现状及相关因素研究［J］．中国初级卫生保健，2018, 32(4): 38–40.

［31］杜莉，李文先，何丽芸，等．上海市 0~6 个月龄婴儿母乳喂养现状及影响因素分析［J］．中国妇幼保健，2018, 33(19): 4488–4492.

［32］周红女，旷洋，侯达，等．长沙市母乳喂养现状及主要影响因素研究［J］．实用预防医学，2017, 24(02): 210–212.

［33］朱红霞，江平，朱艳霞，等．1918 对母婴纯母乳喂养影响因素 Logistic 回归分析［J］．中国妇幼保健，2019, 34(03): 648–654.

［34］沈晓桦，夏杰，胡丽，等．纯母乳喂养现状与影响因素研究进展［J］中国实用护理杂志，2017, 33(03): 223–226.

［35］郑丽娜．居家护理预防新生儿脐炎的研究进展［J］．当代护士：综合版 (上旬刊)，2016, (09): 13–15.

［36］张雷，董巧丽．胆红素的变化与新生儿黄疸发生程度的相关性［J］．中国妇幼健康研究，2018, 29(06): 738–741.

［37］李桂贤．社区产后访视护理服务对新生儿黄疸的干预作用［J］．中国当代医药，2016, 23(10): 180–182.

［38］李京军，王晓雷，李玲．产妇在产褥期营养情况及护理指导［J］．中国卫生产业，2015, 12(27): 37–39.

[39] 王敏玲, 王小兰, 程建霞, 等. 产后盆底功能障碍 136 例的康复治疗效果评价 [J]. 护理与康复, 2019, 18(01): 48-50.

[40] 李海燕, 张士发. 新生儿喂养及喂养问题的处理 [J]. 中华全科医学, 2018, 16(09): 1414-1415.

[41] 李海苗, 林嫦梅. 产后访视人员对母乳喂养核心技能掌握情况调查 [J]. 护理研究, 2016, 30(15): 1919-1920.

[42] 谢峥华. 社区产后访视护理对新生儿黄疸的干预探讨 [J]. 大家健康（下旬版）, 2017, 11(01): 184-184.

[43] Fisher SD, Wisner KL, Clark CT, et al. Factors associated with onset timing, symptoms, and severity of depression identified in the postpartum period [J]. J Affect Disord, 2016, 2 (03): 111-120.

[44] Yang L, Wu D, Wang B, et al. The influence of zinc sulfate on neonatal jaundice: a systematic review and meta-analysis [J]. J Matern Fetal neonatal Med. 2018, 31(10):1311-1317.

[45] Orimadegun AE, Ojebiyi AO. Primary health wokers' knowledge and practices relating to neonatal jaundice in Ibadan, Nigeria [J]. Afr J Prim Health Care Fam Med, 2017, 30; 9(01):e1-e7.